常见疾病临床药学监护案例分析丛书

常见疾病临床药学监护案例分析

——免疫相关疾病与器官移植分册

林厚文　倪兆慧　主编

U0364159

科学出版社

北京

内 容 简 介

本书汇集了 8 种免疫相关疾病及器官移植的经典案例,即原发性慢性肾小球疾病、继发性慢性肾小球疾病、急进性肾小球肾炎、系统性红斑狼疮、类风湿关节炎、肝移植、肾移植、移植排斥反应,每种疾病选取 3~5 个经典案例并对其进行分析,归纳药学监护要点和常见用药错误;并针对各类疾病的特点,形成标准化药学监护路径。

本书可供免疫系统药物专科临床药师在日常药学服务中参考、查阅,帮助该专科临床药师建立规范的工作方法。

图书在版编目(CIP)数据

常见疾病临床药学监护案例分析. 免疫相关疾病与器官移植分册 / 林厚文,倪兆慧主编. —北京:科学出版社,2019.1
ISBN 978-7-03-059969-8

Ⅰ. ①常… Ⅱ. ①林… ②倪… Ⅲ. ①免疫性疾病-临床药学 ②器官移植-临床药学 Ⅳ. ①R97

中国版本图书馆 CIP 数据核字(2018)第 276284 号

责任编辑:闵 婕 周 倩 / 责任校对:王晓茜
责任印制:黄晓鸣 / 封面设计:殷 靓

科学出版社 出版

北京东黄城根北街 16 号
邮政编码:100717
http://www.sciencep.com

上海万卷印刷股份有限公司印刷
科学出版社发行 各地新华书店经销

*

2019 年 1 月第 一 版 开本:787×1092 1/32
2019 年 1 月第一次印刷 印张:11 1/4
字数:292 000

定价:60.00 元

(如有印装质量问题,我社负责调换)

常见疾病临床药学监护案例分析丛书
专家指导委员会

《常见疾病临床药学监护案例分析——免疫相关疾病与器官移植分册》编委会

丛 书 序

党的十九大明确提出了健康中国战略，要向全民提供全方位、全周期的健康服务，全面建立优质高效的医疗卫生服务体系。随着医疗卫生体制改革不断深化，公立医院破除以药补医、取消药品加成等政策措施正逐步落到实处，医疗机构药学服务正面临着前所未有的发展机遇和严峻挑战。

发展机遇即新形势下人民群众对优质、安全医疗需求的日益增长，药学服务的重要性逐渐凸显，得到了卫生管理部门和医疗机构的重视。国家卫生和计划生育委员会明确提出促使医院药学服务实现"两个转变"的要求：药学服务从"以药品为中心"转变为"以病人为中心"，从"以保障药品供应为中心"转变为"在保障药品供应的基础上，以重点加强药学专业技术服务、不断提升药学服务能级、参与临床用药为中心"。挑战即各地在公立医院药品加成取消后，对医疗服务价格进行了适当调整，但药师服务费用未得到落实，药师的服务价值无从体现，这必将损害药师的利益，影响药师队伍的稳定和发展。这种形势一方面与当前的医疗改革进程有关，另一方面也与临床药学服务的质量存在一定差距、药学监护工作尚不够规范有关。

依据美国药剂师协会的定义，药学监护是一种以患者为中心、治疗结果为导向的药学实践，要求药师、患者及为患者提供保健的其他医疗者一起，来促进健康、预防疾病，以及评估、监测、制订和调整药物的使用，确保药物治疗的安全和有效。纵观美国临床药学的发展史，药学监护的规范化发挥了至关重要的作用。1990 年，Hepler 和 Strand 在 *Opportunities and responsibilities in pharmaceutical care*[Am. J. Hosp Pharm，1990，47（3）：533-543]一文中首次提出了药学监护的概念；1998 年，Cipolle、Strand 和 Morley 在 *Pharmaceutical Care Practice*（New York：McGraw-Hill，1998）一书中正式定义药学监护：是执业者承担解决患者药物相关需求的责任并坚守这一承诺的一种实践；在执业过程中，以达到正向的治疗结果为目标，向患者提供负责任的药物治疗服务，从而推动药学监护的规范化的进程。2004 年，药学监护的费用补偿代码获得美国医学会批准。2006 年，Medicare 开始支付此服务，药学监护工作进入了良性发展的轨道。借鉴美国药学监护的发展经验，我们必须首先实现药学监护的规范化，实行明确的量化评价和考核，进而获取相应的服务价值，提高药学服务质量。

近年来我国临床药学取得了长足发展，临床药师通过参与查房、制订治疗方案、病例讨论和不良反应监测等医疗活动，积累了较为丰富的药学监护经验，已逐渐成为临床治疗团队中不可或缺的一员。然而，如何将现有的药学监护经验进行规范化，成为当前临床药学发展的关键和难点。总结药学监护经验，按照临床药学专科特点提出的一套标准的监护路径，对于促进临床药学监护规范化发展具有重要价值。为此，我们组织多家临床药师规范化培训基地的具有丰富实践经验的临床药师和医师，共同策划和编写了"常见疾病临床药学监护案例分析丛书"。该丛书通过对各临床药学专科常见疾病的经典案例的分析，归纳药学监护要点和常用用药错误，并依据最新的临床监护路径，形成针对各疾病治疗特点的标准药学监护路径。希望该丛书能为药学监护的规范化和标准化点燃星星之火,为我国临床药学的发展贡献绵薄之力。

由于丛书编写思想和体例力求新颖,此方面的写作经验较少,且参编单位多,难免存在不足之处。例如,各药学监护路径仅是各位编者依据临床药学实践和临床诊疗路径的工作总结,可能还不够全面,敬请各位同仁和读者在使用的过程中不吝指正,以便今后加以改进和不断完善。

2018 年 3 月于上海

前　　言

　　免疫治疗是目前疾病治疗的重要措施之一，应用于器官移植、干细胞移植、变态反应性疾病、自身免疫性疾病等。免疫药物指能够调节机体免疫功能的药物，包括增强、抑制及双向作用，目前临床应用最多的是免疫抑制剂。免疫抑制剂作用机制复杂，作用靶点广泛，药物相互作用及本身不良反应多而严重。临床药师参与免疫药物临床用药实践，对保障患者用药安全具有重要的意义。

　　随着近几年我国临床药学的发展，培养了一大批理论知识扎实、实践能力强的免疫相关临床药师，他们始终耕耘于临床一线，与医护人员并肩作战，参与查房及病例讨论、优化治疗方案、开展疗效及不良反应监护等医疗活动，积累了丰富的临床药学经验，成为临床治疗团队中不可或缺的一员。然而，在目前免疫治疗的药学监护中，尚缺乏一套标准的监护路径，长远来看，这将不利于免疫系统专业临床药师的培养。为此，我们在丛书专家指导委员会的指导下，组织免疫系统药物专业的临床药师和医师，共同编写了这本《常见疾病临床药学监护案例分析——免疫相关疾病与器官移植分册》。通过对免疫与器官移植的多个经典案例进行分析，归纳药学监护要点和常见用药错误，形成针对各类疾病的标准药学监护路径。

由于本书的编写思想和体例力求新颖，且免疫系统药物涉及的范围比较广泛，编者的水平和经验有限，难免存在不足之处，敬请各位同仁和读者在使用的过程中不吝指正，以便对本书加以改进和完善。

林厚文　倪兆慧

2018 年 1 月

目　录

第一章

绪　论

第一节　临床药师培养背景

20世纪60年代后期，"临床药师"这一专有名词在国外医学刊物中出现并逐渐在国外尤其是美国蓬勃发展。我国的临床药学服务起步相对较晚，80年代初，国内医药市场逐步开放和繁荣，药品管理逐步规范，医院合理用药得到医药界重视，临床药学工作正式起步和发展。自2005年年底"卫生部办公厅关于开展临床药师培训试点工作的通知"，指定全国19家单位为首批卫生部临床药师培训试点基地，截至2017年，全国已有200余家医院被批准为国家临床药师培训基地，共有14个培训专业。培训工作以临床实践为主，理论学习为辅。通过半年或一年的培训，要求学员对临床工作常规和目前临床药师的工作内容和方法有一个较全面的了解，结业后能在各自单位逐步开展临床药学工作。

免疫系统药物专业学员按计划完成培训任务并接受考核。应在掌握审核评估处方或用药医嘱、药物重整、用药监护、药物咨询和患者用药教育及常用抗感染药物临床应用与管理等方面具备基本药学服务能力。应掌握免疫系统药物专业相关药物治疗方案评估、药品风险评估和药学监护等临床药师专业知识与技能，具有参与临床药物治疗和为患者提供用药教育与咨询服务的能力。

第二节 免疫系统药物专业临床药师培训大纲

免疫治疗是目前疾病治疗的重要措施之一，应用于器官移植、干细胞移植、变态反应性疾病、自身免疫性疾病等。

免疫药物指能够调节机体免疫功能的药物，主要用于治疗免疫功能紊乱引起的疾病，其调节作用包括增强、抑制及双向作用，其中目前临床应用最多的是免疫抑制剂。免疫抑制剂作用机制复杂，作用靶点广泛，通常需要长程用药，一旦出现用药错误，会引起移植器官排斥反应、原发疾病恶化，药物本身不良反应过度增强，甚至引起死亡等严重后果。临床药师直接参与免疫药物临床用药实践，对保障患者用药安全具有重要的意义。

为了提高免疫系统药物专业临床药师培训的教学质量，特制定本大纲，以指导培训和考核该专业临床药师。免疫系统药物专业培训时间为全脱产培训1年。

一、培训对象

应符合国家《临床药师培训基地管理细则》学员应具备的基本条件和《关于进一步加强临床药师制体系建设的通知（医协会发〔2016〕30号）》中"关于临床药师培训基地招生学员条件的补充规定"的有关要求。

二、培 训 目 标

学员按计划完成培训任务并接受考核。应在掌握审核评估处方或用药医嘱、药物重整、用药监护、药物咨询和患者用药教育及常用抗感染药物临床应用与管理等方面具备基本药学服务能力。应掌握免疫系统药物专业相关药物治疗方案评估、药品风险评估和药学监护等临床药师专业知识与技能，具有参与临床药物治疗和为患者提供用药教育与咨询服务的能力：

（1）了解免疫系统药物专业常见疾病的病因、发病机制、临床表现、诊断要点、治疗原则和治疗方法；能够阅读和分析免疫系统药物专业疾病相关的实验室检查、病理学检查、影像学检查和功能试验等辅助检查报告。

（2）掌握常用抗感染药物临床应用专业知识与技能，熟悉抗感染药物临床应用监测方法与指标控制。熟悉免疫系统药物专业常见感染性疾病的病理生理变化、临床表现、诊断和治疗原则，掌握相关抗感染治疗的药物、治疗评价和药学监护内容。

（3）熟悉免疫系统药物专业常用药品的相关知识，能够对免疫系统药物专业常见疾病药物治疗方案进行分析与评价，具有开展优化药物治疗方案工作的能力，内容包括医嘱分析及审核、处方及医嘱点评、专业内抗菌药物管理、药品不良反应（ADR）监测评价及上报、药品不良事件（ADE）的应对处理、药物治疗方案的制订及优化。

（4）学会制订免疫系统药物专业常见疾病临床药物治疗监护计划，并能够独立开展临床药学监护工作，内容包括治疗药物重整、药学查房及问诊、治疗风险评估、用药教育及指导、药物咨询等。

（5）能够具备参与免疫系统药物专业常见疾病住院患者会诊的能力，具备为接受复杂药物治疗的患者提供药学监护的基本能力。

（6）具备今后可持续开展临床药学工作的能力。

三、培 训 方 法

（1）培训应在国家临床药师培训基地进行。

（2）培训时间：全脱产培训1年。全年培训实际工作（学习）日不得少于49周，临床实践时间不得少于160个工作日，理论学习时间不得少于190学时。

（3）培训老师：学员培训所有轮转科室均应配备有专职临床药师，分别与所在科室1名具有中级以上专业技术职称的临床医师组成带教组，共同完成一组学员（2~3名）的培训带教，全部轮转科室的带教组中至少应有一位已经取得临床药师培训师资格的临床药师负责学员培训带教，其他带教组协助带教。

（4）轮转科室及时间安排见表1-1。

表1-1　免疫系统药物专业学员培训轮转科室及时间安排

科室	时间
药学部门	1个月
风湿免疫科、肾内科、器官移植科（任选2个）	分别5~6个月
总计	11个月

四、培训内容与要求

（一）综合素质培训

内容：药事法规及实施细则、专科临床药学工作内容及流程的建立与实施、临床医疗文书的阅读及书写、临床诊疗规范、医患沟通与交流技能等。

（1）掌握《医疗机构药事管理规定》《处方管理办法》《抗菌药物临床应用指导原则》等法规文件的相关内容。

（2）通过职业道德和法律法规知识教育，培训学员应具有职业责任感、法律意识，能自觉规范自身职业行为的精神，尊重患者，维护其合理用药权益。

（3）掌握免疫系统药物专业临床药学工作内容及流程的建立与实施。

（4）学会免疫系统药物专业医疗文书（如病历）的阅读与书写。

（5）熟悉免疫系统药物专业常见疾病的诊疗规范。

（6）通过对"医学心理学""医学法学与伦理学"的学习，加强对医患沟通与交流技能的培训。

（二）临床专业理论知识与技能培训

内容：本专业病种相关的病理生理基础、诊断学基础、诊断治疗常规及指南、诊疗操作常规、本专业相关感染性疾病诊疗知识及技能。

（1）了解肾脏的解剖生理特点，了解肾科常见疾病病因、发病机制、病理解剖和病理生理，熟悉肾科常见疾病的临床诊疗过程。

（2）了解器官移植手术的适应证、术前评估和准备，熟悉移植术后感染、排斥反应及其他常见并发症的临床诊疗过程。

（3）了解风湿性疾病常见疾病病因、发病机制、病理解剖和病理生理，熟悉常见风湿性疾病的临床诊疗过程。

（4）了解下列常见症状在疾病诊疗中的临床意义：蛋白尿、血尿、水肿、肌肉骨骼疼痛、多尿、少尿和无尿。

（5）熟悉以下检验或检查项目的意义，对结果具有初步的分析和应用能力：血肌酐，肾小球及肾小管功能检查，肾脏的影像学检查，肝脏、肾脏相关病理学检查，自身抗体，免疫球蛋白，补体。

（6）在以下各类使用免疫抑制药物疾病中选择 5 个作为指定学习病种，熟悉指定学习病种的临床表现、治疗原则及相关治疗指南，指定学习病种不得少于两类。

第一类　肾科疾病：①微小病变性肾病；②非 IgA 型系膜增生性肾小球肾炎；③局灶节段性肾小球硬化；④膜性肾病；⑤膜增生性肾小球肾炎；⑥IgA 肾病；⑦新月体肾炎；⑧狼疮性肾炎；⑨血管炎相关肾损伤；⑩过敏性紫癜肾炎；⑪药物相关性肾损害。

第二类　系统性结缔组织病：①系统性红斑狼疮；②系统性小血管炎；③干燥综合征；④类风湿关节炎；⑤炎症性疾病（肌炎和皮肌炎）。

第三类　器官移植：①肝移植；②肾移植；③移植排斥反应；④移植物抗宿主病。

（三）药物专业理论知识培训

内容：药理学基础、药物治疗学、个体化治疗药物监测、药物相互作用、药物治疗指南等。

（1）掌握常用免疫调节药品的作用机制、药效学、药代动力学、适应证、禁忌证、常用剂量和给药方法、不良反应、药物相互作用、临床评价等相关知识与技能。

（2）掌握所选指定学习病种的药物治疗原则和治疗方法，对药物治疗方案提出适当的建议，开展相关药物治疗的监护和指导。

（3）具有针对肾功能异常及接受血液净化治疗的患者群制订个体化用药的能力。

（4）具有在临床实践中发现问题、提出问题与解决问题的能力，关注医嘱或处方中可能存在的不合理或需注意的问题。

（5）掌握常用药物的血药浓度监测及其在临床用药监护中的应用。

（四）临床用药实践技能培训

内容：药历（非病历）书写、医嘱审核、药学查房、用药干预、病例讨论、用药咨询、用药教育/指导、药学会诊、药物重整、药品不良反应监测、用药错误报告及各类专项评估记录等。

（1）具备撰写免疫系统药物专业教学药历的能力，教学药历应至少包括教学计划中所选定的 5 个指定学习病种。

（2）熟悉免疫系统药物专业疾病的临床特点，在带教临床药师指导下，进行药学查房、医嘱审核及用药干预。

（3）培养发现并解决用药问题的能力，关注医嘱或处方中不合理或需注意的问题。

（4）正确评估患者用药依从性，开展药物重整工作，关注患者的治疗需求，及时为患者提供适宜的用药教育/指导。

（5）能够利用计算机网络检索国内外药学文献，阅读和分析临床药物治疗的中、英文文献，掌握常见免疫系统药物治疗学新进展。

（6）开展药品不良反应监测工作，执行用药差错报告制度。

（7）参与各类专项点评工作。

五、专业理论培训推荐书目

"临床药物治疗学丛书"（人民卫生出版社出版）、美国第十版《实用临床药物治疗学》中文翻译版、《诊断学》《病理学》《内科学》《药物治疗学》《治疗药物监测》《肾脏病学》《凯利风湿病学》《热病——桑德福抗微生物治疗指南》《抗菌药物临床应用指导原则》。

六、学员应完成的有关培训项目基本指标与要求

1. 专业理论培训≥190 学时（入科培训≥40 学时，专业知识培训≥150 学时）

（1）免疫系统药物专业相关循证医学及药物信息，参考学时≥40 学时。

（2）指定学习病种的治疗指南及诊疗规范，参考学时≥120学时。

（3）其他理论培训：拟采用省（自治区、直辖市）或者地区集中授课为主、参加学术讲座为辅的方式，其中参加相关学术讲座不少于20次。

2. 临床药学实践培训≥160个工作日

（1）参加医疗查房或专科门诊每周≥4次。

（2）参加药学查房每周≥5次；全年参与实施药学实践监护的患者≥160人次。

（3）完成药学查房/药学监护记录≥160份。

（4）完成教学药历≥20份，其中每个指定学习病种≥3份。

（5）完成病例分析≥6份。

（6）完成用药咨询≥100人次（包括医护患等多方），记录≥50份。

（7）完成患者用药教育≥60人次，其中完整治疗方案的用药教育记录≥10份。

（8）完成药物治疗方案评价、医嘱重整、个体化治疗药物监测（含血药浓度、基因检测）累计≥100人次，累计完成记录≥40份。

（9）完成文献阅读报告不少于10次，每次阅读文献≥4篇。

（10）参加病例讨论会不少于20次，其中学员完成病例汇报及记录≥6次。

（11）参加专项处方点评/住院病历点评≥5次。

（12）完成药品不良反应/事件分析与评价记录≥10例。

（13）完成轮转培训所在病区医嘱审核覆盖率不低于80%；有每月的医嘱审核记录，记录实施的干预及其结果。

（14）根据上述完成的记录内容，完成临床药学实践年度汇总分析报告1份，对理论学习和临床实践进行阶段性总结汇报。

3. 考试考核

（1）理论考试不少于 2 次，试题数目≥50 题，可设定入组评估考试和结业理论考试，评估学员知识储备的提高程度。

（2）日常考核：学员在完成培训指南规定的每一科室轮转培训后，由带教老师按照培训内容及考核项目要求进行出科考核，可通过医嘱审核、药物重整、患者床边问诊、用药教育等实践考核等形式，重点检查培训期间的临床药学专业能力、工作成绩、职业道德和完成培训内容的时间与数量，将考核结果及有关奖惩情况在《临床药师培训登记手册》中记录。

（3）案例考核 1 次，根据题库抽取案例考核，临床及药学专家进行评估。

（4）作业评估：各培训科目的作业及培训环节的实施，均应根据各培训科目的评估要点进行评估，其评估成绩在《临床药师培训登记手册》中记录。

林厚文　逄晓云

第二章

原发性慢性肾小球疾病

第一节　疾病基础知识

　　原发性肾小球疾病（primary glomerular diseases）系指各种病因引起双侧肾脏弥漫性或局灶性不同病理改变的肾小球病变。临床表现相似（如血尿、蛋白尿、高血压等），但病因、发病机制、病理改变、病程和预后不尽相同。原发性肾小球疾病伴发肾小管间质炎症性和纤维化病变是引起肾衰竭的重要影响因素，也是慢性肾衰竭最常见的病因。传统上肾小球疾病可分为原发性和继发性两类。继发性是指全身或系统性疾病引起的肾小球损害，如糖尿病和系统性红斑狼疮等，本章重点叙述原发性慢性肾小球疾病。

【病因和发病机制】

　　1. 病因　原发性慢性肾小球疾病常病因不明，少部分由细菌感染或药物所诱发，排除继发性因素后可诊断。神经、内分泌免疫轴调控失常引起免疫系统功能异常，是导致肾小球损伤的主要原因。

　　2. 发病机制　各型原发性慢性肾小球疾病的发病机制是不同的。原发性慢性肾小球疾病的主要发病机制是免疫系统功能异常导致肾小球免疫性损伤。传统学说认为，循环免疫复合物或原位免疫复合物沉积于肾小球，激发 T 淋巴细胞和单核巨噬细胞等免疫细胞，产生各种细胞因子、细胞黏附分子及各种肽类生长因子等重要炎症介质，导致及加重肾小球损伤。有学者提出肾小球免疫性损伤机制与下丘脑-垂体-肾上腺-免疫轴调控失常，导致免疫系统功能异常有关，使肾小球发生损伤。

【诊断要点】

由于目前对原发性慢性肾小球肾炎仍未能按病因或发病机制进行分类，一般多根据病理改变分型。鉴于我国部分地区尚未开展肾活组织检查，故暂时保留原发性慢性肾小球疾病的临床分型。

1. 临床表现　可表现为肾病综合征（大量蛋白尿、低蛋白血症、明显水肿和高脂血症）、肾炎综合征（蛋白尿、血尿、高血压和水肿）、隐匿性肾炎（无症状性蛋白尿或血尿）等。

2. 实验室检查

（1）一般实验室检查：表现为血尿、蛋白尿，可伴有血肌酐升高或不升高。肾病综合征患者，可有低蛋白血症、高脂血症等。

（2）自身抗体：一般为阴性，区别于免疫性继发性肾小球疾病。

3. 其他辅助检查

（1）B超：表现为双肾正常大小或萎缩。

（2）光镜：可分为增生性肾小球疾病和非增生性肾小球病变，根据累及范围，可分为弥漫性球性和局灶性节段性病变。主要有以下几个病理类型：微小病变、膜性肾病、局灶性节段性肾小球硬化、弥漫性系膜增生性肾小球肾炎、弥漫性膜增殖性肾小球肾炎等病理类型。原发性慢性肾小球疾病的病理诊断，不仅需要光镜诊断，而且需要免疫荧光及电镜诊断。

【治疗原则与方法】

1. 治疗原则　早期诊断和规范治疗是延缓肾功能恶化的关键，包括针对肾小球炎性损伤的免疫抑制治疗、降低蛋白尿的治疗，以及其他对症治疗，包括降血脂、降压等，阻止一系列加速肾功能恶化的诱发因素。

2. 治疗方法

（1）一般治疗：任何活动指标包括明显血尿、蛋白尿和水肿，或严重高血压，或肾功能短期内变化，均应休息。肾小球肾炎稳定期，可以进行一般活动，酌情从事轻微工作，但要防止呼吸道感染，切忌劳累，勿使用对肾脏有毒性作用的药物，并密切动态随访。有水肿和高血压者应控制盐摄入（每日 2～3 g）。已有肾功能减退者（内生肌酐清除率＜30 mL/min），予低蛋白饮食[0.8 g/(kg·d)]，存在慢性肾脏病进展危险的患者避免高蛋白饮食[＞1.3 g/(kg·d)]。

（2）免疫抑制治疗：大多数原发性慢性肾小球疾病，需要使用糖皮质激素联合或不联合免疫抑制剂。糖皮质激素及免疫抑制剂的种类、剂量及疗程，应根据不同的病理分型、年龄、是否合并基础疾病等情况确定。

（3）降低尿蛋白治疗：几乎所有出现蛋白尿的患者，如果没有禁忌证，都需要用肾素-血管紧张素系统阻滞剂，来降低尿蛋白，延缓肾功能的进展。

（4）其他对症治疗：包括降压、抗凝、降血脂、利尿等。详见第二节。

第二节 经典案例

案例一

（一）案例回顾

【主诉】

确诊肾小球微小病变 1 年余，加重 1 周。

【现病史】

患者，男性，25 岁。一年半以前无诱因下出现晨起时双眼睑及下肢水肿，后至医院就诊，检查 ALB 26 g/L，24 h 尿蛋白定量 9 g。考虑肾病综合征，予醋酸泼尼松片 60 mg p.o. q.d.，治疗 2 周后复查 24 h 尿蛋白正常，持续醋酸泼尼松片 60 mg p.o. q.d.维持治疗，第 3 周时再次复查尿蛋白增多明显，持续醋酸泼尼松片 60 mg p.o. q.d. 2 个月，尿蛋白仍无改善，遂转入他院行肾穿刺活检，病理结果示肾小球轻微病变。活检后 2 周复查 24 h 尿蛋白定量 0.81 g，ALB 正常，予醋酸泼尼松片减量至 40 mg p.o. q.d.维持治疗 2 个月，之后多次门诊复查 24 h 尿蛋白定量 0.36~1.50 g，后加用他克莫司胶囊 2 mg p.o. q12h.维持治疗，期间偶有血压升高，最高 150/90 mmHg，坎地沙坦 8 mg p.o. q.d.控制血压，病情尚平稳，醋酸泼尼松片减量至 10 mg p.o. q.d.维持治疗。1 周前感劳累后腰部酸痛不适，尿泡沫增多，医院复查 24 h 尿蛋白定量 12.274 g，肌酐 57.1 μmol/L，ALB 29 g/L。考虑疾病复发收入院。

【既往史】

患有丙肝，曾规律干扰素、利巴韦林治疗 1 年，1 个月前复查 HCV-RNA＜1000 U/mL。

【个人史、家族史、过敏史】

无特殊。

【体格检查】

T 37.1℃，P 89 次/分，R 20 次/分，BP 112/65 mmHg，体重 67 kg，身高 180 cm。

双肺呼吸音粗糙，未闻及干、湿啰音。心率 84 次/分，律齐。肝及左侧肾脏无叩击痛，右侧肾脏叩痛可疑，肠鸣音 4 次/分。关节无红肿，双下肢无水肿。

【诊断】

肾病综合征；肾小球微小病变。

【主要用药记录】

1. 糖皮质激素 醋酸泼尼松片 25 mg p.o. q.d.（d1—出院）*。
2. 免疫抑制 他克莫司胶囊 1 mg p.o. q12h.（d1—出院）。
3. 中成药 五酯胶囊 2 粒 p.o. q12h.（d1—出院）。
4. 降压、降蛋白质 坎地沙坦片 8 mg p.o. q.d.（d1—出院）。
5. 调脂 阿托伐他汀钙片 20 mg p.o. q.n.（d3—出院）。

【药师记录】

入院第 1 天：患者因劳累后再次复发，予醋酸泼尼松片 25 mg p.o.治疗原发病、坎地沙坦片 8 mg p.o. q.d.降蛋白尿、五酯胶囊 2 粒 p.o. q12h.升高他克莫司浓度。

入院第 2 天：HCV-RNA 阴性，他克莫司浓度 6.92 ng/mL，继续当前治疗。

入院第 3 天：血脂示 TC 9.01 mmol/L（↑），TG 2.37 mmol/L（↑），LDL 6.75 mmol/L（↑），加用阿托伐他汀钙片 20 mg p.o. q.n.降脂治疗。

入院第 4 天：乙型肝炎病毒表面抗原，阴性；血 ALB 29 g/L（↓）；肾功能：BUN 3 mmol/L，Cr 57 μmol/L，UA 0.441 mmol/L（↑）；尿总蛋白：2.24 g/24 h（↑），患者 24 h 尿蛋白定量较入院

---

* dn：表示第 n 天；dn_1-n_2：表示第 n_1～n_2 天。

前显著降低，继续当前治疗方案。

出院带药：醋酸泼尼松片 25 mg p.o. q.d.；他克莫司胶囊 1 mg p.o. q12h.；五酯胶囊 2 粒 p.o. q12h.；阿托伐他汀钙片 20 mg p.o. q.n.；坎地沙坦片 8 mg p.o. q.d.。

（二）案例分析

【免疫抑制治疗】

该患者现采用激素+他克莫司治疗方案。患者肾穿刺病理检查示肾小球微小病变，糖皮质激素对微小病变肾病治疗效果较好，但随着患者年龄增加，糖皮质激素的有效率有下降趋势。对于激素依赖型（激素治疗缓解，在停药后或减量过程中复发）、激素抵抗型（激素治疗 8~12 周未缓解）及多次（>2 次）复发的病例，应考虑激素联合使用免疫抑制剂治疗，首先推荐他克莫司 0.05~0.1 mg/(kg·d)，分次服用。

该患者经醋酸泼尼松片 60 mg p.o. q.d.治疗 2 周后缓解，继续治疗后又复发，之后加用免疫抑制剂他克莫司胶囊 2 mg p.o. q12h.，激素（泼尼松片）继续减量至 10 mg p.o. q.d.维持治疗，之后又复发。考虑到患者外院激素治疗后病情一度改善，尿蛋白转阴，说明该患者对激素治疗敏感，但激素减量后病情反复，考虑激素依赖，已联合他克莫司治疗，目前疗效欠佳与激素依赖及他克莫司血药浓度不足有关。治疗上进一步优化他克莫司给药剂量；保护肾功能，调整免疫功能，延缓肾功能恶化进程。

临床药师观点：患者为激素依赖型微小病变肾病（MCD），再次复发，予激素联合他克莫司治疗原发病，方案合理。该患者他克莫司日剂量 2 mg，剂量偏低，故加用肝药酶抑制剂五酯胶囊以增加血药浓度，应密切监测。患者合并丙肝，应用免疫抑制剂的同时需要监测丙肝病毒抗体滴度变化，防止出现病毒感染或复发。

【降血压、降蛋白质治疗】

根据《改善全球肾脏病预后组织（KDIGO）指南》中 MCD 的治疗方案与原则，MCD 的肾病综合征初始治疗，血压正常者无须服用血管紧张素转化酶抑制剂（ACEI）和血管紧张素Ⅱ受体阻滞剂（ARB）来减少蛋白尿（2d）。后来加用他克莫司后，监测患者血压高，选用 ARB 类药物坎地沙坦治疗，本次入院后继续使用该类药物，注意监测血压。ARB 有降低血压、减少蛋白尿和延缓肾功能恶化的作用。后两种作用通过对肾小球血流动力学的特殊调节作用，扩张入球小动脉和出球小动脉，但对出球小动脉的扩张强于入球小动脉，可降低肾小球内高压、高灌注和高滤过；并能通过其非血流动力学作用，抑制细胞因子、减少蛋白尿和细胞外基质的蓄积，达到减缓肾小球硬化发展和肾脏保护的作用。

临床药师观点：应用坎地沙坦的主要目的是降低蛋白尿，若血压可耐受，坎地沙坦仍可加到血压最大耐受量。应用坎地沙坦需要监护患者血钾、肌酐，若患者肌酐升高>50%，需考虑停用坎地沙坦。

【降脂治疗】

该患者近几次血脂指标均高于正常值，现开始他汀类药物治疗，选用阿托伐他汀钙片 20 mg p.o. q.n.。

临床药师观点：根据《KDIGO 指南》，考虑 MCD 的肾病综合征的初始治疗，建议不必服他汀类降脂药治疗高脂血症，但患者病情反复，肾病综合征控制欠佳，血脂一直偏高，需要应用调脂药物，以降低心血管并发症的发生，因此应用阿托伐他汀药物合理。

【护肝治疗】

该患者有丙肝病史，使用五酯胶囊一方面是发挥其护肝作用，另一方面是升高他克莫司血药浓度，以增加他克莫司疗效，减少他克莫司应用剂量。五酯胶囊是中药五味子经醇提获得的脂溶性活性成分，是一种肝细胞损伤拮抗剂，临床广泛用于治疗各种类型肝损伤，如用于免疫抑制剂造成的肝损伤的治疗。五酯胶囊的有效成分（五味子甲素）可能通过抑制肝脏或小肠的 CYP3A4，进一步抑制他克莫司的代谢，最终增加他克莫司的生物利用度和血药浓度，还可通过多种方式阻断各种有毒物质如病毒、乙醇及他克莫司对肝细胞膜的损伤。

临床药师观点：五酯胶囊可提高他克莫司浓度，但需密切监测他克莫司浓度；患者长期应用激素，建议加用质子泵抑制剂保护胃黏膜，碳酸钙 D_3 补钙治疗。密切监测电解质，防止低钾。

（三）药学监护要点

1. 疗效监护　监测血压、尿常规、24 h 尿蛋白定量、肾功能、肝功能、血脂等。

2. 不良反应监护

（1）糖皮质激素主要不良反应：包括诱发或加重感染、消化性溃疡、水钠潴留、高血压、精神症状、医源性皮质醇增多症、类固醇性糖尿病、骨质疏松、股骨头无菌性坏死等。用药期间需要注意消毒，避免感染。

（2）他克莫司的主要不良反应：血糖升高、高血压、肾毒性、神经毒性等。用药期间需密切监测血药浓度、肾功能和血糖等。血药浓度控制在 $4\sim6$ ng/mL。

（3）阿托伐他汀的主要不良反应：肝毒性和横纹肌溶解。应用阿托伐他汀需要监测患者肝功能、肌酸激酶，若肝功能异常、肌酸激酶升高，则应减量或停药。

（4）坎地沙坦的主要不良反应：水肿、高血钾、肌酐升高、头晕头痛、潮红心悸等，用药期间需监护血压、肾功能、电解质。

案例二

（一）案例回顾

【主诉】

体检发现尿蛋白 6 月余，全身重度凹陷性水肿 3 月余。

【现病史】

患者，男性，59 岁。6 个月前行常规体检时发现尿常规提示：Pro（+++），潜血（++），RBC 156.5/μL，管型 1.49/μL；Scr 86 μmol/L，血脂：TC 8.08 mmol/L，TG 2.5 mmol/L，LDL-C 5.5 mmol/L；考虑肾病综合征至院行肾穿刺活检，结果提示膜性肾病 Ⅰ 期，给予

非免疫治疗，即缬沙坦胶囊 80 mg p.o. q.d.、阿托伐他汀钙片 20 mg q.n.、美托洛尔缓释片 12.5 mg b.i.d.治疗，疗效欠佳。3 个月前出现双下肢中、重度凹陷性水肿，查 Scr 95 mmol/L，ALB 23 g/L，24 h 尿蛋白定量 4.35 g，缬沙坦胶囊改为缬沙坦氨氯地平片 1 粒 q.d.，加用阿司匹林肠溶片 0.1 g q.d.，托拉塞米片 5 mg q.d.治疗。水肿仍进行性加重，体重从 75 kg 增加到 80 kg，夜间无法平卧，食欲缺乏，偶有恶心、呕吐。2 个月前复查 ALB 19 g/L，24 h 尿蛋白定量 5.55 g，尿 RBC 497.7/μL、WBC 37.6/μL，血 WBC 13.98×10^9/L，托拉塞米加量服用无明显疗效。现因全身重度水肿，利尿无效，再次入院治疗。

【既往史】

1 年前发现血压升高，血压最高达 160/100 mmHg，平日服用氯沙坦、氨氯地平降压，血压控制欠佳。

【个人史、家族史、过敏史】

无特殊。

【体格检查】

T 37℃，P 78 次/分，R 20 次/分，BP 150/95 mmHg，体重 82.9 kg，身高 170 cm。双肺呼吸音清晰，未闻及干、湿啰音。心率 78 次/分，律齐；肝脾无叩击痛，肠鸣音 3~4 次/分。关节无红肿，无杵状指（趾），双下肢重度凹陷性水肿。

【诊断】

膜性肾病 I 期；肾病综合征。

【主要用药记录】

1. 降压　美托洛尔缓释片 12.5 mg p.o. b.i.d.（d1－出院）。

2. 降血脂　阿托伐他汀片 20 mg p.o. q.n.（d1－出院）。

3. 利尿、消肿　托拉塞米注射液 60 mg iv.gtt q.d.（d1－出院）；多巴胺注射液 20 mg iv.gtt q.d.（d13－出院）。

4. 抗凝　低分子肝素钙注射液 4100 U i.h. q.d.（d1－出院）；华法林钠片 1.25 mg p.o. q.d.（d14－出院）。

5. 护胃 奥美拉唑肠溶胶囊 20 mg p.o. q.d.（d1－出院）。

6. 生物制品 人血白蛋白注射液 10 g iv.gtt stat.（d1）；人血白蛋白注射液 10 g iv.gtt q.d.（d4－出院）。

7. 补钾 氯化钾缓释片 0.5 g p.o. t.i.d.（d4－出院）。

8. 激素 甲泼尼龙片 40 mg iv.gtt q.d.（d11－出院）。

9. 补钙 骨化三醇胶丸 0.25 μg p.o. q.d.（d11－出院）。

10. 免疫抑制 注射用环磷酰胺 0.6 g iv.gtt stat.（d13）。

【药师记录】

入院第 1 天：美托洛尔缓释片 12.5 mg p.o. b.i.d.降压，阿托伐他汀片 20 mg p.o. q.n.降脂，托拉塞米注射液 60 mg iv.gtt q.d.利尿，低分子肝素钙注射液 4100 U i.h. q.d.抗凝，奥美拉唑肠溶胶囊 20 mg p.o. q.d.护胃，人血白蛋白注射液 10 g iv.gtt stat.利尿治疗。

入院第 4 天：血钾 3.2 mmol/L（↓），给予氯化钾缓释片 0.5 g p.o. t.i.d.补钾；前列地尔注射液 10 μg iv.gtt q.d.改善微循环；人血白蛋白 10 g iv.gtt q.d.利尿治疗。

入院第 6 天：血脂示 TC 11.9 mmol/L（↑），TG 2.72 mmol/L（↑），HDL-C 0.95 mmol/L，LDL-C 7.91 mmol/L（↑），LP（A）445 mg/L（↑）。24 h 尿蛋白定量 9.03 g（↑），继续当前治疗。

入院第 12 天：患者一般情况可，无不适主诉，面部、腹部、四肢水肿较前好转。BP 120/78 mmHg，体重 74.6 kg。予以甲泼尼龙片 40 mg iv.gtt q.d.；骨化三醇胶丸 0.25 μg p.o. q.d.。明日予以环磷酰胺 0.6 g iv.gtt stat.。

入院第 14 天：患者今日一般情况可，无不适主诉。患者面部、腹部、四肢仍有不同程度水肿，较之前不明显。加用多巴胺 20 mg iv.gtt；加用华法林钠片 1.25 mg p.o. q.d.。明天出院。

出院带药：氯化钾缓释片 0.5 g p.o. t.i.d.；甲泼尼龙片 40 mg p.o. q.d.；骨化三醇胶丸 0.25 μg p.o. q.d.；缬沙坦胶囊 80 mg p.o. q.d.；美托洛尔缓释片 12.5 mg p.o. b.i.d.；阿托伐他汀片 20 mg p.o. q.n.；华法林钠片 1.25 mg p.o. q.d.；奥美拉唑肠溶胶囊 20 mg p.o. q.d.。

（二）案例分析

【免疫抑制治疗】

糖皮质激素+环磷酰胺。

根据 2012 年《KDIGO 指南》，对于表现为肾病综合征的特发性膜性肾病的患者，若经过至少 6 个月的降压和降尿蛋白的观察期，尿蛋白持续超过 4 g/d，或持续于基线水平的 50%以上，且无下降趋势，可考虑使用免疫抑制治疗方案；免疫抑制方案为激素+环磷酰胺或钙调磷酸酶抑制剂（环孢素或他克莫司）。

该患者肾穿刺活检示：膜性肾病Ⅰ期，给予非免疫治疗，后 24 h 蛋白尿定量从 2.77 g 增长至 4.35 g，且患者出现水肿，经过强化利尿、消肿、降尿蛋白等治疗后，蛋白尿持续>4 g，且有增长趋势，经过半年的非免疫治疗，入院后查 24 h 蛋白尿定量 9.03 g，因此在排除重症感染、白细胞低下、肝损等禁忌的情况下，先后加用甲泼尼龙片 40 mg iv.gtt q.d.和环磷酰胺 0.6 g iv.gtt stat.。

临床药师观点：该患者诊断膜性肾病Ⅰ期，予非免疫抑制治疗半年后患者 24 h 尿蛋白量增多，病情加重，而且患者无免疫治疗的禁忌证，因此考虑予免疫抑制治疗。指南推荐的一线方案为激素联合环磷酰胺，用药方案合理。激素给药剂量指南推荐标准剂量为 0.5 mg/kg。

【预防激素副作用】

针对激素可能诱发和加重溃疡，以及可能导致骨质疏松，分别使用奥美拉唑肠溶胶囊 20 mg p.o. q.d.和骨化三醇胶丸 0.25 μg p.o. q.d.进行预防。

临床药师观点：患者应用大剂量激素，予奥美拉唑护胃、骨化三醇补钙预防骨质疏松治疗，用药合理。患者偏胖，嘱患者控制饮食，避免出现类固醇糖尿病。

【肾病综合征的对症治疗】

1. 利尿、消肿　该患者重度水肿，体重增长近 8 kg，且血白蛋白低于 20 g/L，因此联合使用白蛋白和大剂量的强效利尿剂，利尿、消肿。入院后给予托拉塞米注射液 60 mg iv.gtt q.d.，联合人血白蛋白 10 g iv.gtt q.d.，进行利尿、消肿达 10 d。后增加具有肾脏血管扩张作用的小剂量多巴胺，继续护肾进行利尿。

临床药师观点：肾病综合征患者，由于大量的白蛋白从肾脏漏出，因此血浆胶体渗透压降低，液体从血管渗透进入外周组织，出现水肿。因此联合使用白蛋白和大剂量的强效利尿剂，可消肿并增强利尿作用。其中，白蛋白可以使外周组织的液体回吸入血管，祥利尿剂加强水分从肾脏排出，从而达到利尿、消肿的作用。但应用白蛋白会加重肾脏负担，加重肾损害，而且白蛋白属于血制品，不能滥用，应严格掌握适应证。一般患者存在高度水肿，特别是胸腔积液、腹水，血白蛋白低于 20～25 g/L，存在有效血容量不足的情况时，可以应用白蛋白。本患者入院时高度水肿，且血白蛋白低于 20 g/L，因此存在应用白蛋白的适应证，但住院期间患者水肿情况好转，未及时停用白蛋白，白蛋白应用疗程过长。

应用具有肾脏血管扩张作用的小剂量多巴胺，增加肾血流量，利尿护肾，该用法并未得到大规模的临床试验证实，因此不建议长期使用。

2. 抗凝　膜性肾病患者血栓发生率较高，该患者有抗凝治疗指征，用低分子肝素钙和华法林钠桥接抗凝治疗。

临床药师观点：根据 2012 年《KDIGO 指南》，膜性肾病患者当 ALB＜25 g/L 时，推荐使用华法林钠进行抗凝，因此该患者出院时即使用华法林钠进行抗凝，但是由于华法林钠发挥抗凝作用起效慢，用药初期甚至表现为致凝作用，因此需要联合使用低分子肝素钙和华法林钠抗凝 3～5 d，然后过渡到单用华法林钠抗凝。本患者已采用华法林钠和低分子肝素钙桥接，但桥接治疗时间短，未进行 INR 监测，即带华法林钠出院继续治疗。

3. 降压降尿蛋白　ACEI/ARB 类药物能降压外，还有降尿蛋白作用，但是肾病综合征患者使用这类药物可能导致肾前性缺血，有出现急性肾损伤（AKI）的危险，因此入院后未使用该类药物。出院时，患者的肾病综合征有所好转，因此加用了缬沙坦 80 mg p.o. q.d.；患者入院时血压控制较差，因此使用美托洛尔缓释片 12.5 mg p.o. b.i.d.进行血压控制。

临床药师观点：患者有大量蛋白尿，予肾素-血管紧张素系统（RAS）阻滞剂降低蛋白尿合理。RAS 阻滞剂应用需要密切注意对肾功能的影响，本患者入院时，可能存在肾前性肾脏缺血的情况，因此待高度水肿情况改善后使用，合理。

4. 降脂　肾病综合征患者由于肝脏代偿性合成脂蛋白增加，往往出现高脂血症，且高脂血症会进一步加重患者的血液高凝状态，因此，使用他汀进行降脂治疗。

临床药师观点：肾病综合征患者，血脂升高，长期高血脂容易引起心脑血管并发症。因此，予阿托伐他汀降脂治疗，选药合理。

【利尿剂不良反应治疗】

患者入院后由于使用大剂量的利尿剂，出现了低血钾，因此使用氯化钾缓释片进行补钾。

临床药师观点：患者应用利尿剂和激素均会引起患者低钾，及时监测电解质可避免患者出现低钾血症，嘱患者氯化钾缓释片不可掰开服用。

（三）药学监护要点

1. *疗效监护*　血压、尿量、尿蛋白定量、血白蛋白、肾功能（血肌酐）、血脂、凝血指标。

2. *不良反应监护*

（1）甲泼尼龙：消化道不良反应，预防性使用奥美拉唑抑酸护胃，注意有无胃肠道不适、黑便等消化道溃疡出血等反应。精神症状，使用过程中关注有无兴奋失眠等不良反应，必要时对症处理。预防感染：大剂量激素极易诱发感染，因此需关注患者体温变化，有无咳嗽、腹泻等感染征象。由于糖皮质激素可以导致血糖升高等，需监测血糖的变化。

（2）环磷酰胺：关注肝功能、血常规，注意预防感染。

（3）阿托伐他汀：注意肝功能的变化，定期监测肌酸激酶并注意是否有肌痛等症状。

（4）华法林钠：剂量过大易引起出血，剂量不足易致血栓，常见出血症状包括牙龈出血、流鼻血、皮肤紫斑，小便颜色为黑褐色或红色，严重的眼睛出血、呕吐时出血；严重血栓症状包括肢体麻木、不明原因头疼、不明原因呼吸困难。

（5）人血白蛋白：是血液制品，可能会产生过敏反应，同时输入过多、过快，极易引起血容量骤然增加，加重心、肺负担。静脉滴注速度应缓慢，如出现过敏反应，应立即停药。

案例三

（一）案例回顾

【主诉】

颜面、双下肢水肿 7 d。

【现病史】

患者，男性，36 岁。7 d 前无明显诱因出现眼睑、双下肢水肿，水肿呈凹陷性、双侧对称，自诉尿量少，尿中泡沫多，无肉眼血尿，无畏寒、发热、咽痛，无咳嗽、胸闷，无腹痛、腹胀，无腰腹痛，4 天前到外院住院治疗，查 Pro（+++），血 ALB 22.8 g/L，TC 9.71 mmol/L，TG 3.93 mmol/L，血钙 1.94 mmol/L，血磷 1.44 mmol/L；胸片：两肺纹理增多；B 超：肝胆胰脾肾、膀胱、前列腺未见异常。给予甲泼尼龙片 400 mg iv.gtt（连用 2 d）、低分子肝素钙抗凝、普伐他汀降脂、改善循环、输白蛋白、利尿、消肿等治疗后，患者自诉水肿较前稍有消退。

患病以来，精神、饮食欠佳，大便正常，小便如上述，体重变化不详。

【既往史】

否认结核史、手术史、外伤史、输血史。预防接种史不详。自述有糜烂性胃炎史，其余各系统回顾无特殊。

【个人史、家族史、过敏史】

无特殊。

【体格检查】

T 36.7℃，P 80 次/分，R 18 次/分，BP 187/106 mmHg，身高 169 cm，体重 83.3 kg。心律齐，腹壁软，全腹无压痛，无肌紧张及反跳痛，肝脾肋下未触及，肝肾脏无叩击痛，肠鸣音 4 次/分。双下肢轻度水肿。

【诊断】

肾病综合征。

【主要用药记录】

1. 免疫抑制　醋酸泼尼松片 60 mg p.o. q.d.（d8－出院）；他克莫司胶囊 1.5 mg p.o. q12h.（d27－出院）。

2. 降血压　氨氯地平片 5 mg p.o. q.d.（d1－7）；氨氯地平片 5 mg p.o. b.i.d.（d8－13）；氨氯地平片 5 mg p.o. q.d.（d23－出院）；美托洛尔缓释片 23.75 mg p.o. q.d.（d8－出院）；哌唑嗪片 1 mg p.o. t.i.d.（d8－13）。

3. 利尿　托拉塞米片 5 mg p.o. t.i.d.（d1－2）；0.9%氯化钠溶液 40 mL＋托拉塞米注射液 40 mg iv.gtt q.d.（d2－10）。

4. 抗凝　低分子肝素钙注射液 2050 U i.h. q.d.（d8－13，d16－30）（血液透析日不用）；华法林钠片 1.25 mg p.o. q.d.（d30－出院）。

5. 降脂　阿托伐他汀钙片 20 mg p.o. q.n.（d2－出院）。

6. 护胃　奥美拉唑肠溶胶囊 20 mg p.o. q.d.（d8－21），20 mg p.o. b.i.d.（d22－出院）。

7. 预防骨质疏松　碳酸钙 D_3 片 1 粒 p.o. q.d.（d8－出院）；阿法骨化醇软胶囊 0.25 μg p.o. q.d.（d8－出院）。

8. 补充白蛋白　20%人血白蛋白 10 g iv.gtt q.d.（d1－出院）。

9. 补钾　氯化钾缓释片 1 g p.o. b.i.d.（d12－出院）；10%氯化钾注射液 10 mL p.o. stat.×2 次（d12）。

10. 护肾　0.9%氯化钠注射液 20 mL+前列地尔注射液 10 μg iv.gtt q.d.（d1－出院）；0.9%氯化钠注射液 100 mL+注射用还原型谷胱甘肽 1.8 g iv.gtt q.d.（d1－出院）。

【药师记录】

入院第 1 天：患者为 36 岁男性，因肾病综合征入院，拟择期行肾穿明确病理类型后，制订相应药物治疗方案。入院后以支持治疗为主。予用氨氯地平片 5 mg p.o. q.d.降血压，托拉塞米片 5 mg p.o. t.i.d.，20%人血白蛋白 10 g iv.gtt q.d.利尿，0.9%氯化钠溶液 20 mL+前列地尔注射液 10 μg iv.gtt q.d.，0.9%氯化钠溶液 100 mL+注射用还原型谷胱甘肽 1.8 g iv.gtt q.d.，改善微循环、抗氧化护肾治疗。

入院第 2 天：患者眼睑、双下肢仍水肿。BP 163/92 mmHg，体重 81 kg，尿量 800 mL。下午行肾穿刺，肾穿后 BP 154/78 mmHg，尿色清。

实验室检查：血常规示 WBC $15.43×10^9$/L（↑），NEUT% 75.5%，Hb 170 g/L，PLT $281×10^9$/L；24 h 尿蛋白定量 12.07 g（↑）；血 ALB 22 g/L（↓）；Scr 160 μmol/L（↑）；血 TC 12.08 mmol/L（↑），TG 4.73 mmol/L（↑），HDL-C 1.26 mmol/L，LDL-C 5.37 mmol/L（↑）；INR 0.93，PT 10.10 s，APTT 24 s，FIB 3.84 g/L（↑），DDI 0.89（↑），TT 19.10 s。

患者尿量少，血压仍高，血 WBC 高，尿蛋白、血肌酐、血脂、FIB、DDI 高，血白蛋白低。予停用托拉塞米片 5 mg p.o. t.i.d.，改用 0.9%氯化钠溶液 40 mL+托拉塞米注射液 40 mg iv.gtt（泵 6 h）q.d.，加用阿托伐他汀钙片 20 mg p.o. q.n.，血 WBC 高，考虑与外院大剂量甲泼尼龙有关。

入院第 7 天：患者未诉特殊不适，眼睑、双下肢仍水肿。BP 159/81 mmHg，体重 79.4 kg，尿量 1060 mL。肾功能：Cr 142 μmol/L（↑），UA 0.3760 mmol/L。ANA、ANCA、免疫固定电泳、ACA 检查均

阴性。患者尿量可，体重下降明显，血压偏高，肾功能略有恢复。

入院第 8 天：BP 181/96 mmHg，体重 78.6 kg，尿量 580 mL。肾穿刺活检结果回报：局灶节段性肾小球硬化症（FSGS）。眼底检查：视网膜动脉硬化（Ⅱ级），考虑长期高血压眼底损伤。用药调整：氨氯地平片加量至 5 mg p.o. b.i.d.，并加用美托洛尔缓释片 23.75 mg p.o. q.d.、哌唑嗪片 1 mg p.o. t.i.d.。加用醋酸泼尼松片 60 mg p.o. q.d.，加用奥美拉唑肠溶胶囊 20 mg p.o. q.d.，加用碳酸钙 D_3 片 1 粒 p.o. q.d.、阿法骨化醇软胶囊 0.25 μg p.o. q.d.，加用达肝素钠注射液 2500 U i.h. q.d.。

入院第 10 天：BP 146/75 mmHg，体重 79.4 kg，尿量 1000 mL。肾功能：Cr 197 μmol/L（↑），UA 0.388 mmol/L（↑）。电解质：K 3.1 mmol/L（↓），血钠 140 mmol/L，血氯 106 mmol/L，血钙 1.67 mmol/L（↓），血磷 1.18 mmol/L。proBNP 150.20 pg/mL（↑）。

患者目前体重略增加，水肿未缓解，利尿效果不佳，考虑患者有效血容量不足，且长期用利尿剂易导致电解质紊乱如血钾低，故予以停用托拉塞米。必要时可给予血液透析治疗超滤脱水。

入院第 12 天：患者未诉不适。BP 125/85 mmHg，体重未测，尿量 600 mL。血常规：WBC 12.90×10^9/L（↑），NEUT% 88%（↑），RBC 5.29×10^{12}/L，Hb 159 g/L，PLT 376×10^9/L（↑）；肝功能：ALT 24 U/L，AST 17 U/L，TB 6.1 μmol/L，TP 35 g/L（↓），ALB 16 g/L（↓）；肾功能：Cr 182 μmol/L（↑），UA 0.3490 mmol/L；电解质：血钾 2.8 mmol/L（↓），血钠 127 mmol/L（↓），血钙 1.74 mmol/L（↓），血磷 1.32 mmol/L。

患者血钾进行性下降，2.8 mmol/L（为中度缺钾范围 2.5～3.0 mmol/L），与糖皮质激素使用及细胞间隙水潴留有关，积极治疗原发病的同时，及时补钾。原则上中度缺钾可补充钾 300 mmol（相当于氯化钾 24 g），但一般每日不超过钾 200 mmol（氯化钾 15 g）。

入院第 13 天：BP 128/86 mmHg，体重 80.9 kg，尿量 850 mL。予右颈静脉临时置管，行血液透析（低分子肝素钙抗凝）2 h 单超脱水，净超 1000 mL。电解质：血钾 3.3 mmol/L（↓），血钠 129 mmol/L（↓），血氯 101 mmol/L，血钙 1.66 mmol/L（↓），血磷 1.98 mmol/L（↑）。肾功能：Cr 221 μmol/L（↑），UA 0.3220 mmol/L。NT-proBNP 180.80 pg/mL（↑）。患者无腹痛，血压稳定，仍有水肿，体重增加。血肌酐继续上升，血钾、血钙仍低。停用达肝素钠注射液、哌唑嗪片、氨氯地平片。

入院第 17 天：BP 118/89 mmHg，体重 78 kg，尿量 750 mL。今血液透析（低分子肝素钙抗凝）2 h，净超 600 mL。电解质：血钾 3.5 mmol/L，血钠 125 mmol/L（↓），血钙 1.72 mmol/L（↓），血磷 1.45 mmol/L。血 ALB 15 g/L（↓）。肾功能：Cr 225 μmol/L（↑），UA 0.307 mmol/L。患者有少许胃部不适，考虑既往有糜烂性胃炎史，奥美拉唑片予以加量 20 mg p.o. b.i.d.。

入院第 20 天：患者水肿减轻，余无不适。今血液透析（低分子肝素钙抗凝）4 h，净超 2500 mL。BP 138/86 mmHg，体重 78.5 kg，尿量 550 mL。电解质：血钾 4.1 mmol/L，血钠 134 mmol/L（↓），血钙 1.68 mmol/L（↓），血磷 1.10 mmol/L。血 ALB 14 g/L（↓）。肾功能：Cr 165 μmol/L（↑），UA 0.216 mmol/L。

入院第 23 天：患者水肿消退明显。昨行血液透析（低分子肝素钙抗凝）4 h，净超 2700 mL。BP 154/90 mmHg，体重 75.9 kg，尿量 1240 mL。患者目前血压较前上升，加用氨氯地平 5 mg p.o. q.d.（血液透析日不用），考虑患者目前行间断血液透析，血液透析影响血流动力学并可能降低血压，嘱血液透析日不用降压药。加用低分子肝素钙注射液 2050 U i.h. stat.。

入院第 27 天：BP 142/86 mmHg，体重 69.9 kg，尿量 1640 mL。血常规：WBC 13.91×10^9/L（↑），NEUT% 86.7%，RBC 4.49×10^9/L，Hb 134 g/L，PLT 165×10^9/L。尿蛋白：尿总蛋白 19.57 g/24 h（↑），尿量 2.15L（↑）。电解质：血钾 3.8 mmol/L，血钠 141 mmol/L，血氯

108 mmol/L，血钙 1.76 mmol/L（↓），血磷 1.05 mmol/L。血 ALB 18 g/L
（↓）。肾功能：Cr 112 μmol/L，UA 0.133 mmol/L。血脂：TC
6.33 mmol/L（↑），TG 2.75 mmol/L（↑），LDL-C 2.94 mmol/L。DIC：
INR 0.87（↓），PT 9.5 s，APTT 18.1 s，FIB2.26 g/L，DDI 1.65（↑）。

入院第 30 天：他克莫司谷浓度 3.83 ng/mL（↓）。血 ALB 24 g/L
（↓）。Cr 97 μmol/L，血钾 4.5 mmol/L，血钠 143 mmol/L，血钙
1.93 mmol/L（↓）。

他克莫司谷浓度偏低，血浆白蛋白、血钾、血钙均有回升，
肌酐基本恢复正常。患者明计划出院，今改抗凝药为华法林钠片
口服，从小剂量 1.25 mg p.o. q.d.开始，监测 INR 并逐渐增加剂量，
以调整 INR 在 1.5～2.5。同时停用低分子肝素钙。

【出院诊断】

肾病综合征，局灶节段性肾小球硬化。

出院带药：醋酸泼尼松片 60 mg p.o. q.d.；他克莫司胶囊
1.5 mg p.o. q12h.；阿托伐他汀钙片 20 mg p.o. q.d.；奥美拉唑肠溶
胶囊 20 mg p.o. b.i.d.；碳酸钙 D_3 片 1 粒 p.o. q.d.；阿法骨化醇软
胶囊 0.25 μg p.o. q.d.；华法林钠片 1.25 mg p.o. q.d.；氨氯地平片
5 mg p.o. q.d.；美托洛尔缓释片 23.75 mg p.o. q.d.。

（二）案例分析

【免疫抑制治疗】

糖皮质激素+他克莫司。

患者肾穿刺病理结果提示 FSGS，因病情反复，水肿、蛋白
尿明显，予加用足量糖皮质激素醋酸泼尼松 60 mg p.o. q.d.。加
用激素后患者血肌酐继续上升，尿量少，血白蛋白低，经血液
透析后水肿有所减轻、肌酐下降，考虑该患者为对激素反应不
佳的 FSGS，加用《KDIGO 指南》推荐的一线联合用药他克莫司，
初始给予 1.5 mg p.o. q12h.，定期监测血药浓度。

临床药师观点：患者 FSGS，单用激素治疗一般疗效不佳，
加用免疫抑制剂他克莫司治疗，方案合理。他克莫司初始计量

0.05~0.1 mg/(kg·d)，该患者干体重 70 kg 左右，予以 1.5 mg p.o. q12h.，合理。该患者血肌酐上升期，加用他克莫司可能使肾功能下降，密切监测肌酐。出院时患者肌酐下降明显，达 97 μmol/L，他克莫司浓度 3.83 ng/mL，略低于治疗窗口 4~6 ng/mL，建议出院后继续监测血肌酐和药物浓度，必要时他克莫司加量。

【抗高血压治疗】

患者自述无高血压病史，起病以来血压一直偏高，考虑与疾病相关，在肌酐升高、ACEI 及 ARB 暂不适宜用的情况下，予氨氯地平片 5 mg p.o. q.d.，血压控制不佳。故入院第 8 天改为氨氯地平片 5 mg p.o. b.i.d.，并联合美托洛尔缓释片 23.75 mg p.o. q.d.、哌唑嗪片 1 mg p.o. t.i.d.，血压下降明显。后患者因行血液透析，考虑血液透析后，高血压会有改善，停用氨氯地平片、哌唑嗪片，保留美托洛尔缓释片，血压有所反复，故入院第 23 天再次加用氨氯地平片 5 mg p.o. q.d.，联合美托洛尔缓释片，血压控制可。在此降压治疗过程中，降压药物根据患者血压情况调整及时。

临床药师观点：患者起病以来，血压偏高，考虑可能与高容量相关，因此在血液透析后患者容量减低，血压也会有所降低，根据血压及时调整降压药物，但血液透析后停药过快，同时停用了氨氯地平和哌唑嗪，而保留了降压作用相对弱的美托洛尔，导致血压回升。因此开始血液透析时，应该停用 1 种降压药，然后根据血压情况及时调整。

【抗凝治疗】

患者大量白蛋白丢失，血浆白蛋白最低至 14 g/L，血液处于高凝状态，入院初期因需行肾穿刺，有出血风险，暂未抗凝治疗。于肾穿刺 1 周起，先后予达肝素钠 2500 U、低分子肝素钙 2050 U，每天皮下注射，后改为华法林钠片 1.25 mg p.o. q.d. 并带药出院，定期监测 INR，调整华法林钠片用量并维持 INR 在 1.5~2.5。

临床药师观点：患者肾病综合征，白蛋白低，有高凝倾向，《KDIGO 指南》推荐可予低分子肝素钙或华法林钠抗凝治疗。华法林钠抗凝治疗建议监测 INR 值，以控制在 2~3 为宜。建议在切换华法林的同时，低分子肝素钙需要和华法林钠联用 3～5 d，以确保华法林钠已经达到稳定抗凝效果。

【降脂治疗】

入院后积极纠正血脂紊乱，选择肾功能不全时无须调整剂量的阿托伐他汀钙片 20 mg p.o. q.n.。

临床药师观点：患者血脂较高，应用阿托伐他汀降脂治疗，合理。密切监测患者肝功能、肌酸激酶水平。若患者肝功能出现异常、肌酸激酶增高，可减量或停药。

【利尿、消肿】

患者尿蛋白多，水肿明显，尿量波动大，入院后即予以 ALB 10 g、托拉塞米片 5 mg p.o. t.i.d.利尿、消肿，第 2 天改为托拉塞米 40 mg 泵注，连用 9 天后停用。

临床药师观点：同案例二。

【改善急性肾损伤】

使用还原型谷胱甘肽及前列地尔改善急性肾损伤情况。

临床药师观点：该患者伴有急性肾损伤，肌酐升高，尿少、血容量不足。予还原性谷胱甘肽及前列地尔，改善微循环及抗氧化治疗急性肾损伤，目前无循证医学证据，不建议使用。应积极利尿扩容，增加有效循环血容量。

总之，该患者为激素不敏感的 FSGS,同时有急性肾功能损伤、高血压，住院期间使用多种药物，需注意药物之间的相互作用，以及疾病状态、血液透析对药物动力学的影响，适时调整药物剂量，加强药学监护，以防出现不良反应。同时回顾整个治疗过程，药师认为抗感染治疗药物的选择及用法用量、疗程，仍是药师需要关注的重点，也是进行临床干预的切入点。

（三）药学监护要点

1. 免疫抑制　醋酸泼尼松片+他克莫司胶囊。

（1）疗效监护：血压、体重、尿量、水肿情况、尿常规、肾功能、凝血功能。

（2）不良反应监护：

1）醋酸泼尼松片：可致高血压、高血糖、骨质疏松、低血钾、食欲增加及诱发感染等。

2）他克莫司胶囊：可能诱发或加重感染，引起肾功能异常（血肌酐升高、尿量减少）、糖尿病、高血压、震颤、头痛、感觉异常和失眠。其代谢主要通过肝酶 CYP450，在使用肝酶抑制剂或诱导剂时需加强浓度监测和剂量调整。

2. 降压　氨氯地平片+美托洛尔缓释片+哌唑嗪片。

（1）疗效监护：血压。

（2）不良反应监护：

1）氨氯地平片：主要为踝部水肿、使用初期面部轻度潮红。

2）美托洛尔缓释片：可有心率减慢、传导阻滞、低血压等。

3）哌唑嗪片：可有眩晕、头痛、嗜睡、心悸等。

3. 利尿　托拉塞米片及托拉塞米注射液。

（1）疗效监护：体重、尿量、血脂、尿蛋白、血白蛋白、肾功能。

（2）不良反应监护：

1）托拉塞米片：可能引起低血钾、高尿酸。

2）前列地尔：可能引起心悸、脸面潮红、注射部位发红、疼痛，偶见休克、心力衰竭加重、血压下降等。

4. 抗凝　达肝素钠注射液+华法林钠片。

1）达肝素钠注射液：可能引起出血或血小板减少。

2）华法林钠片：剂量过大可导致出血（皮肤瘀点瘀斑、鼻出血、血便血尿、呕血等），过小易致血栓（肢体麻木、头痛等）。且其血浆蛋白结合率高，注意与其他药物合用时的剂量调整。

5. 降脂　阿托伐他汀片。

（1）疗效监护：血压、体重、尿量、血脂、尿蛋白、血白蛋白、肾功能。

（2）不良反应监护：阿托伐他汀片，可能引起肝功能异常、横纹肌溶解、肌酸激酶升高，监测肝功能、肌酸激酶。

案例四

（一）案例回顾

【主诉】

确诊 IgA 肾病一年余，入院评估。

【现病史】

17 个月前患者无明显诱因下出现双足凹陷性水肿，伴颜面部水肿、乏力等不适，至当地医院查 Pro（+++）、隐血（+），24 h 尿蛋白定量 8.49 g、Scr 69 μmol/L、ALB 16.6 g/L，考虑肾病综合征，行肾穿刺病理示 IgA 肾病。予甲泼尼龙片 40 mg p.o. q.d. 治疗，之后水肿消退，激素每月减 8 mg。3 个月后，复查 24 h 尿蛋白定量 2.62 g，4 个月后予加用环孢素胶囊 75 mg p.o. q12h. 治疗。期间多次复查 Pro（+++）、尿潜血阴性、血肌酐正常。至入院 9 个月前激素减量至 4 mg q.d.，并加用氯沙坦钾片 100 mg p.o. q.d. 治疗。半年前患者再次出现双踝部轻度凹陷性水肿，查尿 24 h 蛋白定量 5.35 g（↑）、ALB 26 g/L（↓）、Cr 57 μmol/L、TC 5.15 mmol/L、TG 0.88 mmol/L、LDL-C 2.85 mmol/L，考虑患者病情控制不佳，环孢素已使用 8 月余，效果不明显，予停用。并予第一次环磷酰胺 0.6 g 冲击治疗，并将甲泼尼龙片加量至 24 mg p.o. q.d.。4 个月前予第二次环磷酰胺 0.6 g iv.gtt 治疗时发现血糖升高，HbA1c 7.20%，加用胰岛素治疗。目前环磷酰胺总量为 1.8 g，甲泼尼龙片减量至 16 mg p.o. q.d.，同时服用氯沙坦钾片 100 mg p.o. q.d.、恩替卡韦片 0.5 mg p.o. q.d.、骨化三醇胶丸 0.25 μg p.o. q.d.、碳酸钙 D_3 片 1 粒 p.o. q.d.、奥美拉唑肠溶胶囊 20 mg p.o. q.d. 等对症支持治疗。现为进一步诊治而收入科。患病以来患者精神好，胃纳可，睡眠好，小便见现病史，大便正常，无体重明显下降。

【既往史】

1 年前外院诊断为类固醇糖尿病，血糖最高达 22 mmol/L，门冬胰岛素针（诺和锐）12～12 U（中、晚餐前）皮下注射控制血糖，餐前血糖控制在 7 mmol/L 左右，餐后血糖未予监测。目前患者自行停用胰岛素，诉血糖控制满意。

患者 17 个月前外院考虑慢性乙型肝炎，予恩替卡韦治疗，半年前停药。

【个人史、家族史、过敏史】

无特殊。

【体格检查】

T 36.4℃，P 78 次/分，R 18 次/分，BP 115/75 mmHg，体重 70 kg，身高 173 cm。双肺呼吸音清晰，未闻及干、湿啰音。心率 78 次/分，律齐；肝脾肋下未触及，肝肾脏无叩击痛，肠鸣音 3 次/分。关节无红肿，无杵状指（趾），双下肢无水肿。

【诊断】

IgA 肾病；类固醇性糖尿病；慢性乙型病毒性肝炎。

【主要用药记录】

1. 免疫抑制　甲泼尼龙片 16 mg p.o. q.d.（d1－3）；甲泼尼龙片 14 mg p.o. q.d.（d4）；0.9%氯化钠注射液 250 mL+注射用环磷酰胺 0.6 g stat. iv.gtt（d3）。

2. 抗乙型肝炎病毒　恩替卡韦片 0.5 mg p.o. q.d.（d1－出院）。

3. 抗高血压药物　氯沙坦钾片 100 mg p.o. q.d.（d1－出院）。

4. 降血糖药物　甘精胰岛素注射液 10 U i.h. q.d.（d3－出院）。

5. 调脂药物　瑞舒伐他汀钙片 10 mg p.o. q.d.（d3－出院）。

6. 其他治疗　奥美拉唑肠溶胶囊 20 mg p.o. q.d.（d1－出院）；骨化三醇胶丸 0.25 μg p.o. q.d.（d1－出院）；碳酸钙 D_3 片 1 粒 p.o. q.d.（d1－出院）。

【药师记录】

入院第 1 天：予甲泼尼龙片 16 mg p.o. q.d.，氯沙坦钾片 100 mg p.o. q.d.；恩替卡韦片 0.5 mg p.o. q.d.，奥美拉唑肠溶胶囊 20 mg p.o. q.d.，骨化三醇胶丸 0.25 μg p.o. q.d.，碳酸钙 D_3 片 1 粒 p.o. q.d.，甘精胰岛素注射液 300 U i.h. q.d.。

入院第 3 天：患者无明显不适主诉，一般情况可，无发热，生命体征平稳。辅助检查结果示，血常规：RBC 5.05×10^{12}/L，Hb 159.00 g/L，WBC 12.29×10^9/L（↑），NEUT% 66.70%，PLT 195.00×10^9/L。肝肾功能：ALT 41.00 U/L，AST 14.00 U/L（↓），TB 2.50 μmol/L，ALB 37.00 g/L（↓），Cr 61.00 μmol/L；血糖 6.90 mmol/L（↑），HbA1c 7.00%（↑）。血脂：TC 4.38 mmol/L，TG 1.00 mmol/L。电解质：钾 3.70 mmol/L，镁 0.81 mmol/L，钠 141.00 mmol/L。DIC：部分凝血活酶时间 21.80 s，D-dimer 0.47 μg/mL，纤维蛋白原降解产物 0.90 μg/mL，纤维蛋白原定量 2.161 g/L，PT 9.20 s（↓），国际标准化比率 0.82（↓），凝血酶时间 18.90 s。ESR 3.00 mm/h。HBV-DNA 低于检测下限。

目前治疗效果尚可，为巩固治疗再次予环磷酰胺 0.6 g 冲击治疗，甲泼尼龙片降低剂量为 14 mg p.o. q.d.，加用瑞舒伐他汀钙片 10 mg p.o. q.d.。

出院带药：甲泼尼龙片 16 mg p.o. q.d.；恩替卡韦片 0.5 mg p.o. q.d.；奥美拉唑肠溶胶囊 20 mg p.o. q.d.；骨化三醇胶丸 0.25 μg p.o. q.d.；氯沙坦钾片 100 mg p.o. q.d.；碳酸钙 D_3 片 1 粒 p.o. q.d.；瑞舒伐他汀钙片 10 mg p.o. q.d.；甘精胰岛素注射液 10 U i.h. q.d.。

（二）案例分析

【免疫抑制治疗】

本例患者确诊 IgA 肾病一年余，目前的免疫抑制方案为甲泼尼龙片 16 mg p.o. q.d.，半年前予第一次环磷酰胺 0.6 g 冲击治疗，目前环磷酰胺总量为 1.8 g。患者最近一次 24 h 尿蛋白定量 2.25 g，较前明显好转，治疗有效。

临床药师观点：目前对于 IgA 肾病治疗仍存在争议，激素单用或激素联合免疫抑制剂治疗是否会延缓患者肾功能进展仍存有疑惑。临床医生一般凭借临床经验对一些病理较重的患者予激素联合免疫抑制治疗。该患者 IgA 肾病一年余，曾单用激素治疗及激素联合环孢素治疗，效果均不佳，现改为激素联合环磷酰胺治疗，目前环磷酰胺已经应用 3 个月，此次入院行第 4 次环磷酰胺冲击，入院时，患者 24 h 尿蛋白定量较前显著降低，ALB 为 37.00 g/L，表明对该方案患者治疗有效，因此评估患者感染情况，予第 4 次环磷酰胺冲击，用药方案合理。

【降压、降蛋白质】

该患者选用 ARB 类药物氯沙坦钾片 100 mg p.o. q.d.。IgA 肾病的《KDIGO 指南》对 RAS 阻滞剂在 IgA 肾病治疗中的作用进行了充分的肯定。本例患者 24 h 尿蛋白定量＞1 g，血压的控制目标应当＜125/75 mmHg。

临床药师观点：《KDIGO 指南》推荐，IgA 肾病非免疫治疗，RAS 阻滞剂可应用到患者血压最大耐受量，以达到最佳降低蛋白尿的效果，改善患者远期预后。用药过程中应注意监测血肌酐水平，因为部分患者可能因肾脏灌注不足导致肾功能显著下降，需要及时停药，调整治疗。

【慢性乙型肝炎的治疗】

该患者选用恩替卡韦片 0.5 mg p.o. q.d.抗乙型肝炎病毒。

临床药师观点：患者有慢性乙型肝炎病史，指南推荐在应用激素、免疫抑制剂期间，即使患者 HBV-DNA 低于检测下限，患者也需要抗病毒治疗，并且在激素免疫抑制剂停用后仍需继续治疗至少半年。患者 2016 年 3 月自行停用抗病毒药物，嘱患者不得停用药物。停用药物可能引起乙型肝炎病毒暴发甚至引起耐药。

【高血糖的治疗】

该患者选用具有长效作用的甘精胰岛素控制血糖，注意给药方法，必须皮下注射，且在每天的固定时间注射。

临床药师观点：患者激素引起的血糖升高，属于类固醇糖尿病，类固醇糖尿病的特点主要表现为餐后血糖升高，特别是午后血糖较高，嘱患者应用胰岛素时注意清晨低血糖。嘱患者适当控制饮食，激素减量后，血糖可能会有所恢复。嘱患者胰岛素笔芯应用后无须放冰箱保存，常温放置即可。

【调脂治疗】

该患者选用他汀类降脂药物瑞舒伐他汀钙片 10 mg p.o. q.d.。

临床药师观点：患者血脂偏高，予降脂药合理。但患者 IgA 肾病，虽然肌酐正常，但建议选用对肾功能影响较小的降脂药阿托伐他汀。

【支持对症处理】

奥美拉唑肠溶胶囊 20 mg p.o. q.d.用于预防激素相关性胃黏膜损害。骨化三醇胶丸 0.25 μg p.o. q.d.，碳酸钙 D_3 片 1 粒 p.o. q.d.用于预防骨质疏松。

临床药师观点：患者长期应用激素，予骨化三醇胶丸、碳酸钙 D_3 补钙治疗，用药合理。建议评估患者骨密度，若骨密度偏低，可予阿仑膦酸钠预防骨质疏松。

（三）药学监护要点

1. 疗效监护　血压、肝肾功能、电解质、尿常规、24 h 尿蛋白定量、血常规等。

2. 不良反应监护

（1）环磷酰胺相关的不良反应：如诱发与加重感染、骨髓抑制，白细胞和血小板下降、出血性膀胱炎、生殖毒性、肝损伤、胃肠道反应等。

（2）瑞舒伐他汀钙片相关的不良反应：如肝毒性和横纹肌溶解，使用过程中需注意监测肝功能和肌酶；观察患者是否出现弥漫性肌肉疼痛、肌无力等。

（3）甘精胰岛素注射液相关的不良反应：如低血糖、过敏反应等。

第三节 主要治疗药物

原发性肾小球肾炎常用免疫抑制方案见表 2-1。

表 2-1 原发性肾小球肾炎常用免疫抑制方案

病理类型	分类	方案	用法用量与疗程
微小病变肾病	初始治疗	糖皮质激素	泼尼松起始用量为 1 mg/kg（最大剂量 80 mg），每日 1 次；或者 2 mg/kg（最大剂量 120 mg），隔日 1 次。建议如果获得完全缓解，又能耐受，初始的大剂量激素维持至少 4 周，如果未达到完全缓解，则最多维持 16 周。获得缓解的患者，建议激素在 6 个月内缓慢减量

（续表）

病理类型	分类	方案	用法用量与疗程
	激素抵抗或依赖、频繁复发	糖皮质激素联用环磷酰胺或钙调神经蛋白抑制剂或麦考酚酸酯	口服环磷酰胺 2~2.5 mg/(kg·d) 8周 建议尽量使用了环磷酰胺仍复发的 MCD 患者，或需要保全生育功能者，使用 CNI [环孢素 3~5 mg/(kg·d)或他克莫司 0.05~0.1 mg/(kg·d)分次服] 1~2 年 对不能耐受激素、环磷酰胺和 CNI 者，建议使用麦考酚酸酯（MMF）500~1000 mg/次，每日 2 次，治疗 1~2 年
局灶节段性肾小球硬化症	初始治疗	糖皮质激素	泼尼松起始用量为 1 mg/kg（最大剂量 80 mg），每日 1 次；或者 2 mg/kg（最大剂量 120 mg），隔日 1 次 建议初始大剂量皮质激素治疗至少持续 4 周；如能耐受，最长持续到 16 周或者持续到肾病综合征完全缓解（16 周之前） 建议在完全缓解后，皮质激素在 6 个月内缓慢减量
	激素抵抗或依赖、频繁复发	糖皮质激素联用钙调磷酸酶抑制剂	环孢素 A 3~5 mg/(kg·d)（目标浓度 125~175 ng/ml；），每日 2 次服用。如果有部分或完全缓解，继续环孢素治疗至少 12 月后，以每 2 个月 25% 的速度减量。如 6 个月无缓解，停药 或者他克莫司 0.05~0.1 mg/(kg·d)（目标浓度 5~10 ng/mL；），每日 2 次服用，疗程参照环孢素

常见疾病临床药学监护案例分析——免疫相关疾病与器官移植分册

（续表）

病理类型	分类	方案	用法用量与疗程
IgA	非新月体性的 IgA	糖皮质激素	泼尼松起始用量为 1 mg/kg（最大剂量 80 mg），每日 1 次；或者 2 mg/kg（最大剂量 120 mg），隔日 1 次
	新月体 IgAN	糖皮质激素联用环磷酰胺	泼尼松起始用量为 1 mg/kg（最大剂量 80 mg），每日 1 次；或者 2 mg/kg（最大剂量 120 mg），隔日 1 次 环磷酰胺 2~2.5 mg/(kg·d) 8 周
膜性肾病		糖皮质激素加环磷酰胺或糖皮质激素加 CNI	初始治疗包括口服和静脉糖皮质激素（每月交替）及口服烷化剂，疗程 6 个月 建议首选环磷酰胺，次选苯丁酸氮芥 对未选择上述皮质醇/烷化剂治疗方案或有禁忌证的符合初始免疫抑制治疗标准的患者，推荐使用环孢素 A 或他克莫司至少 6 个月 若 CNI 治疗 6 个月未获得完全或部分缓解，建议停止继续使用 若达到持续缓解且无 CNI 治疗相关的肾毒性出现，建议按每 4~8 周的间期逐渐下调至起始剂量的 50%，且至少维持 12 个月

第四节　案例评述

一、临床药学监护要点

在原发性慢性肾小球疾病治疗方案确定过程中，药学监护的主要工作包括免疫抑制方案及并发症治疗方案的制订与优化、剂量与疗程的调整、药物相互作用的评估、疗效及不良反应的监护等。

（一）免疫抑制治疗

1. 免疫抑制方案的制订与优化　对于原发性慢性肾小球疾病，通常需要根据肾功能、蛋白尿水平、不同病理类型确定是否需要进行免疫抑制治疗，以及具体免疫抑制方案的制订。

适应证和禁忌证的审核：免疫抑制治疗是目前原发性肾病综合征的最主要的治疗手段，部分慢性肾炎综合征也需要积极免疫抑制治疗。然而，免疫抑制剂可以诱发加重感染，大剂量激素可能诱发加重溃疡，导致精神症状等。因此，严重感染、溃疡出血、精神病史患者必须慎重使用，必要时减少剂量及疗程；环磷酰胺可能导致肝损、骨髓抑制等，严重骨髓抑制、感染及肝功能损害患者不宜使用。环孢素、他克莫司可能导致肝肾毒性、糖尿病、高血压等，因此肾功能恶化、糖尿病患者慎用。

2. 剂量及疗程的调整　必须根据患者的病情、病理生理状况、不良反应、血药浓度、治疗效果调整免疫抑制药物剂量及疗程。

应根据免疫治疗的不同阶段，调整免疫抑制剂的使用剂量。糖皮质激素应根据"始量要足、减量要缓、维持要长"的原则，规范使用。应根据血药浓度，调整钙调磷酸酶抑制剂的使用剂量。环磷酰胺推荐剂量每月 $0.5 \sim 1 \, g/m^2$，若年龄>60 岁或 GFR<20 mL/min，应适当减量。

3. 药物相互作用的评估　如硫唑嘌呤与别嘌呤醇存在相互作用，当与别嘌呤醇合用时，硫唑嘌呤的剂量应减至原剂量的 1/4。

如患者免疫抑制时发生真菌感染使用抗真菌药物如伏立康唑与他克莫司存在相互作用，当需要联用时，他克莫司的剂量应减量至原剂量的 1/3。

4. 疗效与不良反应的监护　监护 24 h 尿蛋白定量、肌酐、白蛋白、血药浓度等相关生化指标，评估疗效。

不良反应监护：监护血压、血糖、血常规、肝功能等。关注有无失眠、消化道出血、感染等。

（二）针对免疫抑制方案的支持治疗

为减少免疫抑制方案带来的治疗风险和毒副作用，应该重视针对免疫抑制方案的支持治疗。

（1）可以选用质子泵抑制剂抑酸护胃。

（2）给予钙剂补钙，活化维生素 D 促进钙质吸收，预防骨质疏松。

（3）注意糖皮质激素所致的水钠潴留不良反应，监测患者液体出入量及体重增加，及时采取限液、利尿等对症处理。

（4）使用环磷酰胺当天应注意适当水化，必要时可使用美司钠解毒。

（三）并发症的治疗

1. 控制血压、减少尿蛋白　肾脏病多合并高血压，而高血压往往加重肾脏及心脑血管等病变，应注意控制血压，ACEI/ARB是肾病患者最为常用的一类降血压药，不仅可以控制血压，还有利于改善蛋白尿。

2. 调脂治疗　目前多认为对于肾病综合征的高脂血症应予以积极干预，首选他汀类药物降脂。用药期间定期检查肝功能及肌酸激酶。

3. 抗凝治疗　肾病综合征患者血栓栓塞并发症发生率较高，建议在血浆 ALB 水平低于 20 g/L 的肾病综合征患者中常规抗凝治疗。

二、常见用药错误归纳与要点

（1）免疫抑制方案选择不规范。
（2）免疫抑制药物剂量不合理。
（3）未给予规范抗凝治疗。
（4）降压治疗不达标。
（5）未重视药物相互作用。

第五节 规范化药学监护路径

原发性慢性肾小球疾病临床表现不一，目前并无统一治疗方案。为了使药物治疗达到最佳效果，并确保患者用药安全，临床药师要按照个体化治疗的要求，依据规范化药学监护路径，开展具体的药学监护工作。

为此，我们建立了原发性慢性肾小球疾病治疗的药学监护路径（pharmaceutical care pathway，PCP）（表 2-2），意义在于规范临床药师对原发性慢性肾小球疾病患者开展有序的、适当的临床药学服务工作，并以其为导向为患者提供个体化的药学服务。

表 2-2　原发性慢性肾小球疾病治疗的药学监护路径

适用对象：肾炎综合征、肾病综合征

患者姓名：_____　　性别：_____　　年龄：_____

门诊号：_____　　　住院号：_____

住院日期：____年____月____日

出院日期：____年____月____日

标准住院日：____内

时间	住院第 1 天	住院第 2 天	诊断明确/病情评估后	免疫抑制治疗期间	出院当日
主要诊疗工作	□药学问诊 □用药重整（附录 1）	□药学评估 □药历书写（附录 2）	□免疫抑制方案分析 □完善药学评估（附录 3） □制订监护计划 □用药宣教	□医嘱审核 □疗效评价 □不良反应监测 □相互作用评估 □用药注意事项	□药学查房 □完成病历书写 □出院用药教育
重点监护内容	□一般患者信息 □患者药物过敏史 □药物相互作用审查 □其他药物治疗相关问题	□体力状况评估 □肾病诊疗评估 □患者用药依从性评估 □既往病史评估 □治疗风险和不审查 □感染风险评估 □骨髓造血功能 □肝肾功能 □血糖 □血压 □血脂 □凝血功能 □过敏体质 □胃肠功能 □其他	免疫抑制方案 □糖皮质激素 □糖皮质激素+环磷酰胺 □糖皮质激素+吗替麦考酚酯 □糖皮质激素+他克莫司 □糖皮质激素+环孢素 免疫抑制方案的支持治疗 □抑酸护胃 □补钙 □其他 并发症治疗 □降血压 □降血脂 □抗凝	病情观察 □参加医生查房，注意病情变化 □药学独立查房，观察患者药物反应、检查用药物治疗相关问题 □查看检查、检验报告 指标变化 □检查患者服药情况 □药师记录 监测指标 □有无恶心、腹泻、水肿 □尿量、体温、血压等 □血常规、肝肾功能、血糖	出院教育 □正确用药 □患者自我管理 □定期门诊随访 □监测血常规、肝肾功能、电解质、血糖、血压等

（续表）

时间	住院第 1 天	住院第 2 天	诊断明确/病情评估后	免疫抑制治疗期间	出院当日
病情变异记录	□无 □有，原因： （1） （2）	□无 □有，原因： （1） （2）	□无 □有，原因： （1） （2）	□无 □有，原因： （1） （2）	□无 □有，原因： （1） （2）
药师签名			邱晓燕		

继发性慢性肾小球疾病

第一节　疾病基础知识

继发性慢性肾小球疾病（secondary chronic glomerular disease）是一种由肾小球病变引起的肾病，其特点是肾小球病变仅作为全身性疾病的一个构成部分，继发于其他疾病而导致的肾小球、肾间质、肾小管及肾血管等疾病。

【病因和发病机制】

1. 病因　继发性慢性肾小球疾病的病因多样。继发性慢性肾小球疾病可以继发于以下疾病：①全身性免疫复合物引起的疾病，如系统性红斑狼疮（SLE）、过敏性紫癜等；②代谢性疾病引起的肾损伤，如糖尿病、高血压等；③感染性疾病引发的肾小球损害，如乙肝相关性肾病、丙肝相关性肾病等；④血管性疾病引发的肾小球损害，如结节性多动脉炎、ANCA 相关性血管炎等；⑤各种恶性肿瘤。

2. 发病机制　由于各型继发性慢性肾小球疾病的病因不同，其发病机制也是不同的。①全身性免疫复合物引起的继发性慢性肾小球疾病，如狼疮性肾炎的机制可能与多种因素有关：循环免疫复合物在肾脏沉积、原位免疫复合物形成、局部补体激活、自身抗体的直接作用及 T 细胞介导的免疫反应；②代谢性疾病引起的肾损伤，如糖尿病肾病，其发病机制与遗传因素、代谢因素、血流动力学改变、激素、生长因子、细胞因子、氧化应激、炎症及足细胞损伤等因素都相关；③感染性疾病引发的肾小球损害，如乙肝相关性肾病是由乙型肝炎病毒感染人体后，通过免疫反应形成免疫复合物损伤肾小球，或乙型肝炎病毒直接侵袭肾组织而引起肾小球肾炎。

【诊断要点】

1. **临床表现** 继发性慢性肾小球疾病由于病因多样，临床表现差异很大，其共同的临床表现为：①都出现蛋白尿，伴或不伴血尿，也可表现为肾病综合征。②不同程度的肾功能损害：血尿、白细胞尿和管型尿的多少一定程度上反映肾脏病变的活动性。③多脏器受累：系统性红斑狼疮患者可表现为多脏器受累，如全身症状（包括发热、全身不适、乏力、食欲减退和消瘦）、皮肤与黏膜症状（面部蝶形红斑、盘状红斑、口腔溃疡、光敏感、脱发等）、肌肉关节痛、血液系统症状［溶血性贫血、白细胞和（或）血小板减少］、神经系统症状（持续性偏头痛、认知障碍、脑血管意外）等。④其他原发病的表现：紫癜性肾炎还会有胃肠道表现，如腹部绞痛、恶心、呕吐便血等。乙肝相关性肾病患者可有肝功能异常及转氨酶升高等。糖尿病肾病患者可有糖尿病的其他并发症，如视网膜病变、大血管病变及周围神经病变。

2. **病理** 各型继发性慢性肾小球疾病的发病机制不同，其病理改变也千差万别。①狼疮性肾炎病理类型分型根据 ISN/RPS 分型分为 6 型：Ⅰ型为系膜轻微病变型狼疮性肾炎；Ⅱ型为系膜增生性狼疮性肾炎；Ⅲ型为局灶性狼疮性肾炎；Ⅳ型为弥漫性狼疮性肾炎；Ⅴ型为膜性狼疮性肾炎；Ⅵ型为终末期硬化性狼疮性肾炎。②紫癜性肾炎的病理改变类似于 IgA 肾病，特点为系膜增生性肾炎，可伴不同程度新月体形成。③糖尿病肾病病理表现以系膜基质结节状增生为主。④乙肝相关性肾病类型多种多样，最常见的类型为乙肝相关性膜性肾病。⑤肿瘤相关肾小球肾炎常见：膜性肾病、肾淀粉样变性等。

3. **实验室及其他辅助检查**

（1）一般实验室检查：血尿、蛋白尿，血肌酐进行性升高；狼疮性肾炎可有白细胞和（或）血小板降低；糖尿病肾病可有血糖、HbA1c 指标升高；乙肝相关性肾病可有 HBeAg 阳性及 HBV-DNA 拷贝数升高。

（2）自身抗体：狼疮性肾炎的 ANA 阳性，ds-DNA 滴度升高。

（3）B 超：正常大小或双肾增大。

【治疗原则与方法】

1. *治疗原则*　不同原发病引发的继发性慢性肾小球疾病的肾脏损伤程度不同，治疗方案不一。对于狼疮性肾炎应根据肾活检病变性质选择治疗方案。对于紫癜性肾炎应停用可疑过敏药物及食物，避免接触可疑过敏原。对于糖尿病肾病应通过调整生活方式，严格控制血糖、血压、血脂，预防其发生、延缓糖尿病肾病进展。对于乙肝相关性肾炎，应积极抗乙型肝炎病毒治疗，同时予以对症支持治疗。对明确肿瘤相关肾病诊断者更应积极治疗原发病。

2. *治疗方法*

（1）免疫抑制治疗：根据不同疾病类型，通常糖皮质激素联合环磷酰胺或其他免疫抑制剂。常用的免疫抑制剂：环孢素、他克莫司、吗替麦考酚酯、来氟米特等。

（2）对症治疗：包括降糖、降压、控制感染和纠正水电解质酸碱平衡紊乱等。肾功能严重受累者需行透析治疗，继发性慢性肾小球疾病进展至终末期肾病者需接受长期维持透析或肾移植。

第二节 经典案例

案例一

（一）案例回顾

【主诉】

诊断狼疮性肾炎4年余，下肢水肿1月余。

【现病史】

患者，女性，30岁，4年前（2012年9月）因工作劳累出现面部皮疹伴水肿，肾脏穿刺活检提示"狼疮性肾炎（Ⅳ Ga/C AI=9，CI=0）"。予甲泼尼龙联合环磷酰胺定期静脉冲击半年后，症状缓解，长期口服激素及硫唑嘌呤维持。2015年因怀孕，停用硫唑嘌呤，甲泼尼龙片逐步减量至4 mg p.o. q.d.维持。8个月前（2016年7月）患者出现双下肢水肿，自觉口干，嘴唇出现轻微破溃，于当地医院就诊，提示低蛋白血症、蛋白尿，ds-DNA阳性，补体下降。予甲泼尼龙片32 mg p.o. q.d.治疗。蛋白尿症状无明显好转，肌酐进行性升高。6个月前（2016年9月9日）改用甲泼尼龙片40 mg p.o. q.d.联合他克莫司胶囊 1 mg p.o. q12h.控制原发病，服用他克莫司胶囊25 d后，因自觉症状好转，患者自行停用他克莫司胶囊。1个月前（2017年1月27日）甲泼尼龙片逐渐减至24 mg p.o. q.d.，患者再次出现双下肢水肿，无明显胸闷气喘，无活动耐量受限，自行加用托拉塞米10 mg b.i.d.，水肿仍进行性加重。遂于2017年3月9日至急诊就诊，查血常规示 Hb 80 g/L，PLT 247×10^9/L。血钾5.5 mmol/L，Scr 307 μmol/L，NT-proBNP＞35 000 pg/mL，ALB 17 g/L。予积极利尿治疗后，尿量仍维持于 200 mL 左右，于 2017 年 3 月 10 日行颈内静脉置管，行血液透析治疗，同时予甲泼尼龙片 40 mg iv.gtt q.d. 控制原发病，辅以保胃补钙等对症支持治疗。经治疗，患者体重从 59 kg 降至 56 kg，双下肢仍有明显水肿。

【既往史】

无特殊。

【个人史、家族史、过敏史】

无特殊。

【体格检查】

T 36.4℃，P 83 次/分，R 20 次/分，BP 179/117 mmHg。神志清醒，双肺呼吸音清晰，未闻及干、湿啰音。双下肢明显水肿。

【实验室及其他辅助检查】

1. 实验室检查　2017 年 3 月 9 日检查结果：

（1）血常规：WBC 4.19×10^9/L，NEUT% 74.2%，Hb 80 g/L。

（2）肝肾功能：ALT 247×10^9/L，ALB 17 g/L，Scr 307 μmol/L

（3）尿常规：Pro（++++）。

（4）血电解质：钾 5.5 mmol/L

（5）心房脑钠肽：NT-proBNP＞35 000 pg/mL。

2. 其他辅助检查　肺部 CT 示心包、双侧胸腔积液及腹水。

【诊断】

系统性红斑狼疮，狼疮性肾炎（Ⅳ Ga/C AI=9，CI=0）。

【主要用药记录】

1. 免疫抑制治疗

（1）糖皮质激素：0.9%氯化钠溶液 100 mL+注射用甲泼尼龙 40 mg iv.gtt q.d.（d1－2）；0.9%氯化钠溶液 250 mL+注射用甲泼尼龙 320 mg iv.gtt q.d.（d3－6）；0.9%氯化钠溶液 100 mL+注射用甲泼尼龙 40 mg iv.gtt q.d.（d7－10）；0.9%氯化钠溶液 100 mL+注射用甲泼尼龙 40 mg iv.gtt b.i.d.（d11－13）；0.9%氯化钠溶液 100 mL+注射

用甲泼尼龙 40 mg iv.gtt q.d.（d14－16）；甲泼尼龙片 48 mg p.o. q.d.（d17－出院）。

（2）免疫抑制剂：0.9%氯化钠溶液 250 mL+注射用环磷酰胺 0.4 g stat. iv.gtt（d6）。

2. 抗感染治疗 抗病毒感染：伐昔洛韦片 0.6 g p.o. q.d.（d19－出院）。

3. 对症支持治疗

（1）抑酸护胃：注射用奥美拉唑钠 40 mg iv.gtt q.d.（d1－17）；奥美拉唑肠溶胶囊 20 mg p.o. q.d.（d18－出院）。

（2）抗高血压药物：氨氯地平片 5 mg p.o. q.d.（d1－25）；氨氯地平片 2.5 mg p.o. q.d.（d26－出院）。

（3）预防骨质疏松：阿法骨化醇软胶囊 0.25 μg p.o. q.d.（d1－2）；骨化三醇胶丸 0.25 μg p.o. q.d.（d27－出院）；碳酸钙 D_3 片 1 粒 p.o. q.d.（d1－出院）。

（4）降脂：阿托伐他汀钙片 20 mg p.o. q.n.（d1－出院）。

（5）补白蛋白：20%人血白蛋白 10 g iv.gtt q.d.（d1－2，d4，d16－18，d28）。

（6）利尿：0.9%氯化钠溶液 20 mL+托拉塞米注射液 20 mg stat. iv.gtt（d10，d12，d16，d20）。

（7）抗氧化：0.9%氯化钠溶液 100 mL+注射用还原性谷胱甘肽 2.4 g q.d. iv. gtt（d1－15）。

（8）纠正贫血：重组人促红细胞生成素注射液 5000 U i.h. q.w.（d18）。

（9）营养神经：甲钴胺片 0.5 mg p.o. t.i.d.（d19－出院）。

【药师记录】

入院第 1 天：患者无尿，予甲泼尼龙片 40 mg iv.gtt q.d.免疫治疗；并给予阿法骨化醇软胶囊联合碳酸钙 D_3 片补钙，注射用奥美拉唑钠护胃；阿托伐他汀钙片降脂；还原性谷胱甘肽护肝抗氧化；白蛋白注射液扩容等治疗。

入院第 2 天：患者昨日仍然无尿，今继续行血液透析。患者近两日血压偏高，今测血压 149/109 mmHg，加氨氯地平片 5 mg p.o. q.d. 对症治疗。

入院第 3 天：查 Scr 241 μmol/L，较入院前下降不显著。B 超示双肾较大，考虑狼疮性肾炎慢性基础上急性加重可能大。注射用甲泼尼龙 320 mg iv.gtt q.d.×3 d 冲击治疗。

入院第 6 天：患者大剂量激素冲击 3 d，甲泼尼龙片减量至 40 mg iv.gtt q.d.。

入院第 9 天：患者目前双肾肿胀，血压每日维持 135～146/90～100 mmHg，考虑患者重复肾活检风险大，暂时不行肾穿，患者单用激素疗效不显著，仍有水肿，肌酐仍维持 200 μmol/L 以上，尿量少，予甲泼尼龙联合环磷酰胺 0.4 g iv.gtt 治疗。

入院第 10 天：患者今日见颜面部水肿，甲泼尼龙片加量至 40 mg iv.gtt b.i.d.，继续观察治疗反应。继续血液透析治疗。

入院第 12 天：患者出液量仍少，双下肢轻度水肿，血压偏高，使用托拉塞米 20 mg 静脉注射利尿脱水治疗。

入院第 13 天：患者甲泼尼龙片 40 mg i.v. b.i.d.，3 d 治疗结束，改为甲泼尼龙片 40 mg i.v. q.d.继续治疗。同时继续血液透析治疗。

入院第 17 天：患者肾功能仍未恢复，出入量不平衡，为减少补液量，甲泼尼龙片改口服，48 mg q.d.，同时奥美拉唑口服。患者血红蛋白只有 65 g/L，贫血严重，可完善铁代谢检查，明确是否缺铁，同时予以重组人促红细胞生成素注射液 5000 U i.h. q.w. 治疗。

入院第 20 天：患者右侧胸部及右侧背部有条带状丘疹样皮疹。考虑为"带状疱疹"，予以伐昔洛韦片 0.6 g p.o. q.d.联用甲钴胺片 0.5 mg p.o. t.i.d.治疗。

入院第 26 天：患者透析前血压 146/104 mmHg，透析后血压 112/69 mmHg，血压偏低，调整氨氯地平 5 mg q.d.为 2.5 mg q.d.。患者透析后肾功能尚未恢复。

出院带药：甲泼尼龙片 48 mg p.o. q.d.；阿法骨化醇片 0.25 μg p.o. q.d.；碳酸钙 D_3 片 1 粒 p.o. q.d.；奥美拉唑肠溶胶囊 20 mg p.o. q.d.；阿托伐他汀钙片 20 mg p.o. q.n.；氨氯地平片 2.5 mg p.o. q.d.；托拉塞米片 5 mg p.o. t.i.d.；伐昔洛韦片 0.6 g p.o. q.d.；甲钴胺片 0.5 mg p.o. t.i.d.。

（二）案例分析

【免疫抑制治疗】

患者，女性，30 岁，已婚已育，确诊系统性红斑狼疮、狼疮性肾炎（Ⅳ Ga/c AI=9，Ci=0）4 年余，对于增殖型狼疮性肾炎，治疗包括初始诱导治疗和维持治疗两个阶段。诱导阶段推荐糖皮质激素联合环磷酰胺或吗替麦考酚酯的治疗方案。初次发病予激素、环磷酰胺静脉冲击，辅以羟氯喹治疗，半年后狼疮症状缓解。1 个月前因自诉劳累后出现双下肢水肿、肌酐进行性升高入院，考虑狼疮复发，仍给予激素联合环磷酰胺冲击治疗。

（1）糖皮质激素：目前糖皮质激素联合环磷酰胺仍为Ⅳ型狼疮性肾炎治疗初始诱导方案的常规方案，对于疾病活跃的患者可先用等量的甲泼尼龙静脉给药。Ⅲ型和Ⅳ型狼疮性肾炎诱导缓解期可予 3 d 0.5～1 g/d 的大剂量激素冲击治疗，序贯泼尼松 0.5～1 mg/(kg·d)，4 周后逐渐减量并在 4～6 个月的时间里减至≤10 mg/d 并维持。

（2）环磷酰胺静脉冲击疗法在国内得到广泛应用。常用方法为 0.5～1 mg/m²，每月 1 次，连续 6 个月，也称 NSC 方案。为预防感染，等激素冲击完毕后可根据患者反应使用合适剂量的环磷酰胺。

临床药师观点：在明确诊断后，该患者治疗及时，根据 2012 年《KDIGO 指南》，对于狼疮性肾炎复发患者，建议使用原治疗方案诱导缓解治疗。重复使用原治疗方案需考虑环磷酰胺的累积剂量，因此次环磷酰胺冲击剂量偏小，为 0.4 g。同时考虑到患者本次狼疮复发病情较重，肌酐升高超过基线 1.5 倍，应立即予以大剂量激素冲击治疗。并注意护胃、补钙、预防感染。

【血液透析】

患者本次狼疮性肾炎复发，肌酐上升至 307 μmol/L，且肺部

CT 平扫示：心包、双侧胸腔积液及腹水。予积极利尿治疗后，尿量仍维持于 200 mL 左右，符合急性肾损伤诊断标准。结合患者临床表现予以血液透析治疗。

临床药师观点：血液透析尽管不属于药物治疗，但是对于容量负荷过重，控制狼疮对肾脏损害的病变进展，都是必不可少的。

【抗感染治疗】

患者激素联合环磷酰胺冲击治疗后，出现带状疱疹。带状疱疹是一种自限性疾病，即使不进行抗病毒治疗，不伴危险因素的躯干带状疱疹及年轻患者四肢的带状疱疹通常能自愈，且没有并发症。但患者本身患有全身性结缔组织病同时累及主要脏器，接受免疫抑制治疗，属于免疫功能缺陷或低下，应接受系统性抗病毒治疗。系统性抗病毒治疗应尽早进行，即尽可能在皮肤症状出现后的 48～72 h 开始。须迅速达到并维持抗病毒药的有效浓度，才能获得最佳的治疗效果。

临床药师观点：抗病毒药物主要有阿昔洛韦、伐昔洛韦、泛昔洛韦。对肾功能受损患者，静脉用阿昔洛韦及口服用阿昔洛韦、伐昔洛韦及泛昔洛韦的剂量要相应调整。根据第 44 版《热病——桑德福抗微生物治疗指南》：CrCl＞90 mL/min，推荐 100% q8h.；10 mL/min＜CrCl＜50 mL/min，推荐 100% q12～24h.；CrCl＜10 mL/min，推荐 50% q.d.。对于血液透析患者，应透析后给药。该患者 Cr 307 μmol/L，eGFR 14.3 mL/min，且患者出液量少，限水。伐昔洛韦 0.6 g p.o. q.d. 为成年肾功能正常患者的剂量，对于该患者剂量偏大。且有文献报道伐昔洛韦代谢产物可蓄积在肾小管间质，致急性肾衰竭。建议临床医生降低伐昔洛韦给药剂量。

【对症支持治疗】

（1）抗高血压治疗：肾病患者降血压首选 ACEI/ARB 类药物，除可降低血压之外，还可通过降低肾小球内压和直接影响肾小球基底膜对大分子的通透性，起到不依赖于降低全身血压而减少尿蛋白的作用，并能起到延缓肾小球硬化发展和肾脏保护的作用。但患者目前肌酐已经大于 300 μmol/L，不应再选用 ACEI/ARB 作为降压药物。

长效钙拮抗剂也是肾病患者最常使用的降血压药物之一，因为此类药品降压作用稳定持久，对血脂、血糖、尿酸代谢无影响，且有一定的心肾保护作用。氨氯地平是一种长效钙拮抗剂，可 24 h 平稳降压，作用和缓、安全性高。

临床药师观点：该患者目前狼疮性肾炎复发，处于狼疮活动期，肾功能恶化明显，为了预防肌酐进一步上升，不宜使用 ACEI/ARB 类药物；相反，患者使用长效钙拮抗剂平稳降压，作用和缓、安全性高。由于患者还在维持血液透析治疗，透析后血压较低，根据患者临床表现将氨氯地平剂量减量至 2.5 mg q.d.。

（2）降脂治疗：患者 TC 12.12 mmol/L，TG 3.92 mmol/L，HDL-C 1.08 mmol/L，LDL-C 8.58 mmol/L。临床调脂治疗，首选他汀类调脂药物，起始宜应用中等强度他汀，根据个体调脂疗效和耐受情况，适当调整剂量。

临床药师观点：中强度他汀每日剂量可降低 LDL-C 25%～50%。肾功能不全患者应用他汀类药物首选阿托伐他汀，阿托伐他汀在肾功能不全时无须调整剂量。阿托伐他汀推荐中强度剂量为 10～20 mg p.o. q.d.。且指南指出他汀剂量增倍，降低 LDL-C 疗效的增加相对较小，但可能显著增加不良事件。

（3）纠正贫血：肾功能不全患者由于红细胞生成素缺乏，多存在肾性贫血。根据肾性贫血的治疗原则，如 Hb<100～110 g/L，即可开始应用重组人促红细胞生成素（EPO）治疗，目标 Hb 值为 110～120 g/L。治疗肾性贫血推荐皮下注射，因为相比静脉注射，其既可达到较好疗效，又可节约用量 1/4～1/3。皮下给药初始推荐剂量为每周 100～120 U/kg。影响 EPO 疗效的主要原因是功能性缺铁。因此，在应用 EPO 治疗时，应重视补充铁剂，否则疗效不显著。

临床药师观点：此患者 Hb 65 g/L，存在中度贫血，补充 EPO。患者不存在急性活动性感染，建议完善铁蛋白、转铁饱和度检查，明确患者是否缺铁，是否需要静脉补充铁剂。此外患者同时行血液透析，建议 EPO 可加量至 5000 U b.i.w.，使用时还需注意观察患者血压波动。

（4）抑酸护胃：糖皮质激素可刺激胃酸、胃蛋白酶的分泌并抑制胃黏液分泌，降低胃肠黏膜的抵抗力，容易诱发并加重溃疡，激素的致溃疡作用与剂量密切相关，每日激素用量大于 20 mg 者更应关注。故有必要给予护胃药物。

临床药师观点：糖皮质激素可改变胃内环境，为胃幽门螺杆菌的生长创造了条件，致使消化性溃疡的发病率增加。因此给予糖皮质激素的同时通常给予质子泵抑制剂（PPI）护胃治疗。患者为治疗复发狼疮性肾炎，使用静脉糖皮质激素冲击治疗，同时使用奥美拉唑抑酸护胃。之后患者切换为口服糖皮质激素，同时患者透析后出入量不平衡，为了减少补液量，改为口服奥美拉唑肠溶胶囊。

（5）预防骨质疏松：任何剂量的糖皮质激素均可加速骨质丢失和增加骨折风险，糖皮质激素治疗初始的 3 个月内骨密度下降迅速，6 个月可达高峰，并可发生糖皮质激素性骨质疏松（glucocorticoid-induced osteoporosis，GIOP）性骨折，对于预期使用糖皮质激素超过 3 个月的患者：无论糖皮质激素量使用多少，建议同时补充钙剂和普通或活性维生素 D。因此，建议长期接受糖皮质激素治疗的患者，联合使用普通或活性维生素 D 和钙剂防治 GIOP。

临床药师观点：与普通维生素 D 相比，活性维生素 D 可能更适合于老年人、肾功能不全及 1α-羟化酶缺乏者，并有免疫调节和抗跌倒作用。该患者肾功能不全，应给予活性维生素 D 阿法骨化醇治疗。

（三）药学监护要点

1. 免疫抑制方案　糖皮质激素+环磷酰胺。

（1）监护尿量、肌酐、狼疮活动相关生化指标，关注肾病进展。

（2）消化道不良反应：询问有无消化道溃疡史，在预防性使用质子泵抑制剂的同时注意有无胃肠道不适、黑便等消化性溃疡出血等反应。

（3）精神症状：注意有无精神病、癫痫等病史。使用过程中仍需关注有无兴奋失眠等不良反应，必要时对症处理。

（4）预防感染：大剂量糖皮质激素及环磷酰胺极易诱发感染，因此，免疫抑制治疗时必须密切注意预防。注意关注患者体温变化，有无咳嗽、腹泻等感染征象。

（5）预防骨质疏松：注意补钙，加用活性维生素 D。

（6）糖皮质激素可能导致血压升高、血糖升高等，因此，近期应继续密切监测血压、血糖波动，必要时调整药物。

（7）关注患者使用环磷酰胺时是否出现恶心、呕吐、出血性膀胱炎的症状，此外还需关注患者是否发生骨髓抑制。

2. 抗高血压治疗　氨氯地平。

（1）由于糖皮质激素、促红细胞生成素导致血压升高，应每日监护血压，目标值不高于 140/90 mmHg。

（2）患者同时接受血液透析治疗，应在患者血液透析日关注患者透析前后血压变化，及时根据患者血压变化调整降压药物剂量。

（3）不良反应监护：监测有无踝部水肿、牙龈增生等。

3. 抗病毒治疗　伐昔洛韦。

（1）密切监护患者带状疱疹临床症状。

（2）不良反应监护：关注患者肾功能，肌酐值变化，是否出现头痛、恶心、白细胞减少等症状。

4. 纠正贫血　促红细胞生成素。

（1）目标 Hb 值为 110～120 g/L。初始治疗 Hb 增长速度应控制在每月 10～20 g/L。

（2）关注 EPO 不良反应，每日监测血压、预防血栓栓塞形成，根据缺铁情况加用铁剂。

案例二

（一）案例回顾

【主诉】

双下肢对称性皮疹 8 月余，蛋白尿、血尿 4 个月。

【现病史】

患者，女性，30 岁，8 个月前（2016 年 11 月）无明显诱因下出现双下肢散在针尖至黄豆大小暗红色皮疹，患者未予重视。4 个月前（2017 年 3 月）感冒及进食海鲜后出现双下肢足背至大腿大量对称性皮疹，针尖至黄豆大小，伴双侧膝关节轻微疼痛，无发热，无腹痛、腹泻。皮肤科考虑"过敏性紫癜"，予维生素及甘草对症处理，1 周后皮疹逐渐消退，后反复发作双下肢少量皮疹数次。2 个月前（2017 年 5 月）复查，尿常规示 Pro（+++），尿血（+++），无肉眼血尿及明显泡沫尿，予肾炎康复片及厄贝沙坦治疗。1 个月前（2017 年 6 月）查 24 h 尿蛋白定量 4.08 g，ALB 23 g/L，Scr 61 μmol/L，TC 7.46 mmol/L，TG 4.28 mmol/L，考虑"肾病综合征，过敏性紫癜"拟行肾活检明确诊断，但因患者凝血功能异常，暂未肾穿。于 7 月 7 日开始予甲泼尼龙片 40 mg p.o. q.d.治疗。辅以碳酸钙 D_3 片、骨化三醇胶丸补钙，奥美拉唑肠溶胶囊护胃，阿托伐他汀钙片降脂，厄贝沙坦片控制血压降低蛋白尿。患者出院 2 周后门诊查凝血功能正常，尿总蛋白 6.74 g/24 h，尿血（+++），Scr 75 μmol/L，TC 7.08 mmol/L，TG 3.26 mmol/L，拟行肾脏穿刺活检进一步明确诊断收住入院。

【既往史】

否认肝炎、结核等传染病史；否认手术史；否认外伤史；否认输血史；预防接种史不详。

【个人史、家族史、过敏史】

无特殊。

【体格检查】

T 36.6℃，P 96 次/分，R 14 次/分，BP 112/67 mmHg。

神志清楚，回答切题，自动体位，查体合作，步入病房，双肺呼吸音清，无明显干、湿啰音。双下肢散在陈旧性皮疹，双下肢轻度凹陷性水肿，其他无特殊。

【实验室及其他辅助检查】

1. 实验室检查　2017 年 7 月 26 日检查结果：

（1）血脂：TC 7.08 mmol/L，TG 3.26 mmol/L。

（2）肾功能：Scr 75 μmol/L。

（3）尿常规：尿血（+++）。

（4）尿蛋白：24 h 尿蛋白定量 6.74 g。

2. 其他辅助检查　无。

【诊断】

（1）肾病综合征。

（2）肾型过敏性紫癜可能。

（3）过敏性紫癜。

【主要用药记录】

1. 免疫抑制治疗　糖皮质激素：甲泼尼龙片 40 mg p.o. q.d.（d1－出院）。

2. 抗感染药物　呋喃妥因肠溶片 100 mg p.o. t.i.d.（d6－出院）。

3. 对症支持治疗

（1）抑酸护胃：奥美拉唑肠溶胶囊 20 mg p.o. q.d.（d1－出院）。

（2）预防骨质疏松：骨化三醇胶丸 0.25 μg p.o. q.d.（d1－出院）；碳酸钙 D_3 片 1 粒 p.o. q.d.（d1－出院）。

（3）降脂：阿托伐他汀钙片 20 mg p.o. q.n.（d1－出院）。

（4）降血压：厄贝沙坦片 150 mg p.o. q.d.（d1－出院）。

【药师记录】

入院第 1 天：甲泼尼龙片 40 mg p.o. q.d.免疫治疗；骨化三醇胶丸联合碳酸钙 D_3 片补钙，注射用奥美拉唑钠护胃；阿托伐他汀钙片降脂；厄贝沙坦片降压降尿蛋白。

入院第 2 天：患者一般情况好，体温平，双下肢轻度水肿。排除禁忌后，行肾穿刺活检明确诊断。

入院第 6 天：患者目前病情平稳，血压 120/80 mmHg，双下肢无水肿。入院第 3 天查中段尿培养，结果为表皮葡萄球菌。请抗生素会诊后予以呋喃妥因肠溶片 100 mg p.o. t.i.d. 抗尿路感染。

入院第 7 天：血压 112/63 mmHg，肾穿刺病理示 "紫癜性肾炎，以系膜细胞增生为主，伴少量新月体和少数节段硬化，国际小儿肾脏病科研协作组（ISKDC）分型为Ⅲb"。患者紫癜性肾炎诊断明确，目前已服用甲泼尼龙片 40 mg p.o. q.d.维持 4 周，继续当前剂量维持 2 周。

出院带药：甲泼尼龙片 40 mg p.o. q.d.；骨化三醇胶丸 0.25 μg p.o. q.d.；碳酸钙 D_3 片 1 粒 p.o. q.d.；奥美拉唑肠溶胶囊 20 mg p.o. q.d.；阿托伐他汀钙片 20 mg p.o. q.n.；厄贝沙坦片 150 mg p.o. q.d.；呋喃妥因肠溶片 100 mg p.o. t.i.d. 。

（二）案例分析

【免疫抑制治疗】

患者本次入院肾活检病理确诊紫癜性肾炎（以系膜细胞增生为主，伴少量新月体和少数节段硬化，ISKDC 分型为Ⅲb）。结合患者之前 4 周糖皮质激素治疗反应，病情较之前好转，因此继续予以之前治疗方案，甲泼尼龙当前剂量维持 2 周。

临床药师观点：患者临床表现为肾病综合征，病理表现为活动增殖性病变，可用糖皮质激素治疗。激素可以减轻蛋白尿，缓解胃肠道症状、关节肿痛及皮肤紫癜。泼尼松初始剂量 0.6～1 mg/(kg·d)，减量方案与狼疮性肾炎相同。使用糖皮质激素时应注意护胃、预防骨质疏松、预防感染。

【抗感染治疗】

患者激素治疗 4 周后入院肾穿刺明确诊断同时评估病情。查中段尿培养结果为表皮葡萄球菌。根据患者临床表现，为无症状菌尿。依据药敏结果使用呋喃妥因肠溶片 100 mg p.o. t.i.d.治疗尿路感染。

临床药师观点：根据相关指南，女性无症状菌尿不需要筛查和治疗。但患者本身患有过敏性紫癜并累及肾脏，且接受糖皮质激素治疗，属于免疫功能缺陷或低下，应接受抗感染治疗。

【对症支持治疗】

（1）降血压降尿蛋白治疗：肾病患者降血压首选 ACEI/ARB 类药物。患者目前肌酐 75 μmol/L，选用厄贝沙坦作为降压降尿蛋白药物。

临床药师观点：肾病综合征患者降低蛋白尿至关重要，该患者 24 h 尿蛋白定量为 6.74 g，蛋白尿的降低与否直接反映了肾小球疾病的控制情况，同时也可以反映肾小球血压的降低和疾病对足细胞损伤的情况。当 24 h 尿蛋白降至 0.5 g/d 以下时，可以对肾小球肾病的疾病进展起到一定的延缓作用。ACEI/ARB 类药物可以剂量依赖地降低尿蛋白至基线的 50%～60%。

（2）降脂治疗：患者总胆固醇及 LDL-C 偏高。首选他汀类调脂药物，起始宜应用中等强度他汀，根据个体调脂疗效和耐受情况，适当调整剂量。

临床药师观点：中强度每日剂量可降低 LDL-C 25%～50%。阿托伐他汀推荐中强度剂量为 10～20 mg p.o. q.d.。

（3）抑酸护胃：糖皮质激素可刺激胃酸、胃蛋白酶的分泌并抑制胃黏液分泌，降低胃肠黏膜的抵抗力，容易诱发并加重溃疡，激素的致溃疡作用与剂量密切相关，每日激素用量大于 20 mg 者更应关注。故有必要给予护胃药物。

临床药师观点：糖皮质激素可改变胃内环境，为胃幽门螺杆菌的生长创造了条件，致使消化性溃疡的发病率增加。因此，在给予糖皮质激素的同时通常给予质子泵抑制剂护胃治疗。患者服用甲泼尼龙治疗紫癜性肾炎，给予口服奥美拉唑肠溶胶囊预防激素相关胃黏膜损伤。

（4）预防骨质疏松：任何剂量的糖皮质激素均可加速骨质丢失和增加骨折风险，糖皮质激素治疗初始的 3 个月内骨密度下降迅速，6 个月可达高峰，并可发生 GIOP 性骨折，对于预期使用糖皮质激素超过 3 个月的患者：无论使用糖皮质激素量的多少，建议开始同时给予补充钙剂和普通或活性维生素 D。因此，建议长期接受糖皮质激素治疗的患者，联合使用普通或活性维生素 D 和钙剂防治 GIOP。

临床药师观点：与普通维生素 D 相比，活性维生素 D 有免疫调节和抗跌倒作用。该患者给予骨化三醇胶丸联合碳酸钙 D_3 片补钙治疗。

（三）药学监护要点

1. 免疫抑制方案　甲泼尼龙。

（1）监护尿量、肌酐、尿蛋白、血尿、尿常规等生化指标，关注患者肾病进展。同时关注患者过敏性紫癜是否复发。

（2）消化道不良反应：患者之前患有过敏性紫癜，应询问患者是否有胃肠道症状。在预防性使用质子泵抑制剂的同时注意有无胃肠道不适、黑便等消化性溃疡出血等反应。

（3）精神症状：注意患者有无精神病、癫痫等病史。使用过程中仍需关注有无兴奋失眠等不良反应，必要时对症处理。

（4）预防感染：大剂量糖皮质激素极易诱发感染，且患者已经出现无症状菌尿。注意关注患者尿常规、体温变化、有无咳嗽、腹泻等感染征象，同时告知患者需注意预防感染。

（5）预防骨质疏松：注意补钙，加用活性维生素 D。

（6）由于糖皮质激素可能导致血压升高、血糖升高等，因此，近期应继续密切监测血压、血糖波动，必要时调整药物。

2. 抗感染治疗　呋喃妥因肠溶片。

（1）关注患者尿常规及中段尿培养结果。

（2）服用前应询问患者是否患有葡萄糖-6-磷酸脱氢酶缺乏症或周围神经病变。

（3）不良反应监护：注意关注患者用药过程中是否出现皮疹、药物热、粒细胞减少、胃肠道反应及头痛、头昏、眼球震颤等不良反应。

3. 降血压降尿蛋白　厄贝沙坦。

（1）目标血压值为 130/80 mmHg，使用时密切关注患者 24 h尿蛋白定量。

（2）关注患者肌酐值及电解质。同时关注患者有无干咳症状。

案例三

（一）案例回顾

【主诉】

肌酐进行性升高 5 年，胸闷气急 1 周。

【现病史】

患者，男性，37 岁。5 年前（2012 年）因全身乏力、视物模糊于外院就诊，当时血糖最高 30 mmol/L，Scr 139 μmol/L，血压升高（具体不详），诊断为 2 型糖尿病，予胰岛素降糖治疗后，血糖稳定。2014 年 2 月停胰岛素，改阿卡波糖口服治疗，后 Scr 进行性升高，2014 年 9 月 10 日 Scr 337 μmol/L，Hb 100 g/L。2014年 10 月行肾穿，提示糖尿病肾病（报告未见），予氨氯地平、阿罗洛尔降压治疗。2017 年 2 月 22 日查 Scr 567 μmol/L，Hb 83 g/L。2017 年4 月 25 日行左手动静脉内瘘成形术。2017 年 6 月 29 日查 Scr516 μmol/L，Hb 90 g/L，期间间断使用促红细胞生成素。2017 年 5 月26 日，患者劳累后出现胸闷气急，伴头晕、恶心，左侧肢体麻木，夜间明显，平卧加重，可登楼一层，无明显水肿，尿量每天 1000～2000 mL，至急诊查血压 180/110 mmHg，Scr 827 μmol/L，BMN27.3 mmol/L，Hb 82 g/L，心电图、头颅平扫无异常。

【既往史】

否认肝炎、结核等传染病史；否认外伤史；否认输血史；预防接种史不详；2013 年曾受左眼玻璃体切割术，愈合可。2017 年4 月 23 日曾受"左手动静脉内瘘成形术"，愈合可。

【个人史、家族史、过敏史】

糖尿病病史 5 年，平日 5～6 mmol/L，最高 30 mmol/L，服用

阿卡波糖控制血糖,血糖控制满意。

高血压病史 5 年,血压最高达 180/110 mmHg,平日服用氨氯地平、阿罗洛尔降血压,血压控制不佳。

否认食物、药物过敏史。

【体格检查】

T 37.1℃,P 84 次/分,R 15 次/分,BP 140/95 mmHg。

神志清楚,回答切题,自动体位,查体合作,步入病房,双肺呼吸音清,无明显干、湿啰音。心肺听诊无殊,双下肢无明显水肿,无身躯叩击痛,其他无特殊。

【实验室及其他辅助检查】

1. 实验室检查 无。

2. 其他辅助检查 无。

【诊断】

(1)慢性肾脏病 5 期。

(2)糖尿病肾病。

(3)肾性贫血。

(4)2 型糖尿病。

(5)高血压。

【主要用药记录】

1. 降血糖 α-葡萄糖苷酶抑制剂:阿卡波糖片 50 mg p.o. q.d.(餐中)(d1－出院)。

2. 降血压

(1)β受体阻滞剂:阿罗洛尔缓释片 5 mg p.o. q.d. (d1－出院)。

(2)钙通道阻滞剂:氨氯地平片 5 mg p.o. b.i.d.(d1－出院)。

3. 调节骨代谢 活性维生素 D:骨化三醇胶丸 0.25 μg p.o. b.i.w.(d1－出院)。

4. 营养神经 内源性 B_{12} 辅酶:甲钴胺片 0.5 mg p.o. b.i.d.(d4－出院)。

5. 纠正酸中毒 碳酸氢钠片 1 g p.o. t.i.d.(d1－出院)。

6. 治疗肾性贫血　重组人促红细胞生成素注射液 10 000 U i.h. q.w.（d4）。

【药师记录】

入院第 1 天：阿卡波糖片 50 mg p.o. q.d.控制血糖；阿罗洛尔缓释片 5 mg p.o. q.d.联合氨氯地平片 5 mg p.o. b.i.d.控制血压；骨化三醇胶丸 0.25 μg b.i.w.调节骨代谢；碳酸氢钠片 1 g p.o. t.i.d.纠正酸中毒。患者入院后行血液透析。

入院第 4 天：今日患者一般情况可，诉仍有胸闷，活动后加重。心肺听诊无殊，双下肢无水肿，肾区无叩击痛。今晨血压 105/65 mmHg。患者查 Hb 76 g/L，给予重组人促红细胞生成素注射液 10 000 U q.w.治疗。患者有周围神经病变症状，给予甲钴胺片 0.5 mg p.o. b.i.d.营养神经。

出院带药：阿卡波糖片 50 mg p.o. q.d.（餐中）；阿罗洛尔缓释片 5 mg p.o. q.d.；氨氯地平片 5 mg p.o. b.i.d.；骨化三醇胶丸 0.25 μg p.o. b.i.w.；甲钴胺片 0.5 mg p.o. b.i.d.；碳酸氢钠片 1.5 g p.o. t.i.d.；重组人促红细胞生成素注射液 10 000 U i.h. q.w.。

（二）案例分析

【控制血糖】

患者，37 岁，男性，已婚。糖尿病史 5 年，血糖控制较好，患者肾穿病理结果提示糖尿病肾病，糖尿病肾病是糖尿病患者常见的慢性并发症之一，也是糖尿病致死的重要原因之一。糖尿病引起的肾损害通常较快进展为肾功能不全、尿毒症。对于进入肾脏替代治疗的患者，应严格控制血糖，目前患者使用阿卡波糖片降血糖。

临床药师观点：患者目前血液透析替代治疗，需控制血糖延缓对肾脏损害的进程。糖化血红蛋白的目标值应小于 7%，患者此次入院查糖化血红蛋白为 5.4%，且患者空腹血糖及餐后血糖均正常，患者出现透析后自发性高血糖缓解并且糖化血红蛋白水平正常化的现象。此外阿卡波糖不推荐用于透析患者中，因此建议停用阿卡波糖 50 mg p.o. q.d.的降糖治疗方案，可改用口服格列吡嗪或瑞格列奈等透析患者优选降糖药物。同时应更加频繁地检测患者血糖及糖化血红蛋白，及时根据患者的血糖变化调整药物剂量。

【降血压】

患者目前行血液透析肾脏替代治疗且每日尿量有 1000～2000 mL，表明患者残肾功能较好。严格控制血压有利于延缓疾病进展，该患者已经进入肾脏替代治疗，高血压的治疗也可以联用钙通道阻滞剂、利尿剂及 β 受体阻滞剂。

临床药师观点：为了控制疾病进展，应严格控制血压在 130/80 mmHg 以下，患者此次入院评估血压控制尚可，维持使用阿罗洛尔缓释片 5 mg p.o. q.d.联用氨氯地平片 5 mg p.o. b.i.d.控制血压。

【治疗肾性贫血】

肾性贫血因慢性肾脏病进展所引起的贫血，是慢性肾脏病患者合并心血管并发症的独立因素。有效治疗肾性贫血是终末期肾脏病一体化治疗的重要组成部分，肾性贫血治疗主要为红细胞生成素、铁剂、叶酸和维生素 B_{12} 的补充。患者此次查血红蛋白偏低，使用重组人促红细胞生成素改善贫血。

临床药师观点：患者目前行血液透析肾脏替代治疗，在排除铁缺乏、铁代谢障碍等其他贫血病因的前提下，应立刻使用重组人促红细胞生成素积极治疗肾性贫血。使用重组人促红细胞生成素静脉给药和皮下给药同样有效，但皮下注射的药效动力学优于静脉注射，并可以延长有效血药浓度在体内的维持时间。此外，皮下给药也可以减少不良反应的发生。

【调节骨代谢】

钙磷代谢紊乱及骨病是慢性肾衰竭特别是透析患者的常见并发症，其后果不仅导致多系统损害，同时也造成生活质量的下降。慢性肾脏病患者肾脏 1α-羟化酶产生的减少导致了 1, 25-二羟胆钙化醇的缺乏，引起钙摄入不足。同时由于高磷血症、骨骼对甲状旁腺激素脱钙作用的抵抗等因素，造成慢性肾脏病患者更易发生低钙血症。治疗时需严格限制磷的摄入，将血钙调整在目标范围内。

临床药师观点：该患者为慢性肾脏病 5 期，行血液透析肾脏替代治疗，应尽可能将血钙水平维持在正常值范围的低限。患者入院评估查血钙在正常范围，但患者甲状旁腺激素较高，使用骨化三醇 0.25 μg p.o. b.i.w.调节骨代谢。

（三）药学监护要点

1. 降血糖　阿卡波糖。

（1）监护患者空腹血糖、随机血糖及糖化血红蛋白。

（2）患者出现透析后自发性高血糖缓解并且糖化血红蛋白水平正常化的现象，目前降糖方案仅为阿卡波糖，且剂量较低，应注意患者是否出现血糖波动。

（3）应询问患者之前是否患有消化道溃疡，同时关注患者在服用阿卡波糖时是否出现胃肠道相关不良反应。

（4）此外阿卡波糖不推荐用于透析患者中，因此建议临床医生停用阿卡波糖片 50 mg p.o. q.d.的降糖治疗方案，可改用口服格列吡嗪或瑞格列奈等透析患者优选降糖药物。

2. 降血压　阿罗洛尔+氨氯地平。

（1）关注血压，目标血压值为 130/80 mmHg 以下。

（2）不良反应监护：服用阿罗洛尔期间注意关注患者心率；是否出现心悸、面部潮红、头晕、头痛、胃肠道不适等不良反应。

3. 治疗肾性贫血　重组人促红细胞生成素注射液。

（1）使用重组人促红细胞生成素注射液应定期监测血红蛋白，若维持治疗期血红蛋白浓度每月改变＞10 g/L，应及时调整重组人促红细胞生成素的剂量，可适当增加或减少 25%的剂量。

（2）慢性肾脏病患者在使用重组人促红细胞生成素注射液时，应严格实施血压监测，在治疗到达目标值过程中，患者的血压应维持在适当水平。

（3）不良反应监护：应关注患者是否出现头痛、感冒样症状、癫痫、肝功能异常及高钾血症等情况的发生。

4. 调节骨代谢　骨化三醇。

（1）监护患者电解质，特别需关注血钙及血无机磷指标。

（2）还需关注患者甲状旁腺激素水平。

案例四

（一）案例回顾

【主诉】

诊断膜性肾病乙型肝炎相关性肾炎 1 年余，入院评估。

【现病史】

患者，男性，40 岁，患者于 1 年前（2016 年 2 月）因出现眼睑、颈部及双下肢水肿 3 个月余至医院就诊，发现乙肝大三阳，肾病综合征。完善自身免疫指标未见明显异常。2016 年 2 月 23 日肾穿病理诊断为膜性乙型肝炎病毒相关性肾炎，予注射用甲泼尼龙 50 mg iv.gtt q.d.、吗替麦考酚酯分散片 0.5 g p.o. b.i.d.免疫抑制，恩替卡韦片抗病毒，患者水肿症状好转。出院后甲泼尼龙片 48 mg p.o. q.d.患者 2016 年 4 月 28 日复查 HBV-DNA(+)，HbA1c 6.8%，血糖 14.42 mmol/L，考虑类固醇性糖尿病，予阿卡波糖片 50 mg p.o. t.i.d. 降糖。2016 年 5 月因重症肺炎停用吗替麦考酚酯，患者肺部感染好转后出院。2016 年 8 月 25 日调整甲泼尼龙片剂量为 20 mg q.d.。复查 HBV-DNA 较前下降，继续恩替卡韦片 0.5 mg p.o. q.d.抗病毒治疗，甲泼尼龙片服药满 2 周后调整为 16 mg p.o. q.d.维持。2016 年 12 月 21 日再次入院，病情相对平稳，甲泼尼龙片减量至 12 mg p.o. q.d.治疗。2017 年 2 月 22 日入院后完善相关检查，患者病情相对平稳，予激素 12 mg p.o. q.d.联用硫唑嘌呤片 25 mg p.o. q.d.治疗。2017 年 4 月 24 日入院查 HBV-DNA（－），病情较前有所缓解，尿常规提示有尿路感染，予以左氧氟沙星片 0.5 g p.o. q.d.治疗，甲泼尼龙片继续减量至 10 mg q.d.联合硫唑嘌呤片 25 mg p.o. q.d.。患者 2017 年 5 月底甲泼尼龙片减量至 8 mg p.o. q.d.，出院后维持左氧氟沙星片口服 1 周后停用，加用呋喃妥因肠溶片 100 mg p.o. t.i.d.控制尿路感染。

【既往史】

肝炎史：乙肝；否认结核史；否认外伤史；否认输血史；预防接种史不详；否认手术史。

【个人史、家族史、过敏史】

乙型肝炎病史 1 年半，目前服用恩替卡韦治疗。

有高血压病史 7 个月，血压最高达 180/100 mmHg，平日服用氨氯地平、厄贝沙坦降压，血压控制良好。

服用糖皮质激素 2 个月后发现血糖升高，现口服瑞格列奈降糖，血糖控制尚可。

否认食物、药物过敏史。

【体格检查】

T 36.5℃，P 76 次/分，R 12 次/分，BP 163/91 mmHg。

神志清楚，回答切题，自动体位，查体合作，步入病房，双肺呼吸音清，无明显干、湿啰音，其他无特殊。

【实验室及其他辅助检查】

1. 实验室检查

（1）2017 年 5 月 18 日肝肾功能：Scr 108.2 μmol/L，ALB 40.3 g/L。

（2）2017 年 6 月 8 日肝肾功能：Scr 121 μmol/L，ALB 36.1 g/L。

（3）尿常规：M-pro+，M-WBC 85/μL，M-RBC 39/μL。

2. 其他辅助检查　2016 年 2 月 23 日肾穿刺病理活检：膜性肾病，乙型肝炎病毒相关性肾炎。

【诊断】

（1）乙型肝炎相关性肾炎。

（2）肾病综合征。

（3）膜性肾病。

（4）慢性乙型病毒性肝炎。

（5）类固醇性糖尿病。

（6）高血压。

（7）尿路感染。

【主要用药记录】

1. 抗病毒药物　恩替卡韦片 0.5 mg p.o. q.d.（d1－出院）。

2. 免疫抑制

（1）糖皮质激素：甲泼尼龙片 8 mg p.o. q.d.（d1－出院）。

（2）免疫抑制剂：硫唑嘌呤片 25 mg p.o. q.d.（d1－出院）。

3. 抗感染　呋喃妥因肠溶片 100 mg p.o. t.i.d.（d1－出院）。

4. 降血糖　瑞格列奈片 1 mg p.o. q.d.（餐前）（d1－出院）。

5. 降血压　厄贝沙坦片 150 mg p.o. b.i.d.（d1－出院）；氨氯地平片 5 mg p.o. b.i.d.（d1－出院）。

6. 对症支持治疗

（1）抑酸护胃：奥美拉唑肠溶胶囊 20 mg p.o. q.d.（d1－出院）。

（2）预防骨质疏松：阿法骨化醇软胶囊 0.25 μg p.o. q.d.（d1－出院）；碳酸钙 D_3 片 1 粒 p.o. q.d.（d1－出院）。

（3）纠正酸中毒：碳酸氢钠片 1 g p.o. t.i.d.（d6－出院）。

【药师记录】

入院第 1 天：恩替卡韦片抗病毒治疗乙型肝炎；甲泼尼龙片 8 mg p.o. q.d. 联用硫唑嘌呤片 25 mg p.o. q.d.免疫抑制方案治疗继发性膜性肾病；呋喃妥因肠溶片治疗尿路感染；瑞格列奈片治疗类固醇性糖尿病；厄贝沙坦片联合氨氯地平片降血压降尿蛋白；奥美拉唑肠溶胶囊抑酸护胃；阿法骨化醇软胶囊联合碳酸钙 D_3 片补钙；碳酸氢钠片纠正酸中毒。

入院第 6 天：患者精神可，小便少许泡沫尿，血压正常。24 h 尿蛋白定量 0.24 g，ALB 34 g/L，Scr 98 μmol/L，查尿常规：WBC 58.5/μL，细菌计数 210.7/μL，尿培养未见细菌及真菌生长，继予呋喃妥因肠溶片治疗尿路感染。查二氧化碳结合力 19.30 mmol/L，继续予以碳酸氢钠片纠正酸中毒。

出院带药：恩替卡韦片 0.5 mg p.o. q.d.；甲泼尼龙片 8 mg p.o. q.d.；硫唑嘌呤片 25 mg p.o. q.d.；呋喃妥因肠溶片 100 mg p.o. t.i.d.；瑞格列奈片 1 mg p.o. q.d.（餐前）；厄贝沙坦片 150 mg p.o. b.i.d.；

氨氯地平片 5 mg p.o. b.i.d.；奥美拉唑肠溶胶囊 20 mg p.o. q.d.；阿法骨化醇软胶囊 0.25 μg p.o. q.d.；碳酸钙 D_3 片 1 粒 p.o. q.d.；碳酸氢钠片 1 g p.o. t.i.d.。

（二）案例分析

【抗乙型肝炎病毒治疗】

患者，男性，40 岁，已婚已育。1 年半前至当地医院就诊，发现乙肝大三阳，患者 HBeAg 阳性及 HBV-DNA 大于 10^5copies/mL，符合抗病毒治疗适应证，可以使用干扰素或核酸类似物对乙肝进行治疗。患者使用恩替卡韦治疗 1 年半后 HBV-DNA 检测低于检测下限，HBeAg 仍为阳性。继续予以恩替卡韦片 0.5 mg p.o. q.d. 抗乙型肝炎病毒治疗。

临床药师观点：根据循证依据恩替卡韦对于 HBeAg 阳性的慢乙肝患者，其 HBV-DNA 转阴率为 67%，患者使用恩替卡韦治疗慢性乙型肝炎 12 个月后 HBV-DNA 转阴。研究结果表明恩替卡韦服用 2~5 年能使 HBeAg 转阴，因此患者继续使用恩替卡韦治疗。此外对于患有肾病综合征的患者，使用恩替卡韦还需根据肾功能调整剂量，计算该患者 CrCl>50 mL/min，恩替卡韦不需调整剂量，维持原有治疗方案。

【免疫抑制治疗】

患者肾穿刺病理结果为膜性乙型肝炎病毒相关性肾炎，研究表明乙肝相关性膜性肾病患者对免疫抑制治疗方案反应较好，并且已使用免疫治疗的患者也可在抗病毒治疗的同时获益。予以激素甲泼尼龙联合硫唑嘌呤治疗膜性肾病、肾病综合征。

临床药师观点：患者临床表现为肾病综合征，病理表现为乙肝相关性膜性肾病。乙肝相关性膜性肾病 50%可自发缓解，当患者血清 HBeAg 转阴，HBV-DNA 拷贝数下降，肝功能异常也相继改善。因此，治疗乙肝相关性膜性肾病，控制乙肝病情至关重要。此外，研究表明乙肝相关性膜性肾病患者对免疫抑制治疗方案反应较好，并且已使用免疫治疗的患者也可同时抗病毒治疗可以获益。患者在使用抗病毒治疗的同时使用激素联合硫唑嘌呤治疗膜性肾病，目前甲泼尼龙片已经减量至 8 mg p.o. q.d.，硫唑嘌呤 25 mg p.o. q.d.，继续使用该方案治疗。同时使用糖皮质激素及免疫抑制剂时应注意护胃、补钙、预防感染。

【抗感染治疗】

之前病史显示在治疗期间反复发作性尿路感染，根据患者目前临床表现，为无症状菌尿。患者虽然目前没有明显的尿路刺激征，并且上次入院评估时也未在尿中培养出致病菌。入院前也一直使用呋喃妥因肠溶片 100 mg p.o. t.i.d. 进行治疗，入院后仍旧维持原治疗方案。

临床药师观点：根据 2015 年《尿路感染诊断与治疗中国专家共识》，按照诊断标准，男性尿路感染即为复杂性尿路感染。但患者使用糖皮质激素及免疫抑制剂，属于免疫功能缺陷或低下，应预防性使用呋喃妥因肠溶片治疗尿路感染。

【对症支持治疗】

（1）降血压降尿蛋白治疗：乙肝相关性膜性肾病患者持续大量蛋白尿是影响疾病进展恶化的临床因素之一。肾病患者降血压首选 ACEI/ARB 类药物，除可降低血压之外，还可通过降低肾小球内压和直接影响肾小球基底膜对大分子的通透性，有不依赖于降低全身血压的减少肾蛋白作用。患者目前肌酐 70 μmol/L，选用厄贝沙坦作为降压降尿蛋白药物。长效钙拮抗剂也是肾病患者最常使用的降血压药物之一，因为此类药品降压作用稳定持久，对血脂、血糖、尿酸代谢无影响，且有一定的心肾保护作用。氨氯地平是一种长效钙拮抗剂，可 24 h 平稳降压，作用和缓、安全性高。

临床药师观点：肾病综合征患者降低蛋白尿至关重要，蛋白尿的降低与否直接反映了肾小球疾病的控制情况，同时也可以反映肾小球血压的降低和疾病对足细胞损伤的情况。当 24 h 尿蛋白降至 0.5 g/d 以下时，可以对肾小球肾炎的疾病进展起到一定的延缓作用。该患者 24 h 尿蛋白定量已降至 0.24 g，继续使用厄贝沙坦联用氨氯地平降压降尿蛋白。

（2）类固醇糖尿病治疗：患者因治疗乙肝相关性膜性肾病，使用甲泼尼龙治疗，在激素治疗期间的血糖谱（空腹较好，以下午和晚餐前后血糖难控制为主）和内生胰岛功能（正常）都非常符合类固醇性糖尿病。患者使用瑞格列奈 1 mg q.d.餐前服用治疗类固醇性糖尿病。

临床药师观点：类固醇性糖尿病特点为空腹血糖好控制，因为一般早晨顿服激素，其对血糖的影响在后半夜会消失，此类患者往往不需要基础胰岛素，因此服用瑞格列奈 1 mg q.d.空腹血糖也能控制在合理范围。患者需密切监测血糖及糖化血红蛋白。

（3）抑酸护胃：糖皮质激素可刺激胃酸、胃蛋白酶的分泌并抑制胃黏液分泌，降低胃肠黏膜的抵抗力，容易诱发并加重溃疡，激素的致溃疡作用与剂量密切相关，每日激素用量大于 20 mg 者更应关注。故有必要给予护胃药物。

临床药师观点：糖皮质激素可改变胃内环境，为胃幽门螺杆菌的生长创造了条件，致使消化性溃疡的发病率增加。因此，在给予糖皮质激素的同时通常给予质子泵抑制剂护胃治疗。患者服用甲泼尼龙治疗乙肝相关性膜性肾病，同时需给予口服奥美拉唑肠溶胶囊预防激素相关胃黏膜损伤。

（4）预防骨质疏松：任何剂量的糖皮质激素均可加速骨质丢失和增加骨折风险，糖皮质激素治疗初始的 3 个月内骨密度下降迅速，6 个月可达高峰，并可发生 GIOP 性骨折，对于预期使用糖皮质激素超过 3 个月的患者：无论使用糖皮质激素量的多少，建议开始同时给予补充钙剂和普通或活性维生素 D。因此，建议长期接受糖皮质激素治疗的患者，联合使用普通或活性维生素 D 和钙剂防治 GIOP。

临床药师观点：与普通维生素 D 相比，活性维生素 D 有免疫调节和抗跌倒作用。该患者给予阿法骨化醇联合碳酸钙 D_3 片补钙治疗。

（三）药学监护要点

1. **乙型肝炎抗病毒治疗方案** 恩替卡韦。

（1）目前 HBV-DNA 转阴，HBeAg 依然阳性，关注患者乙肝指标及肝功能。同时监护患者抗病毒治疗是否出现耐药现象。

（2）关注患者是否出现头痛、晕眩等恩替卡韦相关不良反应。

2. **免疫抑制方案** 甲泼尼龙+硫唑嘌呤。

（1）监护尿量、肌酐、尿蛋白、尿常规等生化指标，关注患者继发膜性肾病进展。

（2）消化道不良反应：应询问患者是否有胃肠道症状。在预防性使用质子泵抑制剂的同时注意有无胃肠道不适、黑便等消化性溃疡出血等反应。

（3）精神症状：注意患者无精神病、癫痫等病史。使用过程中仍需关注有无兴奋失眠等不良反应，必要时对症处理。

（4）预防感染：大剂量糖皮质激素极易诱发感染，且患者已经出现反复发作性尿路感染。注意关注患者尿常规、体温变化，有无咳嗽、腹泻等感染征象，同时告知患者需注意预防感染。

（5）预防骨质疏松：注意补钙，加用活性维生素 D。

（6）糖皮质激素可能导致血压升高、血糖升高等，患者本身患有高血压，又因服用激素产生类固醇性糖尿病。因此，更应继续密切监测血压、血糖波动，必要时调整药物。

（7）关注患者是否出现头晕、恶心、呕吐、腹泻、发热、皮疹、三系降低等硫唑嘌呤相关不良反应，必要时进行硫唑嘌呤药物基因检测，根据基因检测结果调整剂量。

3. **抗感染治疗** 呋喃妥因肠溶片。

（1）关注患者尿常规及中段尿培养结果。

（2）服用前应询问患者是否有葡萄糖-6-磷酸脱氢酶缺乏症或周围神经病变。

（3）不良反应监护：注意关注患者用药过程中是否出现皮疹

药物热、粒细胞减少、胃肠道反应及头痛、头昏、眼球震颤等不良反应。

4. 降血压降尿蛋白　厄贝沙坦+氨氯地平。

（1）目标血压值为 130/80 mmHg，使用时密切关注患者 24 h 尿蛋白定量。

（2）关注患者肌酐值及电解质。同时关注患者是否出现眩晕、胃肠不适、水肿、头痛、潮红、心悸及干咳等症状。

5. 降血糖　瑞格列奈。

（1）监护患者血糖、空腹血糖及糖化血红蛋白的变化。

（2）不良反应监护：关注是否出现腹泻、恶心、腹痛等相关症状。

第三节　主要治疗药物

主要治疗药物见表 3-1～表 3-3。

表 3-1　狼疮性肾炎常用免疫抑制方案

病理类型	分类	方案与疗程	使用药物	用法用量
I 型和 II 型	蛋白尿＞1 g/d 肾小球源性血尿	糖皮质激素土硫唑嘌呤	甲泼尼龙 泼尼松 泼尼松龙 硫唑嘌呤	泼尼松片 0.25～0.5 mg/(kg·d) p.o.，4～8 周，病情控制后可逐步减量 硫唑嘌呤片 1～2 mg/(kg·d) p.o.

（续表）

病理类型	分类	方案与疗程	使用药物	用法用量
Ⅲ型和Ⅳ型	诱导治疗	糖皮质激素＋环磷酰胺/吗替麦考酚酯/他克莫司（6个月）	甲泼尼龙 泼尼松 泼尼松龙	注射用甲泼尼龙500~1000 mg iv gtt q.d.，3天后，序贯泼尼松片0.5~1 mg/(kg·d) p.o.，4周后逐渐减量并在4~6个月的时间里减值≤10 mg/d p.o.维持。部分严重肾病或肾外活动性较好序贯剂量可提高至0.7~1 mg/(kg·d) p.o.。前3~6个月治疗无改善的患者可再次冲击
			环磷酰胺 吗替麦考酚酯 他克莫司	(1) 注射用环磷酰胺：500~1000 mg/m² 体表面积，每月一次静脉滴注，共6个月。或500 mg q2w 静脉滴注共12次。部分急进性肾病理提示有严重细胞性新月体及纤维素样坏死等预后不良因素，环磷酰胺可使用更大剂量，如静脉剂量750~1000 mg/m² 体表面积共6个月。 (2) 吗替麦考酚酯片：1~1.5 g b.i.d. p.o.，治疗6个月。 (3) 他克莫司胶囊：0.1~0.15 mg/(kg·d)分2次 q12 h p.o.空腹或餐后2 h服用
	维持治疗	糖皮质激素+吗替麦考酚酯/他克莫司（≥36个月）	甲泼尼龙 泼尼松 泼尼松龙	泼尼松片：10 mg/d p.o.，如持续缓解可调整为隔日服用
			吗替麦考酚酯 他克莫司	(1) 吗替麦考酚酯片：0.5~1 g b.i.d. p.o. (2) 他克莫司胶囊：0.05~0.075 mg/(kg·d) p.o.分2次 q12h 空腹或餐后2 h服用

（续表）

病理类型	分类	方案与疗程	使用药物	用法用量
V型	诱导治疗	糖皮质激素＋吗替麦考酚酯（6个月）	甲泼尼龙 泼尼松 泼尼松龙	注射用甲泼尼龙 500～1000 mg iv. gtt q.d.，3天后，改泼尼松 0.5 mg/(kg·d) p.o.，4～8周，病情控制后可逐步减量
			吗替麦考酚酯	（1）吗替麦考酚酯片：1～1.5 g b.i.d. p.o.治疗6个月 （2）他克莫司胶囊：0.1～0.15 mg/(kg·d) p.o.分2次 q12h.空腹或餐后2 h服用
	维持治疗	糖皮质激素＋吗替麦考酚酯/硫唑嘌呤（≥36个月）	甲泼尼龙 泼尼松 泼尼松龙	泼尼松片：10 mg/d p.o.，如持续缓解可调整为隔日服用
			吗替麦考酚酯/硫唑嘌呤/他克莫司	（1）吗替麦考酚酯片：0.5～1 g b.i.d. p.o. （2）硫唑嘌呤片：2 mg/(kg·d) p.o. （3）他克莫司胶囊：0.05～0.075 mg/(kg·d) p.o.分2次 q12h.空腹或餐后2 h服用
VI型	以替代治疗为主	激素和免疫抑制剂按照患者其他脏器受累情况使用		

表 3-2 紫癜肾炎常用免疫抑制方案

临床病理表现	方案与疗程	使用药物	用法用量
临床表现为肾病综合征或尿蛋白定量>1 g/d，病理表现为活动性增殖性病变的患者	糖皮质激素	甲泼尼龙 泼尼松 泼尼松龙	泼尼松片初始剂量为 0.6~1 mg/(kg·d) p.o.，服用 8 周后逐渐减量，每 2~4 周减 10%，逐渐减量至隔日顿服，维持量为隔日 5~10 mg p.o.，总疗程 6~12 个月或以上
病理表现有明显新月体形成，但用激素效果不佳者	糖皮质激素联合免疫抑制剂	甲泼尼龙 泼尼松 泼尼松龙	对于有细胞纤维新月体形成患者，首选注射用甲泼尼龙治疗，剂量 0.5~1 g/d，静脉滴注 3 d，后序贯泼尼松片剂量为 0.6~1 mg/(kg·d) p.o.，服用 8 周后逐渐减量，每 2~4 周减 10%，逐渐减量至隔日顿服，维持量为隔日 5~10 mg p.o.，总疗程 6~12 个月或以上
		环磷酰胺	注射用环磷酰胺按 750 mg/m² 体表面积，每月 1 次，连续 6 个月之后，每 3 个月静脉滴注一次，总剂量不超过 12 g
		吗替麦考酚酯	吗替麦考酚酯片：起始剂量 0.5~0.75 g q12h. p.o.，连续 6 个月后逐渐减量，总疗程 9~12 个月或以上

表 3-3 根据肾功能对乙型肝炎抗病毒药物剂量调整（内生肌酐清除率 CrCl，单位：mL/min）

药物	CrCl>50	30<CrCl<50	10<CrCl<30	CrCl<10
拉米夫定	300 mg p.o. q.d. 150 mg b.i.d. p.o.	150 mg p.o. q.d.	150 mg 首剂 100 mg p.o. q.d.	150 mg 首剂 30 mg p.o. q.d.
阿德福韦酯	10 mg p.o. q.d.	10 mg p.o. q2d.	10 mg p.o. q3d.	无推荐剂量
恩替卡韦	0.5 mg p.o. q.d.	0.25 mg p.o. q.d.	0.15 mg p.o. q.d.	0.05 mg p.o. q.d.
拉米夫定耐药患者 使用恩替卡韦	1 mg p.o. q.d.	0.5 mg p.o. q.d.	0.3 mg p.o. q.d.	0.1 mg p.o. q.d.
替比夫定	600 mg p.o. q.d.	600 mg p.o. q2d.	600 mg p.o. q3d.	600 mg p.o. q4d.
替诺福韦酯	300 mg p.o. q.d.	300 mg p.o. q2d.	300 mg p.o. q3d.	300 mg p.o. q.w.

第四节　案例评述

一、临床药学监护要点

在继发性慢性肾小球疾病治疗方案确定过程中，药学监护的主要工作包括免疫抑制方案及并发症治疗方案的制订与优化、剂量的调整、药物相互作用的评估、疗效及不良反应的监护等。

（一）免疫抑制治疗

1. 免疫抑制方案的制订与优化　狼疮性肾炎根据其不同病理类型选择糖皮质激素+环磷酰胺/环孢素/他克莫司、糖皮质激素+吗替麦考酚酯的诱导治疗方案。维持治疗通常使用糖皮质激素+环孢素/他克莫司、糖皮质激素+吗替麦考酚酯等方案。紫癜性肾炎通常使用激素治疗或联合免疫抑制剂治疗。感染相关的继发性慢性肾小球疾病除感染原发病治疗外，可在感染控制的情况下使用免疫抑制方案治疗。

适应证和禁忌证的审核：继发性慢性肾小球疾病多为全身性，在肾脏受累的同时，常常伴有肾外其他脏器的损害，且病程常常迁延。因此，在确诊后的免疫抑制治疗往往对控制疾病的进展至关重要。然而，免疫抑制剂可以诱发或加重感染，大剂量激素可能诱发或加重溃疡，导致精神症状等，因此，严重感染、溃疡出血、精神病史患者必须慎重使用，必要时减少剂量及疗程；环磷酰胺可能导致肝损、骨髓抑制等，严重骨髓抑制、感染及肝功能损害患者不宜使用。他克莫司可能诱发或加重感染，导致肾功能异常（肌酐升高、尿路减少）、糖尿病、高血压、震颤、头痛、感觉异常和失眠等，因此糖尿病高血压患者慎用。吗替麦考酚酯也可诱发或加重感染，可导致腹泻、一过性转氨酶升高、白细胞减少、贫血、血小板减少等，因此肝功能损害者不宜使用。硫唑嘌呤同其他免疫抑制剂相同都会诱发或加重感染，同时也会造成胃肠道不适症状、肝功能损害及骨髓抑制。患者使用前应检测 *TPMT* 基因，根据药物相关基因检测结果调整起始剂量。

2. 剂量及疗程的调整　必须根据患者的病情、病理生理状况、不良反应、治疗效果调整免疫抑制药物剂量及疗程。

对于重症患者，推荐初期使用甲泼尼龙 500～1000 mg 冲击治疗，连用 3 d，必要时可以重复一个疗程；环磷酰胺推荐剂量每月 0.5～1 g/m^2，若年龄＞60 岁或 GFR＜20 mL/min，应适当减量。

3. 药物相互作用的评估　如硫唑嘌呤与别嘌呤醇存在相互作用，当与别嘌呤醇合用时，硫唑嘌呤的剂量应减至原剂量的 1/4。

如患者免疫抑制时发生真菌感染，使用抗真菌药物如氟康唑，但其与他克莫司存在相互作用，当需要联用时，他克莫司的剂量应减量至原剂量的 1/3。

4. 药物疗效与不良反应监护　监护尿量、Scr、ESR、CRP、狼疮相关生化指标，评估疗效。

不良反应监护：监护血压、血糖、血常规、肝功能等。关注有无失眠、消化道出血、感染等。

（二）针对免疫抑制方案的支持治疗

为减少免疫抑制方案带来的治疗风险和毒副作用，应该重视针对免疫抑制方案的支持治疗。

（1）可以选用质子泵抑制剂抑酸护胃。

（2）给予钙剂补钙，活化维生素 D 促进钙质吸收，预防骨质疏松。

（3）注意糖皮质激素所致的水钠潴留不良反应，监测患者液体出入量及体重增加，及时采取限液、利尿等对症处理。

（4）使用环磷酰胺当天应注意适当水化，必要时可使用美司钠解毒。

（三）并发症的治疗

1. 控制血压　肾脏病多合并高血压，而高血压往往加重肾脏及心脑血管等病变，应注意控制血压，ACEI/ARB 类是肾病患者最为常用的一类降血压药，但是此类药物可能导致肌酐及血钾升高，急进性肾炎患者不宜使用。对于血压控制不理想的患者，可以联用钙通道阻滞剂及 β 受体阻滞剂控制血压。

2. 纠正贫血　通常需要使用促红细胞生成素纠正贫血，但是使用促红细胞生成素治疗时，应重视补充铁剂，否则疗效不显著。并注意观察患者血压波动，有无血管通路阻塞等不良反应发生。

3. 抗感染　如合并感染，必须积极抗感染治疗。

4. 降血脂　应积极控制高脂血症，血脂控制目标：LDL-C＜2.6 mmol/L，非 HDL-C＜3.38 mmol/L 及 HDL-C＞1.04 mmol/L，首选他汀类药物降脂。

5. 抗凝　肾病综合征患者由于严重的低蛋白血症、凝血因子的改变和激素的使用，常处于高凝状态，其血栓栓塞并发症发生率较高，以下肢静脉栓塞和肾静脉血栓形成为常见，建议在血浆白蛋白水平低于 20 g/L 的肾病综合征患者中常规应用。

6. 控制血糖　许多肾脏病患者合并糖尿病，大剂量糖皮质激素的使用可能进一步升高血糖，应该积极控制血糖。由于肾功能不全患者许多药物不能使用，因此，必须关注降糖药的选择。

羟苯磺酸钙可通过调节微血管壁的生理功能，改善微循环，用于糖尿病性微血管病变——视网膜病及肾小球硬化症。但羟苯磺酸钙可影响肌酐检测，对肌酐监测造成误区，因此不推荐使用。

二、常见用药错误归纳与要点

（1）免疫抑制方案选择不规范。

（2）免疫抑制药物剂量不合理。

（3）纠正贫血治疗不规范。

（4）降压治疗不达标。

（5）控制血糖治疗不适宜。

（6）调节微循环药物选择不适宜。

（7）未重视药物相互作用。

（8）患者行血液透析，未调整用药时间及剂量。

第五节　规范化药学监护路径

　　继发性慢性肾小球疾病发病机制多样，临床表现千差万别。全身免疫复合物引发的继发性慢性肾小球疾病主要以免疫抑制方案治疗。而感染性疾病引发继发性慢性肾小球疾病在治疗原发感染性疾病的同时，往往也需要联合激素及免疫抑制剂治疗肾小球疾病。使用大剂量的激素及免疫抑制剂可能明显增加感染等风险，导致血压、血糖升高等不良反应。代谢性疾病引发继发性慢性肾小球疾病往往发病时已经进入慢性肾脏病 5 期，主要以肾脏替代治疗为主，同时也治疗代谢性疾病。对于慢性肾脏病患者的用药管理在疾病治疗过程中同样至关重要。因此，为了使药物治疗达到最佳效果，并确保患者用药安全，临床药师要按照个体化治疗的要求，依据规范化药学监护路径，开展具体的药学监护工作。

　　为此，我们建立继发性慢性肾小球疾病治疗的药学监护路径（表 3-4～表 3-6）。意义在于规范临床药师对继发性慢性肾小球疾病患者开展有序的、适当的临床药学服务工作，并以其为导向为患者提供个体化的药学服务。

表3-4 全身免疫复合物引发继发性慢性肾小球疾病药学监护路径

适用对象：狼疮性肾炎、紫癜性肾炎

患者姓名：＿＿＿＿　性别：＿＿＿　年龄：＿＿＿

门诊号：＿＿＿＿　住院号：＿＿＿＿

住院日期：＿＿年＿＿月＿＿日

出院日期：＿＿年＿＿月＿＿日

标准住院日：＿＿＿内

时间	住院第1天	住院第2天	诊断明确/病情评估后	免疫抑制治疗期间	出院当日
主要诊疗工作	□药学问诊 □用药重整（附录1）	□药学评估 □药历书写（附录2）	□免疫抑制方案分析 □完善药学评估（附录3） □制订监护计划 □用药宣教	□医嘱审核 □疗效评价 □不良反应监测 □相互作用评估 □用药注意事项	□药学查房 □完成药历书写 □出院用药教育
重点监护内容	□一般患者信息 □患者药物过敏史 □药物相互作用审查 □其他药物治疗相关问题	□体力状况评估 □肾病诊疗评估 □患者用药依从性评估 □既往病史评估 □治疗风险和矛盾	免疫抑制方案 （1）狼疮性肾炎 诱导治疗方案 □糖皮质激素土硫唑嘌呤 □糖皮质激素+环磷酰胺/ 吗替麦考酚酯/他克莫司	病情观察 □参加医生查房，注意病情变化 □药学独立查房，观察患者药物反应，检查药物治疗相关问题	出院教育 □正确用药 □患者自我管理 □定期门诊随访 □监测血常规、肝肾功能、电解质、血糖、

（续表）

时间	住院第1天	住院第2天	诊断明确病情评估后	免疫抑制治疗期间	出院当日
重点监护内容		□感染风险评估 □骨髓造血功能 □肝肾功能 □血糖 □血压 □血脂 □凝血功能 □过敏体质 □胃肠功能 □其他	□糖皮质激素→吗替麦考酚酯 维持治疗方案 □糖皮质激素→吗替麦考酚酯 □糖皮质激素+吗替麦考 酚酯+硫唑嘌呤 （2）紫癜性肾炎 □糖皮质激素 □糖皮质激素+环磷酰胺 吗替麦考酚酯 免疫抑制方案的支持治疗 □抑酸护胃 □补钙 □其他 并发症治疗 □降血压 □降血糖 □降血脂 □抗凝 □纠正酸中毒 □纠正贫血 □其他	□查看检查、检验结果 告诉指标变化 □检查患者服药情况 药师记录 监测指标 □有无咳嗽、腹泻、 水肿 □尿量、体温、血压等 □血常规、肝肾功能、 血糖	□血压等

（续表）

时间	住院第 1 天	住院第 2 天	诊断明确/病情评估后	免疫抑制治疗期间	出院当日
病情变异记录	□无 □有，原因： (1) (2)	□无 □有，原因： (1) (2)	□无 □有，原因： (1) (2)	□无 □有，原因： (1) (2)	□无 □有，原因： (1) (2)
药师签名					

表 3-5 代谢性疾病引发继发性慢性肾小球疾病药学监护路径

适用对象：慢性肾脏病 5 期、高血压、糖尿病、腹膜透析、血液透析

患者姓名：_____ 性别：_____ 年龄：_____

门诊号：_____ 住院号：_____

住院日期：____年____月____日

出院日期：____年____月____日

标准住院日：____内

第三章 继发性慢性肾小球疾病

95

时间	住院第1天	住院第2天	诊断明确/病情评估后	免疫抑制治疗期间	出院当日
主要诊疗工作	□药学问诊 □用药重整（附录1）	□药学评估 □药历书写（附录2）	□治疗方案的分析 □完善药学评估（附录3） □制订监护计划 □用药宣教	□医嘱审核 □疗效评价 □不良反应监测 □相互作用评估 □用药注意事项	□药学查房 □完成药历书写 □出院用药教育
重点监护内容	□一般患者信息 □患者药物过敏史 □药物相互作用审查 □其他药物治疗相关问题	□体力状况评估 □肾病诊疗评估 □既往病史评估 □用药依从性评估 □治疗风险和矛盾 □感染风险评估 □骨髓造血功能评估 □肝肾功能 □血常规（血红蛋白、红细胞计数） □铁代谢 □血糖 □血压 □电解质 □甲状旁腺激素	透析肾脏替代治疗方案 □腹膜透析 □血液透析 调节骨代谢 □活性维生素D □补钙 □其他 并发症治疗 □降血压 □降血糖 □降血脂 □纠正酸中毒 □纠正贫血 □其他	病情观察 □参加医生查房，注意病情变化 □药学独立查房，观察患者药物反应，检查药物治疗相关问题 □查看患者服药情况 指标变化 □检查患者服药情况、检验报告 □药师记录 监测指标 □有无咳嗽、腹泻、水肿 □尿量、体温、血压等 □血常规、肝肾功能、血糖	出院教育 □正确用药 □患者自我管理 □定期门诊随访 □监测血常规、肝肾功能、血糖、电解质、血压等

（续表）

时间	住院第 1 天	住院第 2 天	诊断明确病情评估后	免疫抑制治疗期间	出院当日
重点监护内容		□过敏体质 □胃肠功能 □其他			
病情变异记录	□无 □有，原因： (1) (2)	□无 □有，原因： (1) (2)	□无 □有，原因： (1) (2)	□无 □有，原因： (1) (2)	□无 □有，原因： (1) (2)
药师签名					

表 3-6　感染性疾病引发继发性慢性肾小球疾病药学监护路径

适用对象：肾病综合征、慢性乙型肝炎、慢性丙型肝炎

患者姓名：_____　性别：_____　年龄：_____

门诊号：_____　住院号：_____

住院日期：_____ 年 ____ 月 ____ 日

出院日期：_____ 年 ____ 月 ____ 日

标准住院日：_____ 内

时间	住院第 1 天	住院第 2 天	诊断明确/病情评估后	免疫抑制治疗期间	出院当日
主要诊疗工作	□药学问诊 □用药重整 （附录 1）	□药学评估 □药历书写 （附录 2）	□抗病毒治疗方案分析 □免疫抑制方案分析 □完善药学评估（附录 3） □制订监护计划 □用药宣教	□医嘱审核 □疗效评价 □不良反应监测 □相互作用评估 □用药注意事项	□药学查房 □完成药历书写 □出院用药教育
重点监护内容	□一般患者信息 □患者药物过敏史 □药物相互作用审查 □其他药物治疗相关问题	□体力状况评估 □肾病诊疗评估 □既往病史评估 □用药依从性评估 □治疗风险和矛盾 □感染风险评估 □骨髓造血功能评估 □肝肾功能 □乙型肝炎病毒检测 □HBV-DNA □丙型肝炎病毒检测 □血糖 □血压 □过敏体质 □胃肠功能	乙肝抗病毒治疗方案 □拉米夫定 □阿德福韦酯 □恩替卡韦 □替比夫定 □替诺福韦酯 免疫抑制方案 □单激素治疗方案 □激素联合免疫抑制剂 □糖皮质激素+环磷酰胺 □糖皮质激素+吗替麦考酚酯 免疫抑制方案的支持治疗 □抑酸护胃 □补钙	病情观察 □参加医生查房，注意病情变化 □药学独立查房，观察患者药物反应，检查患者药物相关问题 □查看检查、检验报告 告知指标变化 监测指标 □检查患者服药情况 □药师记录 □有无咳嗽、腹泻、水肿 □尿量、体温、血压等	出院教育 □正确用药 □患者自我管理 □定期门诊随访 □监测血常规、肝肾功能、电解质、血糖、血压等

时间	住院第 1 天	住院第 2 天	诊断明确/病情评估后	免疫抑制治疗期间	出院当日
重点监护内容		□其他	□其他 并发症治疗 □降血压 □降血糖 □降血脂 □纠正酸中毒 □纠正贫血 □其他	□血常规、肝肾功能、血糖	
病情变异记录	□无 □有，原因： （1） （2）	□无 □有，原因： （1） （2）	□无 □有，原因： （1） （2）	□无 □有，原因： （1） （2）	□无 □有，原因： （1） （2）
药师签名					

崔信菁

99

第四章

急进性肾小球肾炎

第一节　疾病基础知识

急进性肾小球肾炎（rapidly progressive glomerulonephritis，RPGN），是一组以急性肾炎综合征为临床表现，肾功能损害急骤进展，常伴有少尿或无尿的临床综合征。肾活检病理表现为肾小球广泛新月体形成（>50%的肾小球有新月体形成），故又称为新月体性肾小球肾炎（crescentic glomerulonephritis）。

【病因和发病机制】

1. 病因　RPGN病因多样。引起RPGN的疾病主要分为3类：①原发性RPGN；②继发于全身性疾病的RPGN，如系统性红斑狼疮、过敏性紫癜等；③原发性肾小球疾病基础上形成的新月体肾小球肾炎，如膜增生性肾小球肾炎。

2. 发病机制　各型原发性RPGN的病因和发病机制是不同的。①Ⅰ型，又称抗肾小球基底膜型肾小球肾炎，由于抗肾小球基底膜抗体与肾小球基底膜（GBM）抗原相结合激活补体而致病。②Ⅱ型，又称免疫复合物型，因肾小球内循环免疫复合物的沉积或原位免疫复合物形成，激活补体而致病。③Ⅲ型，为少免疫复合物型，肾小球内无或仅有微量免疫球蛋白沉积。50%～80%该型患者为原发性小血管炎肾损害，血清抗中性粒细胞胞质抗体（ANCA）常呈阳性。

【诊断要点】

1. 临床表现　①急性发病，出现血尿、蛋白尿、水肿和高血压。部分患者可发生肉眼血尿、尿沉渣可见、红细胞管型；部分患者蛋白尿可达到肾病综合征范围。②急性肾损伤：部分患者短期内出现少尿、无尿，肾功能多急剧恶化，部分患者可进展至尿毒症而依赖透析。③多脏器受累：ANCA 相关小血管炎和系统性红斑狼疮（SLE）患者可表现为多脏器受累，肺出血-肾炎综合征（Goodpasture 综合征）可发生肺出血。④其他原发病的表现：如 IgA 肾病可有感染相关血尿和血清 IgA 水平升高；过敏性紫癜可有皮肤紫癜、关节痛和腹痛。

2. 病理　肾脏体积通常增大，肾活检的典型病理改变是肾小球内广泛新月体形成，即光镜下 50%以上的肾小球囊腔内有新月体形成（占据肾小球囊腔 50%以上）。通常早期为大新月体。免疫病理检查Ⅰ、Ⅱ型可有免疫复合物沉积，Ⅲ型无或仅有微量免疫复合物沉积。

3. 实验室及其他辅助检查

（1）一般实验室检查：血尿、蛋白尿、血肌酐进行性升高；可有与肾损害程度不平行的贫血；ANCA 相关小血管炎患者多有明显的 ESR 快和 CRP 升高。

（2）血清自身抗体：血清抗肾小球基底膜抗体阳性提示为抗肾小球基底膜病；ANCA 阳性支持系统性小血管炎；ANA 阳性应考虑 SLE 等自身免疫性疾病。

（3）B 超：双肾增大或正常大小。

【治疗原则与方法】

1. 治疗原则　早期诊断和及时的强化治疗是提高 RPGN 治疗成功的关键，包括针对肾小球炎性损伤的强化免疫抑制疗及对症治疗。

2. 治疗方法

（1）肾上腺皮质激素联合细胞毒药物：目前糖皮质激素冲击治疗联合细胞毒药物是新月体肾炎的标准治疗方案。常用的细胞毒药物是环磷酰胺。

（2）血浆置换：主要用于①伴有肺出血的 Goodpasture 综合征；

②早期抗肾小球基底膜抗体介导的 RPGN。每日或隔日交换 2～4 L，一般需持续治疗 10～14 d 或至血清抗体（抗肾小球基底膜抗体、ANCA）转阴为止。

（3）对症治疗：包括降压、控制感染和纠正水电解质酸碱平衡紊乱等。

（4）替代治疗：肾功能严重受累者需行透析治疗，急性期未能脱离透析者需接受长期维持透析或肾移植。但抗肾小球基底膜抗体阳性患者需要在血清抗肾小球基底膜抗体转阴后半年方能考虑肾移植。

第二节 经典案例

案例一

（一）案例回顾

【主诉】

食欲减退伴乏力 4 个月，加重伴尿量减少 2 个月。

【现病史】

患者，男性，66 岁，体重 65 kg。因食欲减退伴乏力 4 个月，加重伴尿量减少 2 个月入院。患者 4 个月前出现食欲减退伴乏力，无水肿，大小便无明显改变，无皮疹，当地医院就诊，尿常规示：Pro（+++），隐血（+++），肾功能轻度异常（具体不详），未予特殊处理；2 个月前因食欲不振加重再次就诊，查尿常规示：Pro（+++），隐血（+++）；肾功能 Cr 122.3 μmol/L，BUN 8.3 mmol/L；24 h 尿蛋白定量 4.39 g；予厄贝沙坦片 150 mg p.o. q.d.，氟伐他汀片 40 mg p.o. q.n.，百令胶囊口服治疗。半月前患者食欲不振、乏力进一步加重，伴尿量减少，来就诊，查 Hb 76 g/L，Cr 717 μmol/L，ALB 33 g/L，钾 4.1 mmol/L，钙 2.09 mmol/L，磷 1.77 mmol/L，钠 143 mmol/L，proBNP 2779 pg/mL，P-ANCA（+）。为进一步诊治收入院。

病程中患者无水肿、皮疹、关节肿痛，食欲差，睡眠可，近半小便量略减少，大便无殊，近 2 个月体重下降 7 kg。

【既往史】

2 型糖尿病史 10 余年，现使用胰岛素治疗，血糖控制可。

高血压病史 2 年，长期使用拉西地平降压，血压控制可。

【个人史、家族史、过敏史】

无特殊。

【体格检查】

T 37℃，P 80 次/分，R 20 次/分，BP 135/75 mmHg。

贫血貌，瘀点瘀斑未见，双肺呼吸音清，心律齐，无杂音，全腹软，无压痛及反跳痛，双肾叩击阴性，双下肢不肿。

【实验室及其他辅助检查】

1. 实验室检查　2013 年 4 月 17 日检查结果：

（1）血常规：Hb 76 g/L。

（2）肝肾功能：ALB 33 g/L，Cr 717 μmol/L，BUN 32.9 mmol/L。

（3）血电解质：钾 4.1 mmol/L，钙 2.09 mmol/L，钠 143 mmol/L，磷 1.77 mmol/L。

（4）心房脑钠肽：proBNP 2779 pg/mL。

2. 其他辅助检查　泌尿系统 B 超：左肾囊肿；右肾、膀胱、前列腺未见明显异常。

【诊断】

（1）肾功能不全，慢性肾脏病急性加重。

（2）2 型糖尿病。

（3）高血压 I 级；极高危。

【主要用药记录】

1. 免疫抑制治疗

（1）糖皮质激素：0.9%氯化钠溶液 250 mL+注射用甲泼尼龙 360 mg iv.gtt q.d.（d5－7）；0.9%氯化钠溶液 250 mL+注射用甲泼尼龙 40 mg iv.gtt q.d.（d8－14）；甲泼尼龙片 40 mg p.o. q.d.（d15－出院）。

（2）免疫抑制剂：0.9%氯化钠溶液 100 mL+注射用环磷酰胺 0.4 g iv.gtt stat.（d15）。

2. 对症支持治疗

（1）抑酸护胃：0.9%氯化钠溶液 100 mL+注射用兰索拉唑 30 mg

iv.gtt q.d.（d5—14）；奥美拉唑肠溶胶囊 20 mg p.o. q.d.（d15—出院）。

（2）降压：拉西地平片 4 mg p.o. q.d.（d1—出院）。

（3）纠正酸中毒：碳酸氢钠片 0.5 g p.o. q.d.（d1—3）；碳酸氢钠片 1 g p.o. t.i.d.（d4—6）。

（4）控制血糖：精蛋白生物合成人胰岛素注射剂早 10 U、晚 6 U i.h.（d1—7）；精蛋白生物合成人胰岛素注射剂早 12 U、晚 12 U i.h.（d8—出院）；阿卡波糖片（拜糖平）50 mg p.o. t.i.d.（d15—出院）。

【药师记录】

入院第 1 天：继续拉西地平片 4 mg p.o. q.d.降压，碳酸氢钠片 0.5 g p.o. q.d.纠正酸中毒，精蛋白生物合成人胰岛素注射剂早 10 U、晚 6 U i.h.降糖。

入院第 3 天：患者 HCO_3^- 18 mmol/L，酸中毒明显，增加碳酸氢钠片剂量 1 g p.o. t.i.d.。

入院第 5 天：风湿全套示 ANA 阳性，P-ANCA 阳性，MPO-ANCA 滴度 525.6 RU/mL。肺部 CT（4 月 23 日）：肺气肿，两肺间质炎伴少许感染，少量积液。眼科会诊（4 月 23 日）：糖尿病视网膜病。建议控制血压、血糖，加用羟苯磺酸钙胶囊 0.5 g p.o. t.i.d.。考虑 ANCA 相关小血管炎（AASV），给予甲泼尼龙 360 mg iv.gtt q.d.×3 d 冲击治疗，并予注射用兰索拉唑护胃，使用促红细胞生成素注射液纠正贫血。明起透析、血浆置换交替进行。

入院第 8 天：大剂量糖皮质激素冲击治疗已满 3 d，甲泼尼龙减量至 40 mg/d iv.gtt q.d.，患者血糖明显升高，增加胰岛素用量。

入院第 14 天：患者尿量逐渐增多，血肌酐降低，肾功能逐渐恢复。血糖、血压控制尚可。加用阿卡波糖片（拜糖平）50 mg p.o. t.i.d.，甲泼尼龙改口服，40 mg q.d.。

入院第 20 天：患者病情稳定，136/73 mmHg，昨尿置 1900 mL，Cr 371 μmol/L。

出院带药：拉西地平片 4 mg p.o. q.d.；托拉塞米片 5 mg p.o. q.d.；阿卡波糖片 50 mg p.o. t.i.d.；甲泼尼龙片 36 mg p.o. q.d.；奥美拉

唑肠溶胶囊 20 mg p.o. q.d.；碳酸钙 D_3 片 1 粒 p.o. q.d.。

（二）案例分析

1. 免疫抑制治疗　患者 MPO-ANCA 525.6 RU/mL，确诊 ANCA 相关小血管炎。AASV 的治疗方案分为诱导治疗、维持缓解治疗及复发的治疗。诱导期治疗主要是应用糖皮质激素联合细胞毒性药物，对于重症患者应采取必要的抢救措施，包括大剂量甲泼尼龙（MP）冲击和血浆置换；维持缓解期主要是长期应用免疫抑制药物伴或不伴小剂量糖皮质激素治疗。患者现 ANCA 滴度极高，肌酐上升迅速，属于严重患者，诱导期治疗应大剂量激素+环磷酰胺+血浆置换积极治疗。

（1）糖皮质激素：目前糖皮质激素联合环磷酰胺仍为治疗 AASV 特别是伴有肾脏损害的首选方法，能够使 90% 以上的患者临床显著缓解，其中完全缓解率约为 75%。泼尼松（龙）初期治疗为 1 mg/(kg·d)，4～8 周，病情控制后可逐步减量，治疗 6 个月可减至 10～20 mg/d。糖皮质激素治疗的时间一般为 1.5～2.0 年。

对于重要脏器受损的重症患者，如存在小血管纤维素样坏死、细胞新月体和肺出血的患者，可采用甲泼尼龙冲击疗法来尽快控制病情。一般为每次 500～1000 mg q.d.，3 次为一个疗程，继以口服泼尼松（龙）治疗。应注意感染、血糖升高和水钠潴留等副作用。此患者存在肾衰竭，且 ANCA 滴度极高，故使用大剂量激素冲击治疗。

（2）环磷酰胺静脉冲击疗法在国内得到广泛应用。常用方法为 750 mg/m^2（多为 600～1000 mg），每月 1 次，连续 6 个月。为预防感染，激素冲击完毕后可根据患者反应使用合适剂量的环磷酰胺。

<u>临床药师观点</u>：在明确诊断后，该患者治疗及时，考虑到为高龄糖尿病患者，大剂量激素可能明显增大感染风险，导致血糖难以控制。故选用甲泼尼龙 360 mg。用法用量略低于推荐剂量。并注意护胃、补钙、预防感染。

2. 血浆置换及血液透析

（1）血浆置换：主要适应证为合并抗肾小球基底膜抗体、严重肺出血或重症急性肾衰竭。每次置换血浆 2～4 L q.d.，连续 7 d，其后可隔日或数日一次，至肺出血或其他明显活动指标如高滴度 ANCA 等得到控制。此患者出现肾衰竭、ANCA 滴度极高，进行血浆置换可尽快控制血管病变。

（2）血液透析：患者肌酐上升至 810 μmol/L，且存在明显的食欲不振，恶心、呕吐症状明显，代谢性酸中毒，有透析指征。

行紧急插管并透析及血浆置换，治疗血浆量为 3000 mL。

临床药师观点：血浆置换及血液透析尽管不属于药物治疗，但是对于清除体内 ANCA 及过多的毒素，控制血管炎病变进展，都是必不可少的。

3. 对症支持治疗

（1）抗高血压治疗：24 h 持续有效的控制血压，对于保护靶器官具有重要作用，也是延缓肾病进展的主要因素之一。肾病患者降血压首选 ACEI/ARB 类药物，除可降低血压之外，还可通过降低肾小球内压和直接影响肾小球基底膜对大分子的通透性，有不依赖于降低全身血压来减少尿蛋白的作用，并能通过非血流动力学（抑制细胞因子、减少尿蛋白和细胞外基质的蓄积）起到延缓肾小球硬化发展和肾脏保护的作用。但是此类药有升高肌酐的不良反应，因此 Cr＞264 μmol/L 时应慎用。

长效钙拮抗剂也是肾病患者最常使用的降血压药物之一，因为此类药品降压作用稳定持久，对血脂、血糖、尿酸代谢无影响，且有一定的心肾保护作用。拉西地平是一种长效钙拮抗剂，可 24 h 平稳降压，作用和缓、安全性高。并且此药可使肾血流量增加而不影响肾小球滤过率，肾病患者使用安全。此药不经肾排泄，无须调整剂量。

临床药师观点：该患者目前肾功能恶化显著，为了防止肌酐进一步上升，不宜使用 ACEI/ARB 类药物，而患者长期使用长效钙拮抗剂平稳降压，作用和缓、安全性高，患者使用此药血压控制达标 135/75 mmHg，无须调整降压方案。

（2）纠正酸中毒：肾衰竭时，磷酸、硫酸等酸性物质代谢产物难以排除，代谢性酸中毒非常见见。治疗主要也为口服碳酸氢钠片，轻者每日 1.5～3 g 即可，重者应静脉滴注碳酸氢钠。

临床药师观点：此患者入院初期碳酸氢钠，每日 0.5 g，剂量偏小。复查血气电解质后，增加了碳酸氢钠片用量至 1 g p.o. t.i.d.，进入规律透析，酸中毒纠正，停用此药。

（3）纠正贫血：肾功能不全患者由于红细胞生成素缺乏，多存在肾性贫血。根据肾性贫血的治疗原则，如 Hb＜100～110 g/L，即可开始应用 EPO 治疗，目标 Hb 值为 110～120 g/L。治疗肾性贫血推荐皮下注射，因为相比静脉注射既可达到较好疗效，又可节约用量 1/4～1/3。皮下给药初始推荐剂量为每周 100～120 U/kg。影响 EPO 疗效的主要原因是功能性缺铁。因此，在应用 EPO 治疗时，应重视补充铁剂，否则疗效不显著。入院后应进一步评估患者血清铁、铁蛋白等指标，评价患者缺铁情况，根据患者缺铁情况调整铁剂品种及用量。

临床药师观点：此患者 Hb 76 g/L，存在中度贫血，体重 68 kg，补充 EPO，每周 5000 U，剂量合理。并注意观察患者血压波动，有无血管通路阻塞等不良反应发生。

（4）改善微循环：羟苯磺酸钙通过调节微血管壁的生理功能，改善微循环，用于糖尿病性微血管病变——视网膜病及肾小球硬化症。眼科医师建议使用。

临床药师观点：羟苯磺酸钙可影响肌酐检测，对肌酐检测造成影响。原因：羟苯磺酸钙分子结构可解离成 2 个基团，肌酐可以和其中 1 个基团结合生成一种新的物质，这种新的物质结合较牢固，它还可以继续与其他中小分子结合。羟苯磺酸钙和肌酐的结合势必导致血肌酐水平有一定程度下降。因此，许多患者使用此药肌酐降低，但停用之后，肌酐迅速上升。使用此药不利于医师对于病情的评估，故不推荐使用。

（5）抑酸护胃：糖皮质激素可刺激胃酸、胃蛋白酶的分泌并抑制胃黏液分泌，降低胃肠黏膜的抵抗力，容易诱发并加重溃疡，激素的致溃疡作用与剂量密切相关，每日激素（以泼尼松计算）用量大于 20 mg 者更应关注。故有必要给予护胃药物。

临床药师观点：兰索拉唑一般用于口服疗法不适用的伴有出血的十二指肠溃疡。通常成年人 30 mg iv.gtt t.i.d.。疗程不超过 7 d。一旦患者可以口服药物，应改换为口服剂型。

（6）控制血糖：患者糖尿病 10 年，长期使用胰岛素控制血糖，血糖控制尚可。入院后血糖明显升高，餐后血糖升高明显，考虑与大剂量糖皮质激素使用有关。内分泌会诊后，增加胰岛素使用剂量，并加用阿卡波糖降低餐后血糖。

临床药师观点：该患者 Cr 717 μmol/L，Ccr<10 mL/min，阿卡波糖说明书明确规定：严重肾功能损害（肌酐清除率<25 mL/min）的患者禁用。瑞格列奈及其代谢产物仅 8%经肾脏排泄，用于慢性肾脏病 1~5 期的患者无须调整剂量，故建议改为瑞格列奈。

（三）药学监护要点

1. **免疫抑制方案** 糖皮质激素+环磷酰胺。

（1）监护尿量、肌酐、ANCA 指标，关注患者肾病进展。

（2）消化道不良反应：询问患者有无消化道溃疡史，在预防性使用质子泵抑制剂的同时注意有无胃肠道不适、黑便等消化性溃疡出血等反应。

（3）精神症状：注意患者有无精神病、癫痫等病史。使用过程中仍需关注有无兴奋失眠等不良反应，必要时对症处理。

（4）预防感染：大剂量糖皮质激素及环磷酰胺极易诱发感染，因此，免疫抑制治疗时必须密切注意预防。注意关注患者体温变化，有无咳嗽、腹泻等感染征象。

（5）预防骨质疏松：注意补钙，加用活性维生素 D。

（6）由于糖皮质激素可能导致血压升高、血糖升高等，因此，近期应继续密切监测血压、血糖波动，必要时调整药物。

2. 降压治疗　拉西地平。

（1）由于糖皮质激素、促红细胞生成素、碳酸氢钠都能导致血压升高，应每日监护血压，目标值不高于 140/90 mmHg。

（2）不良反应监护：监测有无踝部水肿、牙龈增生等。

3. 纠正酸中毒　碳酸氢钠。

（1）密切监护血气血电解质，目标：正常值范围。

（2）碳酸氢钠可能导致水钠潴留，因此，应密切监测体重、血压变化。

4. 控制血糖　胰岛素+阿卡波糖。

（1）患者原有糖尿病，使用糖皮质激素会进一步升高血糖，应注意监测空腹及三餐后血糖，目标：空腹血糖＜7 mmol/L，餐后血糖＜10 mmol/L，HbA1c＜7%。

（2）关注有无心慌、冷汗、颤抖、面色苍白等低血糖反应的发生，如有，应及时告知医师。

（3）由于患者使用阿卡波糖，如出现低血糖症状，应使用葡萄糖纠正，而不宜使用蔗糖。

5. 纠正贫血　促红细胞生成素。

（1）目标 Hb 值为 110～120 g/L。初始治疗 Hb 增长速度应控制在 10～20 g/L。

（2）关注 EPO 不良反应，每日监测血压、预防血栓栓塞形成，定期复查 DIC 指标等。根据缺铁情况加用铁剂。

案例二

（一）案例回顾

【主诉】

反复咳嗽、咳痰伴肌酐升高 2 年余。

【现病史】

患者，男性，68岁。2年前出现反复咳嗽、咳痰，痰中带血，每日3～4次，伴发热，体温38.5℃，肌酐进行性升高至735 μmol/L。肾穿病理显示肾脏新月体形成，符合系统性血管炎，新月体肾炎诊断。予甲泼尼龙联合环磷酰胺免疫抑制治疗，并给予血液透析治疗。至今环磷酰胺累积剂量7.4 g，糖皮质激素泼尼松片减量至5 mg p.o. q.d.。为进一步诊治收入院。

患者近期胃纳精神可，大便如常，夜眠安。

【既往史】

30年前有结核病史，现已痊愈，有支气管扩张感染史。

【个人史、家族史、过敏史】

无。

【体格检查】

T 36.6℃，P 80次/分，R 20次/分，BP 130/65 mmHg。

神清，气平，全身皮肤无黄染，无出血点及瘀斑。两肺呼吸音粗，未闻及干、湿啰音，心律齐。双肾区无叩痛，双下肢无水肿。

【实验室检查】

入院第2天检查结果：

1. 血常规　WBC 8.47×10^9/L，NEUT% 59.2%，RBC 3.8×10^9/L，Hb 119 g/L，PLT 282×10^9/L。

2. 尿常规　阴性。

3. 便常规　阴性。

4. 蛋白尿　24 h尿蛋白定量0.138 g。

5. 肝肾功能　ALB 38.9 g/L，ALT 12 U/L，AST 25 U/L，DB 3.1 μmol/L，TB 7.4 μmol/L，BUN 11.2 mmol/L，Cr 208.5 μmol/L，UA 548 μmol/L。

6. ESR　16 mm/h。

7. 凝血功能　PT 10.2 s，INR 0.88。

8. 血电解质　钠138 mmol/L，钾3.5 mmol/L，氯104 mmol/L。

9. 血脂 TG 1.02 mmol/L，TC 4.23 mmol/L，HDL-C 1.32 mmol/L，LDL-C 2.34 mmol/L。

【诊断】

（1）系统性血管炎，血管炎性肾损伤。

（2）慢性肾脏病 4 期。

【主要用药记录】

1. 免疫抑制治疗

（1）糖皮质激素：醋酸泼尼松片 5 mg p.o. q.d.（d1－出院）。

（2）免疫抑制剂：0.9%氯化钠溶液 100 mL+注射用环磷酰胺 0.6 g iv.gtt stat.（d2）。

2. 对症支持治疗

（1）降压：氨氯地平片 5 mg p.o. b.i.d.（d1－出院）；阿罗洛尔片 5 mg p.o. b.i.d.（d1－出院）。

（2）预防骨质疏松：骨化三醇胶丸 0.25 μg p.o. q.d.（d1－出院）。

（3）纠正酸中毒：碳酸氢钠片 1 g p.o. t.i.d.（d1－出院）。

（4）降尿酸：别嘌呤醇片 0.1 g p.o. q.d.（d1－出院）。

（5）肠道排毒：包醛氧化淀粉 1 包 p.o. t.i.d.（d1－出院）。

【药师记录】

入院第 1 天，继续予醋酸泼尼松片 5 mg p.o. q.d.治疗原发病，氨氯地平片 5 mg p.o. b.i.d.、阿罗洛尔片 5 mg p.o. b.i.d.降压，骨化三醇胶丸 0.25 μg p.o. q.d.促进钙质吸收，包醛氧化淀粉 1 包 p.o. t.i.d.减少肠道毒素吸收，别嘌呤醇片 0.1 g p.o. q.d.抑制尿酸生成，碳酸氢钠片 1 g p.o. t.i.d. 碱化尿液，促进尿酸排出。

入院第 2 天，患者血常规、肝功能、血脂、ESR 基本正常，无感染征象，予环磷酰胺 0.6 g 冲击治疗。

入院第 5 天，患者病情稳定，准予出院。

出院带药：醋酸泼尼松片 5 mg p.o. q.d.；氨氯地平片 5 mg p.o. b.i.d.；阿罗洛尔片 5 mg p.o. b.i.d.；骨化三醇胶丸 0.25 μg p.o. q.d.；包醛氧化淀粉 1 包 p.o. t.i.d.；碳酸氢钠片 1 g p.o. t.i.d. ；别嘌呤醇片 0.1 g p.o. q.d.。

（二）案例分析

1. 免疫抑制治疗　泼尼松+环磷酰胺。

患者确诊系统性血管炎，新月体肾炎的基本治疗方案分为诱导缓解和维持缓解两个阶段。诱导期治疗的目的是尽快控制病情，尽量达到完全缓解，通常先予大剂量甲泼尼龙冲击治疗迅速控制炎症反应。维持缓解的目标是减少疾病复发，保护肾功能，一般为免疫抑制剂（常用环磷酰胺）联合泼尼松（龙）。目前患者病情稳定，处于维持缓解期，此次为规律使用环磷酰胺入院。

（1）糖皮质激素：泼尼松片初期治疗为 1 mg/(kg·d)，4～8 周，病情控制后可逐步减量，治疗 6 个月可减至 10～20 mg p.o. q.d.，该患者激素剂量已减至 5 mg p.o. q.d.。应关注长期使用激素可能导致的不良反应，如高血压、血糖升高、消化道出血、骨质疏松、水钠潴留等。

（2）免疫抑制剂：使用环磷酰胺前需进行以下评估，①评估药物相互作用；②根据患者年龄、性别、预期累积剂量评估不孕不育风险及避孕的重要性；③适龄女性行宫颈癌和HPV感染筛查；④基线实验室检查（CBC、血肌酐、尿液分析、肝功能、HBV 或HCV）；⑤结核试验；⑥卡氏肺囊虫的防治；⑦免疫状态评估。

环磷酰胺可使用口服或静脉制剂，口服起始剂量为 2 mg/(kg·d)，一般为 100～150 mg q.d.；静脉剂量为 750 mg/m^2（多为 600～1000 mg），每月 1 次，连续应用 6 个月或直至病情缓解。不应片面强调环磷酰胺的总量而过早停用，从而不能有效达到病情完全缓解的目的。关于环磷酰胺的累积剂量问题，目前还没有一个确切的安全界值。研究显示 Wegener 肉芽肿患者环磷酰胺累积剂量超过 36 g（相当于 100 mg q.d.×1 年），膀胱癌的发生率增加 9.5 倍，延长疗程还可增加淋巴细胞异常增生、骨髓异常增生及白血病的风险。所以一般认为，当环磷酰胺的累积剂量达到或者接近 36 g时，可以换用其他治疗方案。对于轻微的复发，可增加免疫抑制治疗的强度，包括增加激素、硫唑嘌呤或吗替麦考酚酯的剂量，但需要尽可能避免过多地使用环磷酰胺，以尽可能降低环磷酰胺的累积使用剂量。

静脉环磷酰胺的起始剂量根据体表面积（干体重）计算，并根据肾功能、高龄、肥胖调整。随后的剂量根据患者的治疗反应及白细胞减少情况调整。为了降低环磷酰胺的毒性，若患者感染风险较高或大于 70 岁或肌酐清除率<50 mL/min，应降低环磷酰胺剂量（降低 20%～30%或 0.5 mg/m^2）。

淋巴细胞最低值出现在治疗后第 7 天，粒细胞最低值出现在治疗后第 14 天，通常在第 10～14 天和下次治疗前数天检测全血细胞数，以保证没有明显的骨髓抑制。若首次用药后白细胞计数最低值<3500/m^2 和（或）中性粒细胞绝对数<1500/m^2，下次冲击的剂量应减少 20%～25%。对于 ANCA 相关的肾小球肾炎，间断静脉冲击环磷酰胺和口服用药组患者的存活率、缓解率、缓解时间、复发率和肾功能无显著性差异。相同时间内间断静脉冲击和口服给药相比，口服用药量是静脉用量的数倍，静脉用药者白细胞减少和严重感染发生率显著减少，每周期膀胱接触丙烯醛（环磷酰胺的毒性代谢物）仅 1～2 d，而非每天。

为加快环磷酰胺排泄，预防出血性膀胱炎，冲击前后需水化治疗，建议冲击前静脉滴注 1000 mL 生理盐水，环磷酰胺通常需滴注 1 h 以上，用药后 24 h 内每 6～8 h 补充 1000 mL 液体。该药常见不良反应为肝功能损害、骨髓抑制、消化道症状、性腺抑制、出血性膀胱炎和致癌。

临床药师观点：患者使用环磷酰胺前检测血常规，白细胞正常，故予常规剂量。用药前后未予水化，增加了出血性膀胱炎的风险，应予纠正。用药后 14 天应复查血常规、肝功能、尿常规。

2. 对症支持治疗

（1）抗高血压治疗：氨氯地平+阿罗洛尔。

降压治疗在肾脏疾病中尤为重要。高血压的控制目标：慢性肾脏病血压控制目标＜140/90 mmHg，氨氯地平是一种长效的钙拮抗剂，降压作用稳定而持久，一般每日 1 次用药即可，常见不良反应包括反射性交感神经激活导致心跳加快、面部潮红、踝部水肿、牙龈增生等。阿罗洛尔可阻断 α 及 β 受体，可降低血压、减慢心率。由于肾脏患者血压较难控制，因此两种药物均每日 2 次服用，注意监测血压，现患者血压 130/65 mmHg，血压控制可，不予调整抗高血压药物。

临床药师观点：目前血压 130/65 mmgHg，控制达标，联合用药降压平稳，安全性高，暂不调整降压方案。

（2）预防骨质疏松：骨化三醇胶丸。

任何剂量的糖皮质激素均可加速骨质丢失和增加骨折风险。预计使用任何剂量糖皮质激素的疗程超过 3 个月的患者，在治疗前和治疗过程中均应定期监测骨密度，均建议给予生活方式的干预和补充钙剂与维生素 D。系统评价显示，与未治疗或单用钙剂相比，联用普通或活性维生素 D 和钙剂防治 GIOP 疗效更好。骨化三醇是活性维生素 D，不需肝脏和肾脏羟化酶羟化即有活性，常用剂量为 0.25～0.5 μg/d，更适合老年人及肾功能不全、1α-羟化酶缺乏者。

临床药师观点：骨化三醇与钙剂联用可以促进钙的吸收，故需同时补充足量的钙（饮食及额外补充）。建议长期接受糖皮质激素治疗的患者，每日摄入钙元素的量为 1200～1500 mg。

（3）降尿酸：别嘌呤醇片+碳酸氢钠片。

患者尿酸偏高，应降尿酸治疗。

降尿酸药物可分为抑制尿酸合成的药物（黄嘌呤氧化酶抑制剂）和增加尿酸排泄的药物。别嘌呤醇属于抑制尿酸合成的药物，可抑制黄嘌呤氧化酶，使尿酸生成减少，降低血中尿酸浓度，减少尿酸在骨、关节及肾脏的沉着，用于痛风、痛风性肾病。该药需根据肾功能调整剂量，15 mL/min≤Ccr＜60 mL/min 时减量至 100～500 mg/d，Ccr＜15 mL/min 时禁用。别嘌呤醇的不良反应包括胃肠道症状、皮疹、肝功能损害、骨髓抑制及超敏反应综合征。使用噻嗪类利尿剂和肾功能不全是超敏反应的危险因素。超敏反应发生在用药初期几个月内，常表现为剥脱性皮炎，严重超敏反应的发生与白细胞抗原 HLA-B*5801 密切相关。朝鲜族慢性肾脏病3 期患者 HLA-B*5801 等位基因频率为 12%，中国汉族人群、泰国人HLA-B*5801 等位基因频率为 6%～8%，白色人种 HLA-B*5801 等位基因频率仅为 2%，故亚裔人群发生超敏反应的风险更大，建议使用别嘌呤醇前应进行 HLA-B*5801 检测。别嘌呤醇宜饭后服用，用药期间需大量饮水，增加尿量，减少黄嘌呤结石的产生风险。

碳酸氢钠，有碱化尿液、促进尿酸排出的作用。尿 pH 6.2～6.9有利于尿酸盐结晶溶解和从尿液排出，但尿 pH＞7.0 易形成草酸钙及其他类结石，因此碱化尿液过程中要检测尿 pH。碳酸氢钠常用剂量每次 1 g，每日 3 次。碳酸氢钠在胃中产生二氧化碳，可增加胃内压，并可引起嗳气和继发性胃酸分泌增加，长期大量服用可引起碱血症，并因钠负荷增加诱发充血性心力衰竭和水肿。

临床药师观点：目前患者尿酸水平未达标，建议控制饮食，少食高嘌呤食物如肉类、海鲜、动物内脏、浓的肉汤、啤酒等。计算出 Ccr 22 mL/(min·1.73 m^2)，该肾功能下别嘌呤醇剂量增加需谨慎，可在患者教育和密切监测毒性的前提下缓慢增加剂量（不超过 200 mg/d），必要时在监测肾功能的前提下联用苯溴马隆等增加尿酸排泄的药物。

（三）药学监护要点

1. 免疫抑制方案　糖皮质激素+环磷酰胺。

（1）监护尿量、肌酐，关注患者肾病进展。

（2）消化道不良反应：注意有无胃肠道不适、黑便等消化性溃疡出血等反应。

（3）精神症状：患者无精神病、癫痫等病史。使用过程中仍需关注有无兴奋失眠等不良反应，必要时对症处理。

（4）预防感染：糖皮质激素和环磷酰胺联用极易诱发感染，因此，免疫抑制治疗时必须密切注意预防。注意关注患者体温变化，避免到人流密集地，注意有无咳嗽、腹泻等感染征象。

（5）预防骨质疏松：服用维生素D的同时需补充足量钙剂。

（6）由于糖皮质激素可能导致血压升高、血糖升高等，因此，近期应继续密切监测血压、血糖波动，必要时调整药物。

（7）使用环磷酰胺前检测血常规，用药后10～14 d复查血常规、肝肾功能、尿常规，观察是否有出血性膀胱炎或其他肾损害的症状。

2. 抗高血压治疗　氨氯地平。

（1）由于糖皮质激素、碳酸氢钠都能导致血压升高，应每日监护血压，目标值不高于130/80 mmHg。

（2）不良反应监护：监测有心跳加快、面部潮红、踝部水肿、牙龈增生等。

3. 降尿酸　碳酸氢钠+别嘌呤醇。

（1）密切监护血气血电解质，目标：正常值范围。

（2）监测尿pH，目标值6.2～6.9。

（3）不良反应监测：别嘌呤剂量滴定期间，每2～5周监测血常规、血尿酸、尿尿酸。定期监测肝功能、肾功能（BUN，Scr）、凝血酶原时间，用药前检测HLA-B*5801。

案例三

（一）案例回顾

【主诉】

泡沫尿伴腰酸2周。

【现病史】

患者，女性，27岁，体重50 kg。因泡沫尿伴腰酸2周入院。患者2周前出现泡沫尿伴腰部酸痛，尿量减少，尿色发红，否认尿频尿痛、发热症状，9 d前（2月3日）于外院就诊，查尿常规：

Pro（+++），RBC（++++），WBC 2～3/HP，血常规示：WBC 11.59×
10^9/L，NEUT% 70.7%，Hb 131 g/L，PLT 313×10^9/L，肝肾功能示：ALB
25.5 g/L，Cr 60.6 μmol/L，UA 288 μmol/L，BUN 2.96 mmol/L。超声
示：两侧肾脏、输尿管、膀胱未见明显异常。7 d 前（2 月 5 日）
起患者出现面部及下肢水肿，食欲缺乏，夜间出现寒战，自行服用氨
酚烷胺胶囊 3 d。后患者水肿、寒战症状好转，尿量仍较少，颜色逐
渐转黄，昨日（2 月 11 日）查尿常规：Pro（+++），RBC 6～8/HP，
WBC 3～4/HP，患者仍有少尿泡沫尿，偶有咳嗽，食欲缺乏，无
水肿，为进一步诊治入院。病程中患者无皮疹、关节肿痛，食欲
差，睡眠可，小便有泡沫，大便无殊。

【既往史】

否认糖尿病、高血压、肾病家族史。

【个人史、家族史、过敏史】

无特殊。

【体格检查】

T 37.7℃，P 100 次/分，R 20 次/分，BP 140/97 mmHg。

查体：神清，精神可，双肺呼吸音清，未闻及明显干、湿啰音，
心率 100 次/分，律齐。腹平软，无压痛反跳痛，双下肢无水肿。

【实验室及其他辅助检查】

1. 实验室检查

（1）入院第 1 天：

1）血常规：WBC 11.75×10^9/L，NEUT% 76.5%，Hb 114 g/L，
PLT 378×10^9/L。

2）尿常规：pH 6.0，Pro 300 mg/dL，RBC 135.8/HP，WBC
102.9/HP。

3）尿系列蛋白：尿微量白蛋白 11 200 mg/L，尿 $α_1$-微球蛋白
134 mg/L，尿 $β_2$-微球蛋白 0.9 mg/L，尿免疫球蛋白 G 47.2 mg/L，
尿转铁蛋白 523 mg/L。

4）肾功能：BUN 13.9 mmol/L，Cr 412 μmol/L，UA 602 μmol/L，

eGFR-EPI Cr 10 mL/（min·1.73 m^2），胱抑素 C 2.098 mg/L。

5）肝功能：ALT、AST、TB、DB 正常，ALB 23 g/L。

6）血电解质：钾 4.1 mmol/L，钠 133 mmol/L，氯 96 mmol/L，钠 2.02 mmol/L，磷 1.59 mmol/L，铁 2.50 μmol/L，总铁结合力 17.5 μmol/L。

7）血脂：TG 1.26 mmol/L，TC 6.03 mmol/L。

8）心房脑钠肽：proBNP 43 pg/mL。

9）凝血功能：TT、PT、INR 正常，D-dimer 2.75 μg/mL。

10）降钙素原 0.363 ng/mL。

11）炎性指标：ESR 80 mm/h，高敏 CRP 128 mg/L。

12）补体：C3 1.95 g/L，C4 0.506 g/L。

（2）入院第 2 天：

1）肾功能：BUN 14.2 mmol/L，Cr 505 μmol/L，UA 506 μmol/L。

2）尿常规：pH 5.5，Pro 300 mg/dL，RBC 47.1/HP，WBC 44.9/HP。

3）凝血功能：D-dimer 1.033 μg/mL。

4）肝炎：乙肝二对半正常，戊肝 IgM 抗体阴性。

5）MPO-ANCA 0.3，PR3-ANCA 0.21，anti-ds-DNA 4.04 U/mL。

（3）入院第 3 天：

1）尿常规：pH 5.5，Pro 300 mg/dL，RBC 177.3/HP，WBC 59.1/HP。

2）肾功能：BUN 15.8 mmol/L，Cr 416.8 μmol/L，UA 556 μmol/L。

3）24 h 尿蛋白定量 2.005 g，尿量 300 mL，尿 Cr 3.1 mmol/24 h，UA 0.5 mmol/24 h，BUN 34.07 mmol/24 h，尿钾 9.4 mmol/24 h，尿钠 3.6 mmol/24 h，尿氯 3.6 mmol/24 h。

（4）入院第 4 天：肾功能示 BUN 16.9 mmol/L，Cr 761 μmol/L，UA 632.1 μmol/L。

（5）入院第 5 天：

1）静脉血气：pH 7.337，HCO$_3^-$ 浓度 25.3 mmol/L，标准剩余碱 0.2 mmol/L。

2）肾功能：BUN 17.9 mmol/L，Cr 722 μmol/L，UA 483 μmol/L。

3）尿蛋白：24 h 尿蛋白定量 3.652 g。

4）血常规：WBC 9.31×10^9/L，NEUT% 81.1%，Hb 96 g/L，PLT 370×10^9/L。

（6）入院第 6 天：

1）抗肾小球基底膜 IgG 抗体 5.17。

2）免疫固定蛋白质电泳检验：未见单克隆条带。

（7）入院第 8 天：

1）血常规：WBC 10.23×10^9/L，NEUT% 92.4%，Hb 102 g/L，PLT 347×10^9/L。

2）肝肾功能：ALT 14.1 U/L，Cr 792 μmol/L，UA 447 μmol/L。

（8）入院第 12 天：

1）血常规：WBC 13.61×10^9/L，NEUT% 71.0%，Hb 84 g/L，PLT 232×10^9/L。

2）肾功能：Cr 704 μmol/L，eGFR-EPI Cr 6 mL/(min·1.73 m²)。

3）肝功能：ALT、AST、TB、DB 正常，ALB 21 g/L。

4）血电解质：钠、钾、氯正常。

（9）入院第 17 天：

1）抗肾小球基底膜 IgG 抗体 2.37。

2）D-dimer 0.625 μg/mL。

3）静脉血气：pH 7.351，HCO_3^- 浓度 24.5 mmol/L，标准剩余碱−0.3 mmol/L。

4）ESR 7 mm/h，高敏 CRP 17.9 mg/L。

5）血常规：WBC 19.00×10^9/L，NEUT% 81.0%，Hb 76 g/L，PLT 185×10^9/L。

6）肾功能：Cr 622.4 μmol/L，UA 341 μmol/L，eGFR-EPI Cr 7 mL/(min·1.73m²)。

7）血电解质：钠、钾、氯正常。

（10）入院第 21 天：

1）尿常规：pH 5.5，Pro 100 mg/dL，RBC 78.6/HP，WBC 6.5/HP。

2）高敏 CRP 12.6 mg/L。

3）ANCA 阴性。

4）抗肾小球基底膜 IgG 抗体 1.17。

（11）入院第 28 天：

1）ESR 5 mm/h，高敏 CRP 12.5 mg/L。

2）静脉血气：pH 7.345，HCO_3^- 25.6 mmol/L，SBE 0.6 mmol/L。

3）肾功能：Cr 441.9 μmol/L，eGFR-EPI Cr 7 mL/(min·1.73 m^2)。

4）血电解质：钠、钾、氯正常。

（12）入院第 29 天：

1）抗肾小球基底膜 IgG 抗体 0.43。

2）血常规：WBC 13.71×10^9/L，NEUT% 86.1%，Hb 73 g/L，PLT 185×10^9/L。

（13）入院第 30 天：

1）尿常规：pH 5.5，Pro 70 mg/dL，RBC 217.6/HP，WBC 6.1/HP。

2）尿蛋白：24 h 尿蛋白定量 1.403 g。

（14）入院第 33 天：

1）血常规：WBC 14.40×10^9/L，NEUT% 72.5%，Hb 78 g/L，PLT 236×10^9/L。

2）尿常规：pH 6，Pro 100 mg/dL，RBC 569.5/HP，WBC 10.9/HP。

3）肾功能：BUN 11.7 mmol/L，Cr 404.8 μmol/L，UA 386 μmol/L。

4）肝功能：ALT、AST、TB 正常，ALB 26.8 g/L。

5）血脂：TG 2.27 mmol/L，TC 4.19 mmol/L。

6）静脉血气：pH 7.475，HCO_3^- 29.8 mmol/L，SBE 6.1 mmol/L。

7）高敏 C 反应蛋白 10.6 mg/L。

（15）入院第 35 天：

1）血常规：WBC 13.55×10^9/L，NEUT% 76.9%，Hb 77 g/L，PLT 228×10^9/L。

2）尿常规：pH 6，Pro 200 mg/dL，RBC 2354.9/HP，WBC 26.6/HP。

3）高敏 C 反应蛋白 13.5 mg/L。

4）肾功能：BUN 14.2 mmol/L，Cr 399 μmol/L，UA 448 μmol/L。

（16）入院第 37 天：血电解质示钠、钾、氯正常。

2. 其他辅助检查

（1）泌尿系超声（d2）：双肾外形饱满，双肾急性损害图像。双侧输尿管目前未见明显异常。

（2）肾动脉超声（d2）：双肾动脉流速及阻力指数目前未见明显异常。双侧肾静脉目前未见明显异常。

（3）肾穿刺活检（d5）：光镜检查：镜下共可见 13 只肾小球，少数小球系膜细胞和基质节段性轻度增多，2 只小球包氏囊内可见小的细胞性新月体形成。重度小管间质病变，小管多灶性空泡盒颗粒变性，多灶性小管上皮细胞脱落和基底膜裸露，红细胞管型，蛋白管型，间质多灶性和散在炎症细胞浸润，血管（－）。诊断：局灶性节段增生性病变伴新月体形成；急性肾小管坏死。

（4）胸 HRCT（d7）：两肺下叶条片灶伴渗出可能，两侧胸腔积液伴两肺下叶膨胀不全，请治疗后复查；右肺中叶胸膜下斑点影，建议随访；双侧腋下多发淋巴结；腔静脉置管中。胸壁皮下水肿。

【诊断】

（1）抗肾小球基底膜肾炎（局灶节段增生性病变伴新月体形成）。

（2）急性肾小管坏死。

【主要用药记录】

1. 免疫抑制治疗

（1）丙种球蛋白：丙种球蛋白 20 g iv.gtt q.d.（d6－10）。

（2）糖皮质激素：0.9%氯化钠溶液 100 mL+注射用甲泼尼龙 240 mg iv.gtt q.d.（d7－9）；0.9%氯化钠溶液 100 mL+注射用甲泼尼龙 80 mg iv.gtt q.o.d.（逢单日）（d10－14）；0.9%氯化钠溶液 20 mL+注射用甲泼尼龙 40 mg iv.gtt q.o.d.（逢双日）（d10－14）；0.9%氯化钠溶液 20 mL+注射用甲泼尼龙 40 mg iv.gtt q.d.（d15－37）。

（3）免疫抑制剂：0.9%氯化钠溶液 100 mL+注射用环磷酰胺

0.2 g iv.gtt stat.（d12，d19，d23，d29，d37）。

2. 对症支持治疗

（1）抑酸护胃：0.9%氯化钠溶液 100 mL+注射用兰索拉唑 30 mg iv.gtt q.d.（d3－37）。

（2）抗感染：左氧氟沙星注射液 0.5 g iv.gtt q.o.d.（d4－17）。

（3）抗贫血：琥珀酸亚铁片 0.1 g p.o. t.id.（d4－19）；重组人促红细胞生成素注射液 10 000 U i.h. q.w.（d14－37）。

【药师记录】

入院第 1 天，行肾穿刺术。

入院第 3 天，患者存在蛋白尿、低蛋白血症、高血脂、水肿，肾病综合征诊断成立。此次入院前肌酐范围正常，入院后呈进行性上升趋势，急性肾损伤（AKI）诊断成立。

入院第 4 天，患者诉咳嗽，加用左氧氟沙星抗感染。

入院第 5 天，患者血肌酐逐渐升高，达 722 μmol/L，今行深静脉置管术，明起血液透析。

入院第 6 天，第 1 次血液透析，肾穿病理提示：局灶节段性病变伴新月体形成，ATN，荧光可见 IgG、C3、κ、λ 毛细血管袢呈线条状沉积。结合抗肾小球基底膜抗体升高，考虑抗肾小球基底膜肾小球肾炎，拟行激素冲击+环磷酰胺+血浆置换联合血液透析支持治疗。今起予以丙种球蛋白 20 g iv.gtt q.d.持续治疗 5 d，明日起予以甲泼尼龙 240 mg iv.gtt q.d.冲击 3 d，明起透析、血浆置换交替进行。

入院第 7 天，第 1 次血浆置换，共置换 2500 mL，其中血浆 900 mL，ALB 1000 mL，平衡液 600 mL。

入院第 8 天，第 2 次血液透析，血肌酐继续升高至 792 μmol/L，继续原有治疗方案。

入院第 9 天，第 2 次血浆置换。

入院第 10 天，第 3 次血液透析，大剂量糖皮质激素冲击治疗已满 3 天，今起甲泼尼龙减量为 80 mg/40 mg 间隔治疗。

入院第 12 天，第 3 次血浆置换，今天予环磷酰胺 0.2 g iv.gtt

stat.治疗。血肌酐略下降，至 704 μmol/L。血常规白细胞升高至 13.55×10⁹/L，疑糖皮质激素的作用，不予处理。

入院第 13 天，第 4 次血液透析。

入院第 14 天，第 4 次血浆置换。

入院第 15 天，第 5 次血液透析，甲泼尼龙减至 40 mg iv.gtt q.d.。

入院第 16 天，第 5 次血浆置换。

入院第 17 天，第 6 次血液透析，复查抗肾小球基底膜抗体滴度下降，血肌酐下降至 622 μmol/L，免疫治疗有效。

入院第 19 天，第 6 次血浆置换，术后予环磷酰胺 0.2 g iv.gtt。

入院第 20 天，第 7 次血液透析。

入院第 21 天，第 7 次血浆置换。

入院第 22 天，第 8 次血液透析，复查抗肾小球基底膜抗体滴度进一步下降。

入院第 23 天，第 8 次血浆置换，术后予环磷酰胺 0.2 g iv.gtt。

入院第 24 天，第 9 次血液透析。

入院第 26 天，第 10 次血液透析。

入院第 27 天，第 9 次血浆置换。

入院第 28 天，第 11 次血液透析，尿量逐渐增加，血肌酐降至 441 μmol/L。

入院第 29 天，第 10 次血浆置换，术后予环磷酰胺 0.2 g iv.gtt stat.。抗肾小球基底膜 IgG 抗体转阴，血肌酐及 24 h 尿蛋白进行性下降，尿量明显增加。

入院第 30 天，第 12 次血液透析。

入院第 37 天，患者肌酐进行性下降，Cr 399 μmol/L，24 h 尿量＞1000 mL，肾功能逐渐恢复。今予拔出血液透析置管，今予环磷酰胺 0.2 g 治疗，累积剂量 1 g。

出院带药：醋酸泼尼松片 40 mg p.o. q.d.；奥美拉唑片 20 mg p.o. q.d.；琥珀酸亚铁片 0.1 g p.o. t.i.d.；重组人促红细胞生成素注射液 6000 U i.h. q.w.。

（二）案例分析

【免疫抑制治疗】

患者急性起病，表现为肾病综合征：蛋白尿、低蛋白血症、高血脂、水肿，入院后发展为少尿、贫血，血肌酐进行性升高，抗肾小球基底膜抗体阳性，确诊抗肾小球基底膜肾小球肾炎。约1/3患者血清抗肾小球基底膜抗体和 ANCA 同时阳性，双抗体阳性者可出现肾脏以外的脏器受累，类似 ANCA 相关小血管炎。该病预后凶险，如未及时治疗，多进展至终末期肾衰竭，很少有自发缓解的可能。

一旦诊断确定，抗肾小球基底膜肾炎的起始治疗便不能延迟。假如高度怀疑此诊断，等待确认诊断的同时优先给予大剂量糖皮质激素联合血浆置换的起始治疗。除出现透析依赖或肾穿刺活检标本中有 100%的新月体形成及没有肺出血的患者外，建议所有的抗肾小球基底膜肾炎患者起始治疗时均联合环磷酰胺、糖皮质激素及血浆置换。仅糖皮质激素联用环磷酰胺，疗效不佳。该患者肌酐迅速上升，肾功能急剧下降，病情严重，此次治疗共进行了 10 次血浆置换+12 次血液透析，同时予甲泼尼龙大剂量冲击联合环磷酰胺静脉滴注抑制抗肾小球基底膜抗体的产生。

抗肾小球基底膜肾炎的急性进展期，甲泼尼龙联合免疫抑制剂冲击治疗最为常用，该方案既可以快速抑制急性期炎症反应、减轻肾组织损伤，又可以抑制 T、B 淋巴细胞激活，抑制新的致病性抗体产生和细胞免疫活化。通常剂量为甲泼尼龙 500～1000 mg iv.gtt q.d.持续 3 d，接着口服醋酸泼尼松 1 mg/(kg·d)（40～60 mg/d）并于 6～8 周或以后逐渐减量。免疫抑制剂首选环磷酰胺，治疗可持续应用 3 个月左右。环磷酰胺常见不良反应为肝功能损害、骨髓抑制、消化道症状、性腺抑制、出血性膀胱炎、致癌作用等。其他免疫抑制剂如环孢素、吗替麦考酚酯等也有小样本研究报告，吗替麦考酚酯的副作用较小，但尚需更多临床研究证实。

临床药师观点：在明确诊断后，该患者治疗及时有效。甲泼尼龙初始剂量为 240 mg，用量低于推荐剂量。该患者为青年女性，已婚未育，将来可能有生育需求。环磷酰胺可引起女性患者不可逆的卵巢衰竭，发生风险与患者年龄及药物累积剂量相关。每月一次静脉注射累计可引起 45% 女性患者月经紊乱，年龄>31 岁时风险增加，使用 7 个剂量的患者有 12% 的概率月经紊乱，使用超过 15 个剂量的患者有 39% 的概率月经紊乱。可在用药期间使用口服避孕药，抑制排卵，保护卵巢卵泡存活率。

【血浆置换及血液透析】

（1）血浆置换：主要适应证为合并抗肾小球基底膜抗体、严重肺出血或重症急性肾衰竭。血浆置换治疗可快速清除血液循环中的致病性抗体，起到快速减轻组织损害的作用，对抗肾小球基底膜肾炎疗效显著。因免疫抑制剂冲击治疗对 T、B 细胞的抑制作用起效较慢，通常建议对抗肾小球基底膜肾炎采取联合糖皮质激素、环磷酰胺及血浆置换治疗。每次置换血浆 2～4 L q.d.。如经济条件许可，应治疗到患者血清中的抗肾小球基底膜抗体浓度很低或转为阴性为止，一般需置换 10 次左右方可使抗体转阴。血浆置换的主要不良反应为出血、感染、溶血及低血钙等。

（2）血液透析：多项研究显示，抗肾小球基底膜肾炎起病时，需要透析的中位发生率为 55%。患者肌酐持续上升，故予以透析。

临床药师观点：血浆置换是抗肾小球基底膜抗体肾炎的首选治疗方法，疗程一般 14 d 或直至血清抗肾小球基底膜抗体转阴。透析治疗作为肾脏替代治疗，也是抗肾小球基底膜抗体肾炎的有效治疗手段。

【免疫球蛋白】

大剂量免疫球蛋白静脉冲击治疗可阻断细胞表面 Fc 受体来抑制淋巴效应细胞的活性，对于强化免疫抑制治疗无效，或伴有免疫低下、感染等的患者，大剂量免疫球蛋白治疗也可能有效，目前尚未在临床推荐。

临床药师观点：免疫球蛋白起效快速，对免疫系统有非特异性作用。用药前需检测血 IgA 水平，选择性 IgA 缺乏症很常见，其中约 29% 的患者具有抗 IgA 抗体，免疫球蛋白中少量的 IgA 可与其发生反应，形成巨分子复合物，引起过敏反应。因此，IgA 缺乏症患者禁止使用免疫球蛋白。该药相对安全，不良反应发生率<10%，最常见的不良反应有轻到中度的头痛、寒战、肌痛、呼吸急促、胸闷、面部潮红等，这些反应为暂时性，通常发生在第一次输注时，且与滴注速度过快有关。其他包括过敏反应、血栓形成、肾衰竭、无菌性脑膜炎、溶血性贫血等。该患者应在用免疫球蛋白的同时行血浆置换，由于血浆置换可清除大量抗体，也包括注射的免疫球蛋白，故免疫球蛋白应在每次血浆置换结束后给药。

【对症支持治疗】

（1）纠正贫血：肾功能不全患者由于红细胞生成素缺乏，多存在肾性贫血。根据肾性贫血的治疗原则，如 Hb<100～110 g/L，即可开始应用 EPO 治疗，目标 Hb 值为 110～120 g/L。治疗肾性贫血推荐皮下注射，因为相比静脉注射既可达到较好疗效，又可节约用量 $1/4～1/3$。皮下给药初始推荐剂量为每周 100～120 U/kg。影响 EPO 疗效的主要原因是功能性缺铁。因此，在应用 EPO 治疗时，应重视补充铁剂，否则疗效不显著。入院后进一步评估患者血清铁、铁蛋白等指标，评价患者缺铁情况，根据患者缺铁情况调整铁剂品种及用量。患者血清铁总结合率均低，转铁蛋白饱和度 14.3%，提示存在绝对铁缺乏。补充铁剂的目的是使铁蛋白达到 100～800 ng/mL，转铁蛋白饱和度达到 20%～50%，从而为有效合成血红蛋白提供足够的铁而又不会发生铁过量。

临床药师观点：此患者 Hb 70～80 g/L，存在中度贫血，体重 50 kg，补充 EPO，每周 10 000 U，剂量偏大。注意观察患者血压波动，有无血管栓塞等不良反应发生。口服铁剂与左氧氟沙星口服制剂合用时可影响左氧氟沙星的胃肠吸收，导致全身药物浓度显著低于预期浓度，该患者使用静脉左氧氟沙星受影响。

口服铁剂可引起胃肠道不适，包括恶心、腹痛、腹泻、便秘、黑便等。

（2）抑酸护胃：糖皮质激素可刺激胃酸、胃蛋白酶的分泌并抑制胃黏液分泌，降低胃肠黏膜的抵抗力，容易诱发并加重溃疡，激素的致溃疡作用与剂量密切相关，每日激素用量（以泼尼松计算）大于 20 mg 者更应关注。故有必要给予护胃药物。

临床药师观点：兰索拉唑一般用于口服疗法不适用的伴有出血的十二指肠溃疡。通常成年人为 30 mg iv.gtt t.i.d.。疗程不超过7 d。一旦患者可以口服药物，应改换为口服剂型。出院后患者继续口服奥美拉唑可预防激素不良反应，但奥美拉唑也可升高胃内pH，影响口服铁剂的吸收，进而影响铁剂疗效。

（三）药学监护要点

1. 免疫调节方案　糖皮质激素+环磷酰胺+免疫球蛋白。

（1）监护尿常规、肾功能、抗肾小球基底膜抗体滴度，关注患者肾病进展。

（2）消化道不良反应：询问患者有无消化道溃疡史，在预防性使用质子泵抑制剂的同时注意有无胃肠道不适、黑便等消化性溃疡出血等反应。

（3）精神症状：注意患者有无精神病、癫痫等病史。使用过程中仍需关注有无兴奋失眠等不良反应，必要时对症处理。

（4）预防感染：大剂量糖皮质激素及环磷酰胺极易诱发感染，因此，免疫抑制治疗时必须密切注意预防。注意关注患者体温变化，有无咳嗽、腹泻等感染征象。

（5）预防骨质疏松：注意补钙，予活性维生素 D 促进钙的吸收。

（6）由于糖皮质激素可能导致血压升高、血糖升高等，因此，近期应继续密切监测血压、血糖波动，必要时调整药物。

（7）使用环磷酰胺前检测血常规，用药后 14 d 复查血常规、肝肾功能、尿常规。白细胞减少较血小板减少为常见，最低值在用药后 1~2 周，多在 2~3 周后恢复。观察是否有出血性膀胱炎（表现为膀胱刺激症状、少尿、血尿及蛋白尿）或其他肾损害的症状。

（8）注意免疫球蛋白的使用顺序，控制滴速，减少与滴注相关的不良反应的发生。注意过敏反应、血栓形成、溶血反应的识别。

2. 纠正贫血　促红细胞生成素+琥珀酸亚铁。

（1）目标 Hb 值为 110~120 g/L。初始治疗 Hb 增长速度应控制在 10~20 g/L。

（2）关注 EPO 不良反应：EPO 和糖皮质激素均可升高血压，需每日监测血压、预防血栓栓塞形成，定期复查 DIC 指标等。EPO 治疗期间，血液透析患者需要检测血管通路状况，小部分患者可能发生血管通路阻塞。其发生机制可能与 EPO 治疗改善血小板功能有关。

（3）监测体内缺铁情况，视情况调整剂量。关注口服铁剂的不良反应，主要是胃肠道不适，口服补铁失败的最主要原因是依从性差，需进行依从性教育，建议饭后或饭时服用，以减轻胃部刺激。

第三节　主要治疗药物

急进性肾炎常用免疫抑制方案见表 4-1。

表 4-1　急进性肾炎常用免疫抑制方案

分类	方案与疗程	使用药物	用法用量
诱导治疗（AASV）	H+CTX（6个月）	甲泼尼龙 泼尼松 泼尼松龙	甲泼尼龙 500~1000 mg iv.gtt q.d., 3 d 后, 改口服泼尼松 1 mg/kg, 4~8 周, 病情控制后可逐步减量
		环磷酰胺	750 mg/m² (多为 600~1000 mg) iv.gtt, 每月 1 次, 连续 6 个月。0.5 g/m² iv.gtt q3~4w. (>60 岁或 GFR<20 mL/(min·1.73 m²)

（续表）

分类	方案与疗程	使用药物	用法用量
诱导治疗 （AASV）	H+利妥昔单抗 （6个月）	甲泼尼龙 泼尼松 泼尼松龙	甲泼尼龙 500~1000 mg iv gtt q.d., 3 d后, 改口服泼尼松 1 mg/kg, 4~8周, 病情控制后可逐步减量
		利妥昔单抗	375 mg/m² q.w.共4次
诱导治疗 （GBM肾炎）	H+CTX （6个月）	甲泼尼龙 泼尼松 泼尼松龙	甲泼尼龙 500~1000 mg iv gtt q.d., 3 d后, 改口服泼尼松 1 mg/kg, 4~8周, 病情控制后可逐步减量
		环磷酰胺	750 mg/m²（多为600~1000 mg）iv gtt 每月1次, 连续6个月或2 mg/kg p.o. q.d.×3个月
维持治疗 （AASV）	H+AZA （≥18月）	泼尼松	10~15 mg p.o. q.d.
		硫唑嘌呤	1~2 mg/kg p.o. q.d.
	H+CTX （≥18月）	泼尼松	10~15 mg p.o. q.d.
		环磷酰胺	0.5~1 g iv.gtt, 3个月一次
	H+MMF （≥18月）	泼尼松	10~15 mg p.o. q.d.
		吗替麦考酚酯	0.5~0.75 g p.o. b.i.d.

第四节　案例评述

一、临床药学监护要点

在免疫治疗方案确定过程中，药学监护的主要工作包括免疫抑制方案的制订与优化、剂量的调整、药物相互作用的评估、疗效及不良反应的监护等。

（一）免疫抑制治疗

1. **免疫抑制方案的制订与优化**　急进性肾炎的诱导治疗通常选择糖皮质激素+环磷酰胺（H+CTX）方案，联合或不联合血浆置换。维持治疗通常使用糖皮质激素+环磷酰胺（H+CTX）、糖皮质激素+吗替麦考酚酯（H+MMF）、糖皮质激素+硫唑嘌呤（H+AZA）等方案。

适应证和禁忌证的审核：急进性肾炎起病急骤，死亡率高，预后差，早期诊断并使用免疫抑制治疗是改善预后的关键。然而，免疫抑制剂可以诱发加重感染，大剂量激素可能诱发加重溃疡，导致精神症状等，因此，严重感染、溃疡出血、精神病史患者必须慎重使用，必要时减少剂量及疗程；环磷酰胺可能导致肝损、骨髓抑制等，严重骨髓抑制、感染及肝功能损害患者不宜使用。

2. **剂量及疗程的调整**　必须根据患者的病情、病理生理状况、不良反应、治疗效果调整免疫抑制药物剂量及疗程。

对于重症患者，推荐初期使用甲泼尼龙 500～1000 mg 静脉冲击治疗，连用 3 d，必要时可以重复一个疗程；环磷酰胺推荐剂量每月 $0.5 \sim 1 \text{ g/m}^2$，若年龄 >60 岁或 GFR$<20 \text{ mL/min}$，应适当减量。

对于环磷酰胺治疗 3 个月后仍依赖透析及无肾外受累，应停用环磷酰胺。

对于已达到缓解的 ANCA 相关血管炎患者，应给予至少 18 h 的维持治疗。维持治疗可改用硫唑嘌呤、吗替麦考酚酯等免疫抑制剂。

3. 药物相互作用的评估 如硫唑嘌呤与别嘌呤醇存在相互作用，与别嘌呤醇合用时，硫唑嘌呤的剂量应减至原剂量的 1/4。

4. 药物疗效与不良反应监护 监护尿量、Cr、ESR、CRP、ANCA、抗肾小球基底膜抗体，评估疗效。

不良反应监护：监护血压、血糖、血常规、肝功能等。关注有无失眠、消化道出血等。

（二）针对免疫抑制方案的支持治疗

为减少免疫抑制方案带来的治疗风险和毒副作用，应该重视针对免疫抑制方案的支持治疗。

（1）可以选用质子泵抑制剂抑酸护胃。

（2）给予钙剂补钙，活化维生素 D 促进钙质吸收，预防骨质疏松。

（3）注意糖皮质激素所致的水钠潴留不良反应，监测患者液体出入量及体重增加，及时采取限液、利尿等对症处理。

（4）使用环磷酰胺当天应注意适当水化，必要时可使用美司钠解毒。

（三）并发症的治疗

1. 控制血压 肾脏病多合并高血压，而高血压往往加重肾脏及心脑血管等病变，应注意控制血压，ACEI/ARB 类是肾病患者最为常用的一类降血压药，但是此类药物可能导致肌酐及血钾升高，急进性肾炎患者不宜使用。

2. 纠正贫血　通常需要使用重组人促红细胞生成素注射液纠正贫血，但是使用促红细胞生成素治疗时，应重视补充铁剂，否则疗效不显著。并注意观察患者血压波动，有无血管通路阻塞等不良反应发生。

3. 抗感染　如合并感染，必须积极抗感染治疗。

4. 控制血糖　许多肾脏病患者合并糖尿病，大剂量糖皮质激素的使用可能进一步升高血糖，应该积极控制血糖。由于肾功能不全患者许多降糖药物不能使用，因此必须关注降糖药的选择。

羟苯磺酸钙通过调节微血管壁的生理功能，改善微循环，用于糖尿病性微血管病变——视网膜病及肾小球硬化症。羟苯磺酸钙可影响肌酐检测，对肌酐监测造成误区，因此不推荐使用。

二、常见用药错误归纳与要点

（1）免疫抑制方案选择不规范。

（2）免疫抑制药物剂量不合理。

（3）纠正贫血治疗不规范。

（4）降压治疗不达标。

（5）控制血糖治疗不适宜。

（6）调节微循环药物选择不适宜。

（7）未重视药物相互作用。

第五节 规范化药学监护路径

急进性肾炎起病急骤，死亡率高，预后差，早期诊断并正确使用免疫抑制治疗是改善预后的关键。然而，大剂量的激素及免疫抑制剂可能明显增加感染等风险，导致血压、血糖升高等不良反应。因此，为了使免疫抑制治疗达到最佳效果，并确保患者用药安全，临床药师要按照个体化治疗的要求，依据规范化药学监护路径，开展具体的药学监护工作。

为此，我们建立急进性肾炎治疗的药学监护路径（表4-2）。意义在于规范临床药师对急进性肾炎患者开展有序的、适当的临床药学服务工作，并以其为导向为患者提供个体化的药学服务。

表 4-2 急进性肾炎药学监护路径

适用对象：急进性肾炎、ANCA 相关血管炎、GBM 肾炎等

患者姓名：_____　　性别：_____　　年龄：_____

门诊号：_____　　住院号：_____

住院日期：____年____月____日

出院日期：____年____月____日

标准住院日：____内

时间	住院第 1 天	住院第 2 天	诊断明确后	免疫抑制治疗期间	出院当日
主要诊疗工作	□药学问诊 □用药重整（附录 1）	□药学评估 □药历书写（附录 2）	□免疫抑制方案分析 □完善药学评估（附录 3） □制订监护计划 □用药宣教	□医嘱审核 □疗效评价 □不良反应监测 □相互作用评估 □用药注意事项	□药学查房 □完成药历书写 □出院用药教育
重点监护内容	□一般患者信息 □药物相互作用审查 □其他药物治疗相关问题	□体力状况评估 □肾病诊疗评估 □既往病史评估 □用药依从性评估 治疗风险和矛盾 □感染风险评估 □骨髓造血功能 □肝肾功能 □血糖 □血压 □过敏体质 □胃肠功能 □其他	免疫抑制方案 诱导治疗方案 □H+CTX □H+利妥昔单抗 维持治疗方案 □H+CTX □H+MMF □H+AZA 免疫抑制方案的支持治疗 □抑酸护胃 □补钙 □其他 并发症治疗 □降血压 □降血糖 □纠正酸中毒 □纠正贫血 □其他	病情观察 □参加医生查房 情变化 □药学独立查房，检查药物治疗者用药相关反应，观察患者药物治疗相关问题 □查看检查、检验报告者 标变化 □检查患者服药情况 □药师记录 监测指标 □有无咳嗽、腹泻、水肿 □尿量、体温、血压等 □血常规、肝肾功能、血糖	出院教育 □正确用药 □患者自我管理 □定期门诊随访 □监测血常规、肝肾功能、电解质、血糖、血压等

（续表）

时间	住院第 1 天	住院第 2 天	诊断明确后	免疫抑制治疗期间	出院当日
病情变异记录	□无 □有，原因： （1） （2）	□无 □有，原因： （1） （2）	□无 □有，原因： （1） （2）	□无 □有，原因： （1） （2）	□无 □有，原因： （1） （2）
药师签名				王　玲	倪晓珺

系统性红斑狼疮

第一节　疾病基础知识

　　系统性红斑狼疮（systemic lupus erythematosus，SLE）是一种多系统损害的慢性自身免疫性疾病，其血清具有以抗核抗体为代表的多种自身抗体。SLE 的患病率因人而异，我国患病率为 30.13/100 000～70.41/100 000，以女性多见，尤其多见于 20～40 岁的育龄女性。

【病因和发病机制】

　　1. 病因　尚不明确，大量研究表明遗传、内分泌紊乱、感染、免疫异常及环境因素与发病有关。

　　2. 发病机制　与免疫异常相关，外来抗原（如病原体、药物等）引起人体 B 细胞等免疫细胞活化，易感者因免疫耐受性减弱，B 细胞等通过交叉反应与模拟外来抗原的自身抗原相结合，并将抗原呈递给 T 细胞，使之活化，在 T 细胞活化刺激下，B 细胞得以产生大量不同类型的自身抗体，造成大量组织损伤。

【诊断要点】

　　1. 临床表现　①全身症状：乏力与发热。②皮肤与黏膜：颜面蝶形红斑是 SLE 的特征，另外还有盘状红斑、血管炎、雷诺现象、脱发、狼疮脂膜炎、口腔溃疡等表现。③骨关节：多关节受累，通常不引起骨质破坏。④肾脏：最常见的受累脏器，又称为狼疮性肾炎（lupus nephritis，LN）。临床表现为肾炎或肾病综合征，根据世界卫生组织（WHO）将 LN 病理分为 6 型。⑤呼吸系统：常出现胸膜炎，合并胸腔积液多为渗出性。肺动脉高压和弥漫性出血性肺泡炎是 SLE 重症表现。⑥心血管系统：心包炎最常见，可有心包积液。⑦神经系统：多发生于急性期或终末期，从轻微的偏头痛、认知障碍到严重的昏迷、癫痫持续状态均可出现。⑧消化系统：肠系膜血管炎、急性胰腺炎、肝酶升高等。⑨血液系统：贫血和（或）白细胞减少和（或）血小板减少常见，疾病活动期可有全身淋巴结肿大。

2. 病理

（1）狼疮带试验（LBT）：在皮肤的表真皮交界处有免疫球蛋白（主要为 IgG）和补体沉积，对 SLE 诊断具有一定的特异性。

（2）肾脏：免疫荧光多呈现多种免疫球蛋白和补体成分沉积，称为"满堂亮"。

3. 实验室及其他辅助检查

（1）一般实验室检查：ESR 增快，C 反应蛋白升高，蛋白质电泳异常，表明有炎症过程。

（2）血清自身抗体：ANA 阳性，其中 ds-DNA 和抗 Sm 抗体是 SLE 的特异性抗体；抗核糖体 P 蛋白抗体与 SLE 的精神症状有关；抗 SSB 与继发性干燥综合征有关。

（3）血清补体：补体减少，尤其在活动期以 C3、C4 显著。

（4）抗磷脂抗体：ACA 阳性与动、静脉血栓发生有关。

【治疗原则与方法】

1. 治疗原则　SLE 目前尚不能根治，治疗要个体化，但经合理治疗后可以使大多数患者达到长期缓解。肾上腺皮质激素加免疫抑制剂依然是主要的治疗方案。

治疗原则是急性期积极用药诱导缓解，尽快控制病情；病情缓解后，调整用药，并维持缓解治疗使其保持缓解状态，保护重要脏器功能并减少药物副作用。重视伴发病的治疗包括动脉粥样硬化、高血压、血脂异常、糖尿病、骨质疏松等的预防及治疗。

2. 治疗方法

（1）一般治疗：休息，防治感染，避免使用可能诱发狼疮的药物，避免阳光暴晒等。

（2）免疫抑制治疗

1）糖皮质激素：初始剂量每日 0.5～1 mg/kg（以泼尼松计算），根据病情缓慢减量。存在重要脏器急性进行性损伤时可应用激素冲击治疗。

2）免疫抑制剂：为了更好地控制狼疮的活动，保护重要脏器功能，减少复发，减少激素的使用量和副作用。部分患者需联用免疫抑制剂。常用的免疫抑制剂主要包括环磷酰胺（CTX）、吗替麦考酚酯（MMF）、环孢素 A（CsA）、他克莫司（FK506）、甲氨蝶呤（MTX）、硫唑嘌呤（AZA）、来氟米特（LEF）等。目前认为羟氯喹应该作为 SLE 的基础治疗，可在诱导缓解和维持治疗中长期应用。

（3）其他治疗：在病情危重或难治性病例，可选择静脉注射大剂量免疫球蛋白（IVIG）、血浆置换、造血干细胞或间充质干细胞移植等；也可选用一些生物制剂，如利妥昔单抗等。合并抗磷脂抗体综合征者，需根据抗磷脂抗体滴度和临床情况，应用阿司匹林或华法林钠抗血小板抗凝治疗。对于反复血栓患者，可能需长期或终身抗凝治疗。

（4）对症支持治疗：对发热及关节痛者可使用非甾体抗炎药，对于高血压、血脂异常、糖尿病、骨质疏松等症状，应给予相应的治疗。对于 SLE 神经精神症状，也应给予相应的治疗。

第二节 经典案例

案例一

（一）案例回顾

【主诉】

双足背肿痛伴双手晨僵 5 个月，发热 1 月余。

【现病史】

患者，女性，39 岁。5 个月前无明显诱因下出现双足背非凹陷性肿胀，伴疼痛，晨轻暮重，行走受限，活动后疼痛及肿胀加剧；患者双手晨僵严重，活动后可缓解，双侧肘关节偶有疼痛。患者当时无发热、皮疹、尿泡沫增多等其他不适主诉，故当时未予重视。1 个月前，患者无明显诱因下出现发热，体温为 38～38.5℃，足背肿痛加剧，伴乏力、脱发，无皮疹、口腔溃疡等其他不适主诉。当地医院诊断为类风湿关节炎，患者自行用膏药外敷（具体不详），肿痛无缓解，且出现足背皮肤受损，故停用。患者前往笔者所在医院诊治，实验室检查：ANA 核颗粒型 1∶1280，抗 U1RNP（+），抗 ds-DNA 147.09 U/mL，抗 SSA/Ro-52（+），余均（-）；ANCA（-）；RF 16.5 U/mL，抗 CCP 抗体 0.48 U/mL；ESR 31 mm/h。为进一步诊治收入院。

【既往史】

无特殊。

【个人史、家族史、过敏史】

无特殊。

【体格检查】

T 37.4℃，P 79 次/分，R 17 次/分，BP 109/81 mmHg，神志清，精神可，心肺阴性，腹软，无压痛。双足背非凹陷性肿胀，皮温不高，有轻微压痛。

【实验室及其他辅助检查】

1. 实验室检查

（1）血常规：WBC 3.26×10^9/L，NEUT% 60.4%，Hb 113 g/L，PLT 227×10^9/L。

（2）肝肾功能：ALB 35 g/L，ALT 54 U/L，AST 24 U/L，Cr 49.0 μmol/L。

（3）甲状腺功能：FT_3 2.01 pmol/L，FT_4 7.69 pmol/L。

（4）ESR 31 mm/h。

（5）ANCA 阴性。

（6）类风湿因子相关：RF 16.5 U/mL，抗 CCP 抗体 0.48 U/mL。

（7）ANA 组合：ANA 核颗粒型 1∶1280，抗 U1RNP（+），抗 ds-DNA 147.09 U/mL，抗 SSA/Ro-52（+），余均（−）。

（8）尿蛋白：24 h 尿蛋白定量 0.189 g。

2. 其他辅助检查

（1）肝胆胰脾肾 B 超：脾稍大；肝脏、胆囊、胰腺、双侧肾脏目前未见明显异常。

（2）胸部 CT 平扫：左肺下叶条索灶，左侧胸膜增厚；两腋下多发肿大淋巴结。

（3）常规心脏超声：轻度三尖瓣反流。

【诊断】

系统性红斑狼疮（SLE）。

【主要用药记录】

1. 免疫抑制治疗　糖皮质激素：甲泼尼龙片 40 mg p.o. q.d.（d1-出院）。

2. SLE 的其他治疗　抗疟药：硫酸羟氯喹片 0.2 g p.o. q.d.

（d1－出院）。

3. 对症支持治疗

（1）抑酸护胃：注射用泮托拉唑钠 40 mg iv.gtt q.d.（d3－出院）。

（2）抗血小板药物：阿司匹林肠溶片 50 mg p.o. q.d.（d1－出院）。

【药师记录】

入院第 1 天：给予患者甲泼尼龙片 40 mg p.o. q.d.和硫酸羟氯喹片 0.2 g p.o. q.d.治疗系统性红斑狼疮，阿司匹林肠溶片 50 mg p.o. q.d.抗血小板治疗。患者服药期间无不适反应，发热情况好转，皮疹情况得到改善。

入院第 3 天，甲泼尼龙及阿司匹林长期使用，均有可能增加胃肠道不良反应的发生，建议给予质子泵抑制剂注射用泮托拉唑钠 40 mg iv.gtt q.d.护胃治疗。

入院第 4 天，患者双足背非凹陷性肿胀情况缓解，皮疹情况得到改善。药物服用期间未出现不良反应。

出院带药：醋酸泼尼松片 40 mg p.o. q.d.；阿法骨化醇软胶囊 0.25 μg p.o. q.d.；阿司匹林肠溶片 50 mg p.o. q.d.；硫酸羟氯喹片 0.2 g p.o. q.d.；奥美拉唑肠溶胶囊 20 mg p.o. q.d.。

（二）案例分析

【免疫抑制治疗】

患者诊断为 SLE，轻型 SLE 指诊断明确或高度怀疑者，但临床稳定且无明显内脏损害。对于轻型 SLE 的药物治疗主要包括免疫抑制治疗与其他治疗。

糖皮质激素：在诱导缓解期，根据病情用泼尼松每日 0.5～1.0 mg/kg，病情稳定后 2 周或疗程 6 周内，缓慢减量。如果病情允许，以小于每日 10 mg 的小剂量长期维持。

临床药师观点：结合患者目前情况，患者关节炎表现明显，因此给予糖皮质激素的治疗是适宜的，同时可以根据患者狼疮活动情况慎重考虑是否需要加用其他免疫抑制剂。

【轻型 SLE 的其他治疗】

抗疟药可控制皮疹和减轻光敏感，常用氯喹 0.25 g p.o. q.d.，或硫酸羟氯喹 0.2～0.4 g p.o. q.d.。主要不良反应是眼底病变，应每年检查眼底，有心动过缓或有传导阻滞者禁用抗疟药。

临床药师观点：对于使用羟氯喹的患者，极少有视网膜毒性，如果出现视网膜损伤，主要可能是用药剂量超过 6.5 mg/(kg·d)并且长期用药达数年以上。对长期服羟氯喹建议每年进行一次眼科检查。

【对症支持治疗】

（1）抑酸护胃：糖皮质激素可刺激胃酸、胃蛋白酶的分泌并抑制胃黏液分泌，降低胃肠黏膜的抵抗力，容易诱发并加重溃疡，激素的致溃疡作用与剂量密切相关，每日激素用量大于 20 mg 者更应关注。故有必要给予护胃药物。

临床药师观点：奥美拉唑通常成年人每次 20 mg p.o. q.d.，口服给药。奥美拉唑肠溶片必须整片吞服，药片不可咀嚼或压碎。

（2）预防骨质疏松治疗：研究显示任何剂量的糖皮质激素均可加速骨质丢失和增加骨折风险。对于预期使用糖皮质激素超过 3 个月的患者，无论使用的糖皮质激素量为多少，建议开始同时给予补充钙剂和普通或活性维生素 D。

临床药师观点：患者为骨质疏松高危人群，应该进行骨质疏松的预防治疗，并定期监测骨密度。目前加用活性维生素 D 的治疗，建议同时加用钙剂。

（三）药学监护要点

1. 免疫抑制方案　糖皮质激素。

（1）消化道不良反应：询问患者有无消化道溃疡史，在预防性使用质子泵抑制剂的同时注意有无胃肠道不适、黑便等消化性溃疡出血等反应。

（2）预防感染：大剂量糖皮质激素极易诱发感染，因此，免疫抑制治疗时必须密切注意预防。注意关注患者体温变化，有无咳嗽、腹泻等感染征象。

第五章 系统性红斑狼疮

（3）预防骨质疏松：注意补钙，加用活性维生素 D。

（4）由于糖皮质激素可能导致血压升高、血糖升高等，因此，近期应继续密切监测血压、血糖波动，必要时调整药物。

（5）中枢神经系统反应：注意患者有无兴奋、失眠等不良反应，必要时对症处理。

2. 抗疟药　羟氯喹

（1）眼反应：应用羟氯喹可能出现视物模糊，视网膜黄斑水肿、萎缩、异常色素沉着，视野缺损等症状，告知患者如有异常需及时告知医生，并在用药期间每年定期进行眼科检查。

（2）抗酸药可能减少羟氯喹的吸收，因此建议本品和抗酸药使用间隔 4 h。

案例二

（一）案例回顾

【主诉】

泡沫尿、双下肢及颜面水肿伴皮疹 1 年余。

【现病史】

患者，女性，26 岁。1 年前起无明显诱因下出现泡沫尿、双下肢及颜面水肿、自觉乏力，不伴腰痛、发热，未见肉眼血尿，同时颜面部、双上下肢、股部逐渐出现红色斑块皮疹，伴瘙痒。尿常规示：Pro（+++），潜血（+++），血常规示：WBC 2.56×10^9/L，RBC 3.56×10^{12}/L，Hb 105 g/L，PLT 148×10^9/L；肝肾功能：ALB 22 g/L，BUN 4.8 mmol/L，Cr 73 μmol/L；C3、C4 降低，免疫抗体示：ANA1 3200（+），SSA（+++），Ro-52（+++），ds-DNA（++），核小体（++），ds-DNA-IgG＞800 U/mL，p-ANCA（+）。肾穿刺病理诊断：狼疮性肾炎，IV-G（A）。目前环磷酰胺累计冲击治疗 9 次，累计剂量 5.0 g。

【既往史】

人工流产术。

【个人史、家族史、过敏史】

无特殊。

【体格检查】

T 36.8℃，P 80 次/分，R 16 次/分，BP 110/70 mmHg。神清，气平，精神可。对答切题。双肺未闻及明显干、湿啰音，四肢形态无畸形，双下肢无水肿。

【实验室及其他辅助检查】

1. 实验室检查

（1）血常规：WBC 6.43×10^9/L，Hb 87 g/L，NEUT% 56.7%，LYM 34.7%，PLT 230×10^9/L。

（2）肝功能：ALT 14 U/L，AST 16 U/L，TB 15.7 μmol/L，DB 4.7 μmol/L，TP 55 g/L，ALB 33 g/L。

（3）肾功能：BUN 4.3 mmol/L，Cr 61 μmol/L。

（4）尿蛋白：24 h 尿蛋白定量＜0.09 g。

（5）CRP：＜3.34 mg/L。

（6）免疫学指标：ANA（+）滴度 1∶3200，SSA（+++），Ro-52（+++），ds-DNA（++），核小体（++），ds-DNA-IgG＞800 U/mL，p-ANCA（+）。

（7）补体：C3 0.74 g/L，C4 0.12 g/L。

2. 其他辅助检查

（1）心电图：属正常范围。

（2）B超：肝脏、胆囊、胰腺、脾脏、双肾、膀胱均未见明显异常。双侧输尿管未见明显扩张。

【诊断】

系统性红斑狼疮性肾炎。

【主要用药记录】

1. 免疫抑制治疗　甲泼尼龙片 12 mg p.o. q.d.（d1－3）；甲泼尼龙片 10 mg p.o. q.d.（d3－出院）；硫唑嘌呤片 50 mg p.o. q.d.（d3－出院）。

2. SLE 的其他治疗 硫酸羟氯喹片 0.2 g p.o. q.d.(d1－出院)。

3. 对症支持治疗

（1）补钙：碳酸钙 D_3 片 1 粒 p.o. q.d.。

（2）抑酸护胃：奥美拉唑肠溶胶囊 20 mg p.o. q.d.。

（3）降低尿蛋白：缬沙坦胶囊 40 mg p.o. q.d.。

（4）纠正贫血：琥珀酸亚铁 0.1 g p.o. t.i.d. 。

【药师记录】

入院第 1 天：予甲泼尼龙片联合硫酸羟氯喹片治疗原发病，碳酸钙 D_3 片预防骨质疏松，奥美拉唑肠溶胶囊护胃，缬沙坦胶囊降压。

入院第 3 天：停用环磷酰胺，给予硫唑嘌呤片 50 mg p.o. q.d.；甲泼尼龙片改为 10 mg p.o. q.d.；患者 Hb 87 g/L，存在中度贫血，给予琥珀酸亚铁片 0.1 g p.o. t.i.d. 纠正贫血。

出院带药：甲泼尼龙片 10 mg p.o. q.d.；硫唑嘌呤片 50 mg p.o. q.d.；奥美拉唑肠溶胶囊 20 mg p.o. q.d.；碳酸钙 D_3 片 1 粒 p.o. q.d.；硫酸羟氯喹片 0.1 g p.o. b.i.d.；缬沙坦胶囊 80 mg p.o. q.d.；琥珀酸亚铁片 0.1 g p.o. t.i.d. 。

（二）案例分析

【免疫抑制治疗】

Ⅳ型 LN 一般预后较差，随着肾功能恶化最终会发展成肾衰竭。现多主张激素加免疫抑制剂联合治疗，可防止肾功能进一步受损，目前已进入维持期。《KDIGO 指南》指出Ⅳ型狼疮的维持治疗推荐首选硫唑嘌呤[1.5～2.5 mg/(kg·d)]或吗替考酚酯（1～2 g/d），联合使用小剂量的（低于 10 mg/d）泼尼松等效量（1B）。

该患者糖皮质激素甲泼尼龙已减至 12 mg（相当于泼尼松15 mg q.d.），略高于推荐量，可以根据患者病情适当调整用量。

尽管某些研究显示吗替考酚酯疗效优于硫唑嘌呤，但是对于计划怀孕者以硫唑嘌呤为宜。因《KDIGO 指南》建议：CTX、MMF、ACEI 和 ARB 妊娠期均不宜使用（1A），而羟氯喹（2B）

及硫唑嘌呤（2B）推荐继续妊娠期使用。美国风湿病学会（ACR）2012 年的相关指南也指出，尽管硫唑嘌呤归为妊娠 D 级，但横断面研究显示此药致胎儿异常的概率较低。但每日剂量不宜超过 2 mg/kg。

临床药师观点：由于患者有明确的生育要求，因此，在考虑药物疗效的同时，必须考虑药物对生育功能的影响及药物对胎儿的影响。故选用小剂量糖皮质激素联用硫唑嘌呤。硫唑嘌呤最主要的不良反应为骨髓抑制，应注意监测血象。

【SLE 的其他治疗】

硫酸羟氯喹也具有抗炎、免疫调节的作用，是一种免疫抑制剂，它可控制皮疹和减少光敏感与关节痛。常用剂量为 0.1～0.2 g/d，此处剂量合理。羟氯喹对血象、肝肾功能影响很小，主要不良反应是眼底病变，应每年检查眼底。

临床药师观点：应考虑明确的生殖意愿，《KDIGO 指南》建议：羟氯喹推荐继续妊娠期使用。因此，患者可以使用羟氯喹进行治疗，羟氯喹在使用过程中应注意眼底病变及心动过缓等不良反应。

【对症支持治疗】

（1）减少尿蛋白：ACEI/ARB 除可有效控制高血压外，还可通过降低肾小球内压直接影响肾小球基底膜对大分子的通透性，有不依赖降低全身血压来减少尿蛋白的作用。

临床药师观点：由于患者的血压正常，因此使用 ARB 类药物缬沙坦的主要目的是减少蛋白尿。用药期间需定期监测血肌酐、血钾，同时要防止患者出现低血压的情况，并充分告知患者使用该药的目的，嘱患者勿随意停药。

（2）护胃补钙治疗：患者长期服用大剂量糖皮质激素，容易诱发并加重溃疡及导致骨质疏松。故加用质子泵抑制剂奥美拉唑护胃及碳酸钙 D_3 片预防骨质疏松。

临床药师观点：碳酸钙 D_3 片含碳酸钙 750 mg，维生素 D_3 60 U，是一种钙及维生素 D_3 的复合制剂，有利于补钙，预防骨质疏松。

并且糖皮质激素的长期应用会对胃肠道有一定的刺激作用，因此给予质子泵抑制剂奥美拉唑护胃是适宜的。

（三）药学监护要点

1. 免疫抑制方案　糖皮质激素+硫唑嘌呤。

（1）消化道不良反应：询问患者有无消化道溃疡史，在预防性使用质子泵抑制剂的同时注意有无胃肠道不适、黑便等消化性溃疡出血等反应。

（2）预防感染：大剂量糖皮质激素极易诱发感染，因此，免疫抑制治疗时必须密切注意预防。注意关注患者体温变化，有无咳嗽、腹泻等感染征象。

（3）预防骨质疏松：注意补钙，加用活性维生素 D。

（4）由于糖皮质激素可能导致血压升高、血糖升高等，因此，近期应继续密切监测血压、血糖波动，必要时调整药物。

（5）中枢神经系统反应：注意患者有无兴奋、失眠等不良反应，必要时对症处理。

（6）硫唑嘌呤使用注意：与巯嘌呤相似但毒性稍轻，可致骨髓抑制、肝功能损害等，使用初期应每周监测血常规。

2. 抗疟药　硫酸羟氯喹片。

（1）眼反应：使用羟氯喹可能出现视物模糊，视网膜黄斑水肿、萎缩，异常色素沉着，视野缺损等症状，告知患者如有异常需及时告知医生，每年定期进行眼科检查。

（2）抗酸药可能减少羟氯喹的吸收，因此建议本品和抗酸药使用间隔 4 h。

（3）妊娠期可以安全使用，不宜停药。

3. 减少尿蛋白　患者目前 24 h 尿蛋白定量 <0.09 g，使用 ARB 类药物缬沙坦降低尿蛋白。由于患者目前血压仅 110/70 mmHg，因此在使用缬沙坦的同时，应密切关注患者血压情况，如血压下降低于正常值，则应减少或停用缬沙坦。

案例三

（一）案例回顾

【主诉】

间断发热、皮疹半年，泡沫尿及腰酸3周。

【现病史】

患者，女性，33岁。半年前面部、上臂、后背出现皮疹红斑，太阳暴晒后加重，伴间断发热，最高不超过38℃。3周前出现尿中泡沫增多，查 Pro（++++），血 WBC（2.78～3.84）×10^9/L，Hb 105～110 g/L，PLT （212～242）×10^9/L，TG 2.36 mmol/L，TC 5.91 mmol/L，ESR 79 mm/h，ANA（+）滴度 1∶80，抗 Sm 抗体（++），抗 SSA 抗体（+），Ro-52 抗体（++），抗核小体抗体弱阳性。予甲泼尼龙片 40 mg p.o. q.d.，6 d 后，改为醋酸泼尼松片 30 mg p.o. q.d.。入院前 1 d 患者无明显诱因下再次发热，最高 38℃，稍有胸闷，面部陈旧性皮疹，无咳嗽咳痰，现为求进一步治疗入院。

【既往史、个人史、家族史、过敏史】

无特殊。

【体格检查】

T 38℃，P 100 次/分，R 18 次/分，BP 110/90 mmHg。

神清，气平，精神萎靡。脸部及上肢可见皮疹，双肺呼吸音粗，未闻及明显啰音。心律齐，未闻及杂音。腹软，无压痛，未触及肿块。双下肢明显凹陷性水肿。

【实验室及其他辅助检查】

1. 实验室检查

（1）血常规：WBC 2.78×10^9/L，Hb 105 g/L，PLT 212×10^9/L。

（2）肝功能：ALT 22 U/L，AST 26 U/L，TB 16.7 μmol/L，DB 4.8 μmol/L，ALB 13.7 g/L。

（3）肾功能：BUN 4.3 mmol/L，Cr 101 μmol/L。

（4）尿蛋白：24 h 尿蛋白定量 5.4 g。

（5）血脂：TG 2.36 mmol/L，TC 5.91 mmol/L，LDL-C 8.53 mmol/L。

（6）ANA 1∶80，抗 Sm 抗体（++），抗 SSA 抗体（+），Ro-52 抗体（++），抗核小体抗体弱阳性，P-ANCA 阳性。

（7）D-dimer/FDP 纤溶二项：D-dimer 5.086 μg/mL，FDP53.7 μg/mL。

2. 其他辅助检查

（1）胃镜：慢性浅表萎缩性胃炎，HP（-）。

（2）肺 HRCT：左肺上叶片状模糊影，双侧腋下多发淋巴结，部分增大。

【诊断】

（1）系统性红斑狼疮，狼疮性肾炎。

（2）慢性肾脏病 1 期。

【主要用药记录】

1. 免疫抑制治疗

（1）糖皮质激素：醋酸泼尼松片 30 mg p.o. q.d.（d1-14）；醋酸泼尼松片 40 mg p.o. q.d.（d14-出院）。

（2）免疫抑制剂：他克莫司胶囊 1 mg p.o. b.i.d.（d14-出院）。

2. SLE 的其他治疗　抗疟药：羟氯喹片 0.1 g p.o. q.d.（d1-出院）。

3. 对症支持治疗

（1）补钙：阿法骨化醇软胶囊 0.25 μg p.o. q.d.（d1-出院）。

（2）护胃：埃索美拉唑肠溶片 20 mg p.o. q.d.（d1-出院）。

（3）调血脂：阿托伐他汀钙片 20 mg p.o. q.n.（d3-出院）。

（4）补铁：琥珀酸亚铁缓释片 0.2 g p.o. t.i.d.　（d5-出院）。

（5）抗凝：依诺肝素钠注射液 4000 U i.h. q.d.（d12-出院）。

【药师记录】

入院第 1 天：醋酸泼尼松片 30 mg p.o. q.d.，羟氯喹片 0.1 g p.o. q.d.，治疗肾病综合征。阿法骨化醇软胶囊 0.25 μg p.o. q.d.补钙，埃索美拉唑肠溶片 20 mg p.o. q.d.护胃。

入院第 3 天：血脂检查提示 LDL 8.53 mmol/L，显著高于正常范围，给予阿托伐他汀钙片 20 mg p.o. q.n.降脂。

入院第 5 天：患者 Hb 105 g/L，血清铁 2.18 μmol/L，总铁结合力 10.4 μmol/L，TSAT 21%，总体评估该患者属于轻度贫血，且存在缺铁问题，给予琥珀酸亚铁缓释片补铁。

入院第 12 天：肾功能检查结果与 DD/FDP 纤溶二项结果提示患者处于高凝状态，应用依诺肝素钠注射液 4000 U i.h. q.d.常规预防血栓栓塞。

入院第 14 天：确诊为狼疮性肾炎 V 型，醋酸泼尼松片剂量增至 40 mg p.o. q.d.，加用他克莫司胶囊 1 mg p.o. b.i.d.联合治疗。

入院第 19 天：患者病情稳定，FK506 浓度：3.8 ng/mL。

出院带药：醋酸泼尼松片 40 mg p.o. q.d.；羟氯喹片 0.1 g p.o. q.d.；他克莫司胶囊 1 mg p.o. b.i.d.；阿法骨化醇软胶囊 0.25 μg p.o. q.d.；阿托伐他汀钙片 20 mg p.o. q.n.；埃索美拉唑肠溶片 20 mg p.o. q.d.；阿司匹林肠溶片 100 g p.o. q.d.。

（二）案例分析

【免疫抑制治疗】

免疫抑制方案：糖皮质激素+他克莫司。

对于单纯 V 型 LN 患者且有持续的肾病性蛋白尿推荐应用糖皮质激素联合免疫抑制剂，包括环磷酰胺、钙调磷酸酶抑制剂、吗替麦考酚酯、硫唑嘌呤，防止肾功能进一步受损。

糖皮质激素初始剂量通常为每日 1 mg/kg，患者初始治疗方案为醋酸泼尼松片 40 mg p.o. q.d.，略低于推荐剂量。

他克莫司属于钙调磷酸酶抑制剂，通过抑制 T 细胞的活化及相关基因表达，从而产生强大的免疫抑制作用。他克莫司推荐剂量 0.05～0.1 mg/(kg·d)，目标浓度为 5～10 ng/mL。

临床药师观点：对 V 型狼疮性肾炎可以联合激素和免疫抑制剂治疗，免疫抑制剂首选环磷酰胺、他克莫司、环孢素 A。他克莫司的作用强度高于环孢素，同时高血脂、多毛、齿龈增生等不良反应较小，所以该患者的免疫抑制剂选择他克莫司是适宜的。

【SLE 的其他治疗】

羟氯喹是一种抗疟药，化学结构与氯喹相似，但毒性仅为氯喹的一半。此外，羟氯喹也具有抗炎、免疫调节的作用，是一种免疫抑制剂，它可控制皮疹和减少光敏感与关节痛。常用剂量为 0.1～0.2 g/d，此处剂量合理。

临床药师观点：羟氯喹对血象、肝肾功能影响很小，主要不良反应是眼底病变，应每年检查眼底。如发现视敏度、视野或视网膜黄斑区出现任何异常现象或出现任何视觉症状，应立即停药。有心动过缓或传导阻滞者禁用抗疟药。

【对症支持治疗】

（1）护胃治疗：患者长期服用大剂量糖皮质激素，容易诱发并加重溃疡。奥美拉唑属于质子泵抑制剂，抑制胃酸分泌作用强大而持久。因此可有效预防大剂量糖皮质激素导致的消化道不良反应。由于胃内食物可减少吸收，故应餐前空腹服用。

临床药师观点：由于糖皮质激素的长期应用会对胃肠道有一定的刺激作用，因此给予质子泵抑制剂奥美拉唑护胃是适宜的。

（2）抗凝治疗：肾病患者伴有低白蛋白血症、凝血因子改变和激素的使用，常处于高凝状态，其血栓栓塞并发症发生率较高，以下肢深静脉栓塞和肾静脉血栓形成为常见，尤其是膜性肾病患者，血栓形成率高达 50%～60%。建议在血浆白蛋白水平低于 20 g/L（膜性肾病 25 g/L）的肾病综合征患者常规抗凝和抗血小板黏附治疗。

临床药师观点：该患者血浆白蛋白仅 13.7 g/L，D-dimer 5.086 μg/mL，FDP 53.70 μg/mL，且抗磷脂抗体弱阳性，需给予积极抗凝治疗，给予依诺肝素钠注射液 4000 U i.h. q.d.。

（3）降脂治疗：根据《中国成人血脂异常防治指南》血脂异常尤其是 LDL-C 升高时导致动脉粥样硬化性心血管疾病（ASCVD）发生、发展的关键因素。大量临床研究证实，无论采用何种药物或措施，只要能使血清 LDL 水平下降，就能稳定、延缓或消退动脉粥样硬化病变，并能显著减少 ASCVD 的发生率、致残率和死亡率。根据 ASCVD 发病危险因素分层，符合 LDL-C≥4.9 mmol/L 或 TC≥7.2 mmol/L 的患者属于高危患者，LDL-C 的目标应控制在 2.6 mmol/L。

临床药师观点：该患者 LDL-C 8.53 mmol/L，远高于目标值，应给予他汀药物降脂治疗。但是由于高脂血症与大量蛋白尿密切相关，在蛋白尿未纠正之前高脂血症很难控制。

（4）预防骨质疏松治疗：研究显示任何剂量的糖皮质激素均可加速骨质丢失和增加骨折风险。对于预期使用糖皮质激素超过 3 个月的患者，无论使用的糖皮质激素量为多少，建议开始同时给予补充钙剂和普通或活性维生素 D。

临床药师观点：因患者需要长期服用糖皮质激素，属骨质疏松高危人群，应给予补钙和维生素 D 的治疗，并定期监测骨密度。

（三）药学监护要点

1. 免疫抑制方案　糖皮质激素+他克莫司。

（1）监护尿量、肌酐，关注患者肾病进展。

（2）消化道不良反应：询问患者有无消化道溃疡史，在预防性使用质子泵抑制剂的同时注意有无胃肠道不适、黑便等消化性溃疡出血等反应。

（3）精神症状：注意患者有无精神病、癫痫等病史。使用过程中仍需关注有无兴奋失眠等不良反应，必要时对症处理。

（4）预防感染：大剂量糖皮质激素及环磷酰胺极易诱发感染，因此，免疫抑制治疗时必须密切注意预防。注意关注患者体温变化，有无咳嗽、腹泻等感染征象。

（5）预防骨质疏松：注意补钙，加用活性维生素 D。

（6）由于糖皮质激素可能导致血压升高、血糖升高等，因此，近期应继续密切监测血压、血糖波动，必要时调整药物。

（7）严格遵照医嘱规律服用，定期监测他克莫司血药浓度，切不可自行增减药量或自行停药。

（8）食物对他克莫司吸收影响很大，必须空腹服用。避免服用能明显影响其血药浓度的食物，如葡萄柚等。

（9）他克莫司与许多药物存在相互作用，如红霉素、盐酸小檗碱、地尔硫草、五酯胶囊等都可引起血药浓度剧烈波动。联用时需注意监测血药浓度。

2. 抗疟药　硫酸羟氯喹片

硫酸羟氯喹可能出现视物模糊，视网膜黄斑水肿、萎缩，异常色素沉着、视野缺损等症状，告知患者如有异常需及时告知医生，并每年定期进行眼科检查

3. 降脂药物　阿托伐他汀钙。

由于他汀类药物可能引起肝酶升高等，因此应密切监测肝功能。警惕横纹肌溶解及肌病，因偶有横纹肌溶解和肌病的报道，因此在使用该类药物时，应密切监测药物对骨骼肌的影响。

案例四

（一）案例回顾

【主诉】

发热、皮疹、关节痛4年余，低热、腹痛半月余。

【现病史】

患者，女性，21岁。4年前因发热，皮疹，多关节疼痛，在当地医院确诊"系统性红斑狼疮"，予泼尼松联合羟氯喹治疗原发病，4年来病情控制稳定。半月前患者出现低热，最高37.5℃，面部红斑及双手红斑较前增多，当地医院予糖皮质激素，住院期间出现右上腹部持续性疼痛，腹部CT示：肝硬化，脾大，考虑胰腺炎可能，胆囊炎，腹膜炎，盆腹腔少量积液，考虑急腹症，予抗感染，保肝，补液治疗后稍有好转，但进食后腹痛又加重，且复查血常规提示三系下降：WBC $2.0×10^9$/L，Hb 89 g/L，PLT $72×10^9$/L。遂急诊就诊，予注射用甲泼尼龙 40 mg iv.gtt q.d.×2 d，以及抗感染治疗后，腹痛较前好转，为进一步诊治收住入院。

【既往史】

无。

【个人史、家族史、过敏史】

无特殊。

【体格检查】

T 36.8℃，P 90 次/分，R 17 次/分，BP 118/90 mmHg。

神志清，精神可，双面颊部可见淡斑，双肺听诊无特殊，心律齐，未闻及杂音，腹软，右上腹轻压痛，无反跳痛，双下肢无水肿。

【实验室及其他辅助检查】

1. 实验室检查

（1）血常规：WBC 3.25×10⁹/L，Hb 107 g/L，PLT 79×10⁹/L。

（2）肝肾功能：ALB 27.4 g/L，ALT 23 U/L，AST 31 U/L，BUN 5.99 mmol/L，Cr 38.0 μmol/L。

（3）尿蛋白：24 h 尿蛋白定量 5.221 g。

（4）免疫球蛋白及补体：IgG 19.00 g/L，IgA 1.42 g/L，IgM 1.92 g/L，IgG4 0.163 g/L。

（5）补体：C4<0.017 g/L，补体 C3 0.199 g/L。

（6）狼疮抗凝物质检查组合+DD/FDP 纤溶二项狼疮筛查时间 28.60 s，狼疮筛查比值 0.81%，狼疮确认时间 29.00 s，狼疮确认比值 1.07%，标准化狼疮比值 0.76 TR，纤维蛋白（原）降解物 2.82 μg/mL，D-dimer 1.00 μg/mL。

（7）EB 病毒五项（ELISA 法）：抗 EB 病毒衣壳抗原 IgG 6.79 S/CO；巨细胞病毒（IgG/IgM）：巨细胞病毒-IgG 抗体 158 U/mL（＋），巨细胞病毒-IgM 抗体 39 U/mL（＋）。

2. 其他辅助检查

（1）腹部 B 超：肝损图像，胆囊壁毛糙，脾大，胰腺目前未见明显异常，双肾，输尿管未见明显异常。

（2）十二指肠降段病理示：黏膜慢性炎伴较多嗜酸性粒细胞浸润。

（3）小肠 MR 增强示：胃窦、十二指肠、小肠及结肠弥漫性水肿。

【诊断】

（1）系统性红斑狼疮。

（2）胃肠道血管炎。

（3）狼疮性肾炎Ⅴ型。

（4）肝硬化。

【主要用药记录】

1. 免疫抑制治疗

（1）糖皮质激素：0.9%氯化钠溶液 250 mL+注射用甲泼尼龙 60 mg iv.gtt q.d. d1，d23－出院；0.9%氯化钠溶液 250 mL+注射用甲泼尼龙 160 mg iv.gtt q.d.（d2－11）；0.9%氯化钠溶液 250 mL+注射用甲泼尼龙 120 mg iv.gtt q.d.（d12）。

（2）免疫抑制剂：0.9%氯化钠溶液 100 mL+注射用环磷酰胺 0.2 g iv.gtt stat.（d14）。

2. SLE 的其他治疗　抗疟药：羟氯喹片 0.1 g p.o. b.i.d.（d1－出院）。

3. 对症支持治疗

（1）抑酸护胃：奥美拉唑肠溶胶囊 20 mg p.o. q.d.（d1－出院）。

（2）护肝治疗：熊去氧胆酸胶囊 250 mg p.o. t.i.d.（d1－出院）。

（3）抗病毒：0.9%氯化钠溶液 250 mL+更昔洛韦注射液 500 mg iv.gtt q12h.（d16）；0.9%氯化钠溶液 250 mL+注射用阿糖腺苷 0.4 g iv.gtt q.d.（d16－出院）。

（4）抗凝治疗：那屈肝素钙注射液 4100 U i.h. q.d.（d1－出院）。

【药师记录】

入院第 1 天：予注射用甲泼尼龙 60 mg iv.gtt q.d.，硫酸羟氯喹片 0.1 g p.o. b.i.d.控制原发病，那屈肝素钙注射液 4100 U i.h. q.d.抗凝，以及奥美拉唑肠溶胶囊护胃对症支持治疗。

入院第 2 天：查 ds-DNA＞100 U/mL，补体 C3、C4 均下降，三系下降，多浆膜腔积液，目前狼疮活动明显，注射用甲泼尼龙增量至 160 mg iv.gtt q.d.进一步控制原发病。

入院第 7 天：停用那屈肝素钙注射液，明日行肾穿，以明确病理分型，指导治疗。

入院第 11 天：患者病情平稳，腹痛好转，甲泼尼龙 160 mg 使用 8 d，故减至 120 mg。

入院第 14 天：肾穿明确为狼疮性肾炎 V 型，胃肠血管炎诊断明确，症状反复，环磷酰胺 0.2 g iv.gtt q.d. 免疫抑制治疗。

入院第 16 天：EB 病毒五项提示巨细胞病毒 IgG、IgM 阳性，给予更昔洛韦和阿糖腺苷抗病毒治疗。

入院第 23 天：24 h 尿蛋白定量 5.221 g（↑）；目前激素减量为 60 mg/d。

出院带药：醋酸泼尼松片 60 mg p.o. q.d.；羟氯喹片 0.1 g p.o. b.i.d.；阿法骨化醇软胶囊 0.25 μg p.o. q.d.；熊去氧胆酸胶囊 250 mg p.o. t.i.d.；艾司奥美拉唑钠肠溶片 20 mg p.o. q.d.。

（二）案例分析

【免疫抑制治疗】

本病例为一例系统性红斑狼疮、狼疮性肾炎 V 型合并胃肠道血管炎的患者。SLE 合并胃肠道血管炎出现消化道症状多与狼疮活动相关，对大量激素及免疫抑制剂治疗有效。

（1）糖皮质激素：对重型 SLE 的激素标准剂量是泼尼松 1 mg/(kg·d)，由于患者狼疮活动明显，给予大剂量冲击（甲泼尼龙 160～500 mg iv.gtt q.d.）疗法迅速控制病情。

（2）环磷酰胺：对体液免疫的抑制作用较强且持久，能抑制 B 细胞增殖和抗体生成，是治疗重症 SLE 的有效药物之一。目前普遍采用的标准环磷酰胺冲击疗法是 0.5～1.0 g/m² 体表面积，每 3～4 周 1 次，静脉滴注，多数患者 6～12 个月后病情缓解，而在巩固治疗阶段，常需要继续环磷酰胺冲击治疗，延长用药间歇期至约 3 个月 1 次，维持 1～2 年。

临床药师观点：患者狼疮活动明显，给予大剂量冲击（甲泼尼龙 160～500 mg iv.gtt q.d.）疗法迅速控制病情。环磷酰胺的不良反应主要有白细胞减少、诱发感染等，目前患者血三系减少，采用 0.2 g 环磷酰胺，按照常规剂量偏小。使用期间注意监测白细胞水平，一般要求 WBC≥3.0×10^9/L。

【SLE 的其他治疗】

羟氯喹也具有抗炎、免疫调节的作用，是一种免疫抑制剂，它可控制皮疹和减少光敏感与关节痛。常用剂量为 0.1~0.2 g p.o. q.d.，此处剂量合理。

临床药师观点：羟氯喹主要不良反应是眼底病变，应每年检查眼底。如发现视敏度、视野或视网膜黄斑区出现任何异常现象或出现任何视觉症状，应立即停药。有心动过缓或传导阻滞者禁用抗疟药。

【对症支持治疗】

（1）护胃治疗：患者长期服用大剂量糖皮质激素，容易诱发并加重溃疡。奥美拉唑属于质子泵抑制剂，抑制胃酸分泌作用强大而持久，应餐前空腹服用。

临床药师观点：由于糖皮质激素的长期应用会对胃肠道有一定的刺激作用，因此给予质子泵抑制剂奥美拉唑护胃是适宜的。

（2）抗病毒治疗：患者巨细胞病毒 IgG 抗体高，且长期使用免疫抑制剂和激素，需使用抗病毒药物治疗。更昔洛韦是阿昔洛韦的类似物，对单纯疱疹病毒和水痘-带状疱疹病毒感染有效，但对巨细胞病毒感染比阿昔洛韦更有效，可作为抗 CMV 一线用药。治疗剂量为 5 mg/kg，每日 2 次。主要不良反应包括白细胞减少、注射部位炎症、神经系统症状等。

临床药师观点：患者由于输注更昔洛韦后疼痛难忍，换用阿糖腺苷。阿糖腺苷可以用于巨细胞病毒感染，但容易发生严重过敏反应，且疗效有限，毒性作用相对大。更昔洛韦口服生物利用度低，可出现白细胞减少及耐药风险，不推荐用于治疗，仅用于预防。

（三）药学监护要点

1. **免疫抑制方案** 糖皮质激素+环磷酰胺。

（1）监测尿量、肌酐，关注患者肾病进展。

（2）消化道不良反应：询问患者有无消化道溃疡史，在预防性使用质子泵抑制剂的同时注意有无胃肠道不适、黑便等消化性溃疡出血等反应。

（3）精神症状：注意患者有无精神病、癫痫等病史。使用过程中仍需关注有无兴奋失眠等不良反应，必要时对症处理。

（4）预防感染：大剂量糖皮质激素及环磷酰胺极易诱发感染，因此，免疫抑制治疗时必须密切注意预防。注意关注患者体温变化，有无咳嗽、腹泻等感染征象。

（5）预防骨质疏松：注意补钙，加用活性维生素 D。

（6）由于糖皮质激素可能导致血压升高、血糖升高等，因此，近期应继续密切监测血压、血糖波动，必要时调整药物。

（7）告知患者环磷酰胺可能导致恶心、呕吐等消化反应；使用环磷酰胺期间，多饮水，预防出血性膀胱炎；定期监测肾功能及血常规。

2. **抗疟药** 硫酸羟氯喹片。

硫酸羟氯喹可能出现视物模糊，视网膜黄斑水肿、萎缩，异常色素沉着，视野缺损等症状，告知患者如有异常需及时告知医生，并在用药前期每半年定期进行眼科检查。

3. **抗病毒治疗** 阿糖腺苷。

关注阿糖腺苷的不良反应，特别是严重过敏反应，如过敏性休克、过敏样反应、呼吸困难等，还可能会引起精神障碍和神经损害及骨髓抑制等。使用前应详细询问患者的过敏史。

第三节 主要治疗药物

常用治疗方案及药物见表 5-1。

表 5-1 系统性红斑狼疮常用治疗方案

分类	药物分类	使用药物	用法用量
轻型 SLE	NSAIDs	吲哚美辛布洛芬等	根据关节炎情况调整剂量
	抗疟药	氯喹	0.25 g p.o. q.d.
		羟氯喹	0.2~0.4 g p.o. q.d.
		沙利度胺	常用量 50~100 mg p.o. q.d.

分类	药物分类	使用药物	用法用量
轻型 SLE	糖皮质激素	泼尼松	≤10 mg p.o. q.d.
	免疫抑制剂	硫唑嘌呤	50~100 mg p.o. q.d.
		甲氨蝶呤	7.5~15 mg p.o. q.w.
中度活动型 SLE	糖皮质激素	泼尼松	0.5~1.0 mg/(kg·d) p.o.
	免疫抑制剂	甲氨蝶呤	7.5~15 mg p.o. q.w.
		硫唑嘌呤	1~2.5 mg/(kg·d)，常用剂量 50~100 mg p.o. q.d.
重型 SLE	治疗阶段	治疗药物或方案	
	诱导缓解	糖皮质激素	泼尼松 1 mg/(kg·d)病情稳定后 2 周或疗程 8 周内，开始以每 1~2 周减 10%的速度缓慢减量，减至泼尼松 0.5 mg/(kg·d)，如果病情允许，维持治疗的剂量尽量 <10 mg
		环磷酰胺	0.5~1.0 g/m² 体表面积，加入 250 mL 生理盐水中静脉滴注，每 3~4 周 1 次。多数患者 6~12 个月后病情缓解
		霉酚酸酯	常用剂量为 1~2 g/d，分 2 次口服

（续表）

分类	药物分类	使用药物	用法用量
重型 SLE	诱导缓解	环孢素	3～5 mg/(kg·d)，分 2 次口服
	SLE 合并血小板减少性紫癜	糖皮质激素	激素 1～2 mg/(kg·d)
		人免疫球蛋白	人免疫球蛋白 0.4 mg/(kg·d)，静脉滴注，连续 3～5 d 为一个疗程
		长春新碱	长春新碱 1～2 mg q.w.
		环孢素	
		环磷酰胺	
		硫唑嘌呤	
	SLE 合并肺动脉高压	糖皮质激素 环磷酰胺	同前
狼疮危象	冲击治疗	甲泼尼龙	甲泼尼龙 500～1000 mg，每天 1 次，加入 5% 葡萄糖溶液 250 mL，缓慢静脉滴注 1～2 h，连续 3 d 为 1 个疗程，疗程间隔 5～30 d，同隔期和冲击后常给予泼尼松 0.5～1 mg/(kg·d)，疗程和间隔周期长短视具体病情而定

第四节 案 例 评 述

一、临床药学监护要点

在免疫治疗方案确定过程中，药学监护的主要工作包括免疫抑制方案的制订与优化、剂量的调整、药物相互作用的评估、疗效及不良反应的监护等。

（一）免疫抑制治疗

1. **免疫抑制方案的制订与优化** 系统性红斑狼疮（SLE）的治疗策略可分为轻型、中度活动型、重型和狼疮危象等，根据不同的类型，采用不同的方案。通常分为糖皮质激素联合或不联合其他免疫抑制剂的方案，羟氯喹作为系统性红斑狼疮的基础用药，一般患者无禁忌证时均应使用。

适应证和禁忌证的审核：系统性红斑狼疮根据病情严重程度采取相应的治疗措施，重型和狼疮危象时往往需要采取激素联合免疫抑制剂的治疗，同时辅助其他药物治疗，对于缓解期或轻型的 SLE 则可采用小剂量的激素治疗，一般≤10 mg/d。然而，免疫抑制剂可以诱发加重感染，大剂量激素可能诱发加重溃疡，导致精神症状等。因此，严重感染、溃疡出血、精神病史患者必须慎重使用，必要时减少剂量及疗程；各种免疫抑制剂有不同的适应证及不良反应，应根据患者疾病分型及患者的具体情况选择合适的免疫抑制剂。

2. 剂量及疗程的调整 必须根据患者的病情、病理生理状况、不良反应、治疗效果调整免疫抑制药物剂量及疗程。

对于狼疮危象，甲泼尼龙 500～1000 mg，每天 1 次，缓慢静脉滴注 1～2 h，连续 3 d 为 1 个疗程，疗程间隔 5～30 d，间隔期和冲击后需给予泼尼松 0.5～1 mg/(kg·d)，疗程和间隔期长短视具体病情而定。

对于重型 SLE 泼尼松 1 mg/(kg·d)病情稳定后 2 周或疗程 8 周内，开始以每 1～2 周减 10%的速度缓慢减量，减至泼尼松 0.5 mg/(kg·d)，如果病情允许，维持治疗的剂量尽量＜10 mg；对于环磷酰胺则使用 0.5～1.0 g/m² 体表面积，加入 250 mL 生理盐水中静脉滴注，每 3～4 周 1 次。多数患者 6～12 个月后病情缓解。吗替麦考酚酯常用剂量为 1～2 g/d，分 2 次口服；环孢素 3～5 mg/(kg·d)，分 2 次口服，可根据环孢素的浓度调整剂量。

3. 药物相互作用的评估 如硫唑嘌呤与别嘌呤醇存在相互作用，当与别嘌呤醇合用时，硫唑嘌呤的剂量应减至原剂量的 1/4。

4. 药物疗效与不良反应监护 监测尿量、Cr、ESR、CRP、自身抗体，包括 ds-DNA，补体 C3、C4 等，评估疗效。

不良反应监护：监护血压、血糖、血常规、肝功能等。关注有无失眠、消化道出血等。

（二）针对免疫抑制方案的支持治疗

为减少免疫抑制方案带来的治疗风险和毒副作用，应该重视针对免疫抑制方案的支持治疗。

（1）可以选用质子泵抑制剂抑酸护胃。

（2）给予钙剂补钙，活化维生素 D 促进钙质吸收，预防骨质疏松。

（3）注意糖皮质激素所致的水钠潴留不良反应，监测患者液体出入量及体重增加，及时采取限液、利尿等对症处理。

（4）使用环磷酰胺当天应注意适当水化，必要时可使用美司钠解毒。

（三）并发症的治疗

1. 控制血压　肾脏病多合并高血压，而高血压往往加重肾脏及心脑血管等病变，应注意控制血压，ACEI/ARB 类是肾病患者最为常用的一类降血压药，但是此类药物可能导致肌酐及血钾升高。

2. 纠正贫血　通常需要使用促红细胞生成素纠正贫血，但是使用促红细胞生成素治疗时，应重视补充铁剂，否则疗效不显著。并注意观察患者血压波动，有无血管通路阻塞等不良反应发生。

3. 抗感染　如合并感染，必须积极抗感染治疗。

4. 抗凝治疗　系统性红斑狼疮累及肾脏，尤其合并有肾病综合征的患者往往处于高凝状态，应注意抗凝治疗。低分子肝素钙及华法林钠是最常用的抗凝药物。

二、常见用药错误归纳与要点

（1）免疫抑制方案选择不规范。

（2）免疫抑制药物剂量不合理。

（3）羟氯喹使用监测不积极。

（4）免疫抑制剂根据血药浓度情况调整不规范。

（5）抗凝治疗不规范。

（6）纠正贫血治疗不规范。

（7）未重视药物相互作用。

第五节 规范化药学监护路径

系统性红斑狼疮是一种高度异质性疾病，根据病情轻重可分为轻型、中度活动型、重型及狼疮危象等，在治疗过程中往往需要联合糖皮质激素和免疫抑制剂。然而，大剂量的激素及免疫抑制剂可能明显增加感染等风险，导致血压、血糖升高等不良反应。因此，为了使免疫抑制治疗达到最佳效果，并确保患者用药安全，临床药师要按照个体化治疗的要求，依据规范化药学监护路径，开展具体的药学监护工作。

为此，我们建立系统性红斑狼疮的药学监护路径（表 5-2）。意义在于规范临床药师对系统性红斑狼疮患者开展有序的、适当的临床药学服务工作，并以其为导向为患者提供个体化的药学服务。

表 5-2 系统性红斑狼疮药学监护路径

适用对象：系统性红斑狼疮

患者姓名：_____ 性别：_____ 年龄：_____

门诊号：_____ 住院号：_____

住院日期：___年___月___日

出院日期：___年___月___日

标准住院日：___内

时间	住院第 1 天	住院第 2 天	诊断明确后	免疫抑制治疗期间	出院当日
主要诊疗工作	□药学问诊 □用药重整（附录1）	□药学评估 □药历书写（附录2）	□免疫抑制方案分析 □完善药学评估（附录3） □制订监护计划 □用药宣教	□医嘱审核 □疗效评价 □不良反应监测 □相互作用评估 □用药注意事项	□药学查房 □完成药历书写 □出院用药教育
重点监护内容	□一般患者信息 □药物相互作用审查 □其他药物治疗相关问题	□体力状况评估 □SLE 诊疗评估 □既往病史评估 □用药依从性评估 □治疗风险和矛盾 □感染风险评估 □骨髓造血功能 □肝肾功能 □血糖 □血压 □过敏体质 □胃肠功能 □其他	免疫抑制方案 □H+CTX □H+利妥昔单抗 □H+CTX □H+MMF □H+AZA 免疫抑制方案的支持治疗 □抑酸护胃 □补钙 □其他 并发症治疗 □降血压 □降血糖 □纠正酸中毒 □纠正贫血 □其他	病情观察 □参加医生查房，注意病情变化 □药学独立查房，观察患者药物反应，检查药物治疗相关问题 □查看患者服药情况 □检查患者服药记录 监测指标 □有无咳嗽、腹泻、水肿 □尿量、体温、血压等 □血常规、肝肾功能、血糖	出院教育 □正确用药 □患者自我管理 □定期门诊随访 □监测血常规、肝肾功能、电解质、血糖、血压等

（续表）

时间	住院第 1 天	住院第 2 天	诊断明确后	免疫抑制治疗期间	出院当日
病情变异记录	□无 □有，原因： （1） （2）	□无 □有，原因： （1） （2）	□无 □有，原因： （1） （2）	□无 □有，原因： （1） （2）	□无 □有，原因： （1） （2）
药师签名				倪兆慧　施芳红	

第六章

类风湿关节炎

第一节 疾病基础知识

类风湿关节炎（rheumatoid arthritis，RA）是一种以慢性破坏性关节炎为主要表现的自身免疫病。遗传、环境因素及 T 细胞、B 细胞亚群等免疫异常在本病的发生中发挥了重要作用。近年来，在 RA 的诊断方法和治疗上均有不少进展。但是，RA 的完全缓解率较低，误诊和误治现象仍不少见。因此，RA 的早期诊断和规范化治疗应引起临床关注。

【病因和发病机制】

1. 病因　长期以来，人们对 RA 的发病机制已进行了大量深入的研究。已经证明，遗传易感性、感染、环境因素、免疫异常及性激素等与 RA 的发病密切相关。近年来，基因、蛋白及细胞技术的发展为 RA 机制的研究提供了条件。

对同卵双胞胎的调查发现，RA 的遗传率高达 53%～65%。RA 的遗传性危险因素包括主要组织相容性抗原复合体（MHC）和非 MHC 基因。在总的 RA 遗传易感性中，15%～37%是由 MHC 所致，其中与 RA 相关的 HLA DR4 分子属于 MHC II 类分子，分别由 DRB1*0401 和 DRB1*0404 等位基因编码。而且这些基因型与 RA 的预后及抗环状瓜氨酸肽（CCP）抗体的产生有关。此外，人们已发现多种与 RA 易感性有关且比较公认的基因有 *PADI4*、*PTPN22*、*C IITA*、*LCE*、*MINCLE*、*LILR* 及 *STAT1* 等。

遗传因素不能完全解释 RA 的发病率，因此，一直以来，人们怀疑外界环境因素在 RA 病因中起到一定作用，特别是微生物可能与 RA 的发病相关。研究显示，RA 患者外周血淋巴细胞中 EB 病毒的负载量高于健康人，而血清中抗 EB 病毒抗体的水平也较健康人高，同时在 RA 患者中存在 EB 病毒特异的抑制性 T 细胞功能缺陷。其他微生物感染，如肠道普氏菌（*P. copri*）及口腔牙龈卟啉单胞菌等也可能参与了 RA 的发病。

2. 发病机制　RA 发病机制复杂，多种机制在炎症关节内同时存在，其中抗原依赖性 T 淋巴细胞的活化可能是最早发生的改变，包括 Th1、Th2、Th17、Treg 和滤泡性辅助性 T 细胞（Tfh）。多数 RA 患者体内有大量自身抗体产生，如类风湿因子（RF）、抗 CCP 抗体、抗 p68 抗体、抗瓜氨酸化 II 型胶原（Cit-bC II）抗体及抗瓜氨酸化纤维蛋白原（Cit-Fib）抗体等，且抗体滴度的高低在临床上常作为判定患者疾病预后的指标之一，而产生这些抗体的细胞正是 B 淋巴细胞，说明 B 淋巴细胞在 RA 发病机制中起到非常重要的作用。RA 患者滑液中除 T、B 淋巴细胞外，还存在大量巨噬细胞，而且临床也证实患者应用生物制剂治疗后关节滑液中巨噬细胞向滑膜的迁移减少，表明巨噬细胞是导致 RA 患者滑膜炎发生的主要参与者。

【诊断要点】

1. 临床表现　RA 多为慢性起病，以对称性双手、腕、足等多关节肿痛为首发表现，可伴有乏力、低热、肌肉酸痛等关节外症状。少数患者起病较急，几天内出现典型的关节症状。

（1）关节表现:

1）疼痛（pain）及压痛（tenderness）：通常关节疼痛及压痛是本病最早的症状。关节疼痛的最常见部位是近端指间关节、掌指关节、腕关节，也可累及肘、膝、足、肩及颞颌关节等。其特点为持续性和对称性关节疼痛和（或）压痛。

2）肿胀（swelling）：关节肿胀是关节腔积液、滑膜增生及组织水肿而致。以双手近端指间关节、掌间关节及腕关节最常受累，也可以发生于任何关节。

3）晨僵（morning stiffness）：是指关节部位的僵硬和胶着感。晨起明显，活动后减轻。晨僵可见于多种关节炎。但是，在 RA 最为突出。

4）关节畸形（joint deformity）：病变晚期由于滑膜炎、软骨破坏、关节周围支持性肌肉的萎缩及韧带牵拉的综合作用引起关节半脱位或脱位，导致出现关节破坏和畸形。关节畸形最常见于近端指间关节、掌关节及腕关节，如天鹅颈样畸形及纽扣花畸形等。

5）骨质疏松（osteoporosis）：在本病患者相当常见，随病程迁延而发生率上升。其发生机制可能与成骨细胞功能降低、溶骨作用增加及钙吸收减少有关。

（2）关节外病变：

1）类风湿结节：见于 5%～15%的患者，多发于尺骨鹰嘴下方，膝关节及跟腱附近等关节伸侧易受摩擦的骨突起部位。一般为直径数毫米至数厘米的皮下结节，质硬，不容易活动，多无疼痛或触痛。也可发生在胸膜、肺组织、心包和心内膜，鲜见于中枢系统和巩膜等。临床上可见到一种特殊类型的浅表性类风湿结节，其体积小，多发，分布变浅。多见于手指、前臂、尾骨及踝关节附近。类风湿结节对 RA 有诊断意义，亦与 RA 病情活动相关。

2）血管炎：重症 RA 者可出现血管炎，多见于类风湿因子阳性患者。病理表现为小动脉或中等动脉坏死性病变。临床上可出现（趾）坏疽、梗死、皮肤溃疡、紫癜、网状青斑、巩膜炎、角膜炎、视网膜血管炎、肝脾大、淋巴结肿大。

3）呼吸系统：10%～30%的 RA 患者可出现呼吸系统损害，以肺间质纤维化及胸膜炎最为常见。此外可见肺类风湿结节、肺血管炎及肺动脉高压。

4）循环系统：心脏损害可出现于病程的任何阶段，多见于伴发血管炎的 RA 及类风湿因子阳性者。患者可出现心包炎、心内膜炎及心肌炎。最常见的表现是心包炎，发生率可达 10%。RA 也是早发动脉粥样硬化和冠心病的独立危险因素。

5）泌尿系统：肾损害少见，应注意与药物引起的肾损害相鉴别。病理组织学上见到的各型肾小球病变在本病均可出现。其中最常见的为系膜增生性肾小球肾炎，占 RA 肾病的 25%～50%。肾淀粉样变发生率为 5%～15%。表现为持续性蛋白尿，肾组织活检可见淀粉样蛋白沉积及血清抗淀粉蛋白 P 抗体阳性。

6）神经系统：损害神经病变多由于免疫复合物和补体等致炎因子引起的血管炎或神经末梢变性及脱髓鞘而致。患者可出现感觉性周围神经病、混合型周围神经病、多发性单神经炎、颈脊髓神经病、嵌压性周围神经病及硬膜外结节引起的脊髓受压等。

7）淋巴结病：在病程中 30%的 RA 患者可能有淋巴结肿大。多出现于病情活动、类风湿因子阳性、ESR 增快者。淋巴结活检可见生发中心 $CD8^+T$ 细胞浸润。

8）其他：关节外表现患者可伴发因血管炎、淀粉样变而致的胃肠道、肝脏、脾及胰腺损害，也可出现巩膜炎、角膜炎及眼睛干涩症。

2. 病理　滑膜炎是 RA 的基本病理改变，主要表现为滑膜的炎性细胞浸润和血管增生，以及滑膜炎导致的软骨乃至骨下骨组织破坏。滑膜早期病变为滑膜水肿、纤维蛋白沉积及淋巴细胞及单核细胞浸润，滑膜衬里细胞的增生和肥大。随病变的进展，淋巴细胞可迁移至滑膜并形成以血管为中心的灶性浸润。病变早期以 $CD4^+T$ 细胞为主，$CD8^+T$ 和 B 细胞较少，周围可有巨噬细胞。类风湿结节的特征是结节中心纤维素样坏死，外周是上皮细胞浸润及纤维组织形成。

血管翳（pannus）形成是一种以血管增生和炎性细胞浸润为特征的肉芽组织增生，电镜下可见滑膜增生呈指状突起。病变早期，血管翳为炎性细胞浸润和血管增生，局部可有基质金属蛋白酶增多、蛋白多糖减少及细胞因子分泌增多，血管翳和软骨交界处可见血管、单个核细胞及成纤维细胞侵入软骨内，导致软骨病变和降解，引起骨侵蚀和破坏。病变晚期以纤维素增生为主。

RA 血管炎急性期病理表现为血管壁纤维素样坏死、炎症细胞浸润，随后出现血管壁纤维化。患者可有皮肤及内脏血管的淋巴细胞、单核细胞等致炎性细胞浸润。

3. 实验室及其他辅助检查

（1）实验室检查有助于诊断、评价疾病的活动及预后。

（2）血清及细胞学检测：

1）自身抗体：

a. 类风湿因子（RF）：是 RA 血清中针对 IgG Fc 片段上抗原表位的一类自身抗体，可分为 IgM、IgA、IgG、IgE 四类。RF 阳性的患者多伴有关节外表现，如皮下结节及血管炎等。IgM 型 RF 阳性率为 60%～78%。

b. 抗瓜氨酸化蛋白抗体（ACPA）：指的是一类针对含有瓜氨酸化表位的自身抗体的统称。1988 年，Schellekens 等发现抗核周因子（APF）、抗角蛋白抗体（AKA）及抗丝聚蛋白抗体（AFA）所针对的靶抗原表位均含有瓜氨酸残基，其后通过 ELISA 方法检查到 RA 患者血清中存在抗环瓜氨酸多肽（CCP）抗体，在 RA 中的敏感性为 70%～80%，特异性高达 98%～99%，与 RA 关节影像学改变密切相关。相继发现的抗突变型瓜氨酸化波形蛋白抗体、抗瓜氨酸化纤维蛋白原抗体等多种抗瓜氨酸化蛋白抗体，对 RA 诊断的敏感性和特异性均高于 RA。

2）易感基因：HLA-DRB（HLA-DR4/DR1）见于 48%～87%的患者，依种族不同而异。该基因在国内 RA 患者的携带率约为 50%。患者的骨质破坏、类风湿结节及血管炎等表现与 HLA-DR4/DR1 密切相关。

3）急性时相反应物：在疾病的活动期 ESR、CRP、淀粉样蛋白 A、淀粉样蛋白 P 及 α_2-巨球蛋白等急性时相，蛋白升高。

a. 红细胞沉降率（ESR）：是反映病情活动的指标之一，病情缓解时可恢复至正常。约有 5%的 RA 患者在病情活动时 ESR 并不增快。贫血、低蛋白血症及合并感染等均可影响 ESR，因此对于 RA 患者 ESR 高要综合分析。

b. C 反应蛋白（CRP）：该指标与疾病活动度、晨僵时间、关节疼痛及肿胀指数、握力、ESR 和血红蛋白水平密切相关。病情缓解时 CRP 水平下降，可至正常。CRP 的影响因素较 ESR 少，更能反映 RA 的病情。

4）血液学改变：患者可出现贫血，以正细胞低色素常见，多与病情活动程度有关。病情活动时可有血小板升高，在病情缓解后降至正常。外周血白细胞变化不同，活动期可有白细胞及嗜酸性粒细胞轻度增加。免疫球蛋白升高，C3 和 C4 大多正常，甚至稍高，在有血管炎等表现时降低。

【治疗原则与方法】

1. *治疗原则*　目前，RA 治疗应强调规范化和个体化的治疗原则，以在最短的时间内达到疾病缓解或低疾病活动度。RA 的治疗目标是疾病缓解或低疾病活动度，因为低疾病活动度与中、高疾病活动度相比，前者可以明显延缓 RA 关节的功能及结构的破坏。为达到治疗目标，应当密切检测 RA 疾病活动度（1～3 个月 1 次），如 3 个月病情未改善，或者 6 个月病情无缓解，应当调整用药方案。

2. *治疗方法*

（1）RA 患者应尽早使用改善病情的抗风湿药物（DMARDs）；活动性 RA 初次治疗应包含甲氨蝶呤，若对甲氨蝶呤有禁忌或不能耐受，可考虑来氟米特、柳氮磺吡啶、羟氯喹、艾拉莫德、硫唑嘌呤和环孢素等。临床研究表明，早期正确应用 DMARDs 可使大多数患者的病情缓解，部分患者甚至可以达到停药缓解。

临床上，某些轻症 RA 患者经一种 DMARDs 治疗可能使病情缓解。但是，其中不少患者可在病情缓解数月甚至数年后出现反复。因此，在避免药物不良反应的前提下，必须给予 RA 患者以足量、足疗程的 DMARDs。

（2）除上述传统 DMARDs 外，糖皮质激素和生物制剂也是 RA 治疗的常用药物。糖皮质激素用于 RA 治疗一直存在争议，但对于重症或合并血管炎者可考虑应用；糖皮质激素可以用于治疗 RA，但要尽可能低剂量、短疗程，并在 6 个月内减停。生物制剂作为一个全新的治疗策略用于治疗 RA 已取得了巨大成功。如果 RA 存在不良预后因素，可用生物制剂，当一种生物制剂治疗失败后，可换用其他类别的生物制剂。对于持续缓解的 RA 患者，可考虑依次减停联合应用的药物：首先减停激素；若患者仍持续缓解，可以进一步考虑减停生物制剂；对于持续获得长期缓解的患者，可谨慎减停 DMARDs 的剂量。

（3）RA 治疗还包括局部外用药物、康复治疗及外科手术，这些辅助治疗在 RA 治疗中的重要作用已得到肯定。

第二节 经典案例

案例一

（一）案例回顾

【主诉】

关节痛 17 年余，双下肢麻木 1 年。

【现病史】

患者 17 年前出现右手第 3～4 掌指关节、近端指间关节肿胀疼痛，当地医院诊断为：类风湿关节炎。此后长期间断应用甲泼尼龙片、甲氨蝶呤、布洛芬控制病情。手关节逐渐出现变形，仍未正规治疗。4 年前关节肿痛明显，逐渐累及肩关节、肘关节、双腕关节、双手掌指关节、近端指间关节、双膝关节、双踝关节，严重时出现张口困难，双手晨僵，多处诊治，间断应用来氟米特、甲氨蝶呤，关节症状时轻时重。2015.09 全身多关节出现肿胀疼痛，在当地医院住院治疗，住院期间查抗 CCP 及 RF 均高滴度阳性。给予美洛昔康+TNF-α 抑制剂（强克）25 mg i.h. b.i.w.（共 7 次）治疗，出院后羟氯喹片 0.1 g p.o. b.i.d.+甲氨蝶呤片 10 mg p.o. q.w.+甲泼尼龙片 4 mg p.o. b.i.d.治疗，自诉规律用药。症状控制可。2015.12 左肘关节皮肤出现破溃，且上述关节再次加重，再次住院治疗，将美洛昔康片换为吲哚美辛栓，羟氯喹片改为 0.2 g p.o. b.i.d.，余上述药物维持不变。皮疹给予抗炎等治疗（具体不详）。出院后自行停用上述药物后，改用偏方，应用 20 天余。上述关节再次加用，且双下肢麻木明显，于 2016.03.08 入住当地上级医院，诊断为：类风湿关节炎、皮肤感染、2 型糖尿病。住院期间查 CRP 28.3 mg/L、ESR 82 mm/h、RF 2940 U/mL、抗 CCP＞200.0 U/mL，肌电图：双下肢周围神经损伤。B 超：双下肢动脉粥样硬化伴点状斑块形成。给予甲氨蝶呤片 7.5 mg p.o. q.w.、羟氯喹片 0.2 g p.o. b.i.d.、泼尼松片 10 mg p.o. b.i.d.、依托考昔片 60 mg p.o. b.i.d. 及甲钴胺片治疗，出院时关节肿胀缓解，但双下肢麻木改善不佳。出院后继续上述药物。2016.09.20 全身皮疹、关节疼痛再发，入院予以地塞米松片 5 mg 控制病情，给予泼尼松片 15 mg p.o. b.i.d.，并加用 TNF-α 抑制剂（益赛普）25 mg i.h. b.i.w.控制原发病，2016.10.18 出院后继续泼尼松片 10 mg p.o. b.i.d.+TNF-α 抑制剂（益赛普）25 mg i.h. b.i.w.治疗，自诉全身皮疹仍有反复，左踝关节肿痛、双下肢麻木症状较前无明显改善。其后分别于 2017.01.18、2017.02.03 应用利妥昔单抗注射液（美罗华）500 mg+泼尼松片 10 mg p.o. b.i.d.，美罗华 500 mg+泼尼松片 7.5 mg p.o. b.i.d.治疗原发病，自觉症状较前好转，未再出现水疱样皮肤改变及关节肿痛，但仍有双下肢麻木。现为第 3 次应用美罗华收住入院。患者自起病以来，精神可，胃纳可，大便如常，尿急，睡眠尚可，饮食未见异常，体重未见明显下降。

【既往史】

一般健康状况：良好。

【个人史、家族史、过敏史】

患者生长于原籍。无吸烟史，无饮酒史。否认家族遗传病史及类似关节病史。

【体格检查】

T 36.8℃，P 80 次/分，R 20 次/分，BP 141/95 mmHg。双肺听诊呼吸音清，双下肺未可及干、湿啰音。心律齐，未闻及病理性杂音。腹部平软，无压痛及反跳痛，双下肢无水肿。左手第 5 指纽扣花样畸形；右手第 3 指天鹅颈样畸形，第 5 指半屈曲畸形，左踝稍肿，无压痛，余四肢关节无肿胀压痛。

【实验室及其他辅助检查】

1. 实验室检查

2017.08.31 血常规：WBC 13.11×10^9/L，NEUT% 78.4%，Hb 128 g/L，PLT 71×10^9/L。

2017.08.31 尿常规：Pro（－），WBC 0～1/HP，RBC 0～1/HP。

2017.08.31 PCT＜0.01 ng/mL，CRP 4.87 mg/L。

2017.08.31 ESR 21.00 mm/h。

2017.08.31 肝肾功能：ALB 33.0 g/L，ALT 13 U/L，AST 11 U/L，TB 14.1 μmol/L，Cr 52 μmol/L，UA 320 μmol/L。

2017.08.31 CCP（＋）＞300.0 U/mL。

2017.08.31 病毒指标：HBsAg（－），HBsAb（－），HBcAb（＋），HbeAg（－），HBeAb（＋），HCVAb（－）。

2017.08.31 T 细胞（CD3$^+$）83%，Th 细胞（CD3$^+$CD4$^+$）63%，Ts 细胞（CD3$^+$CD8$^+$）19%，B 细胞（CD3$^-$CD19$^+$）0%，NK 细胞（CD3$^-$CD16$^+$CD56$^+$）16%，Th/Ts 3.27，CD3$^+$绝对值 1469/μL，CD3$^+$CD4$^+$绝对值 1123/μL，CD3$^+$CD8$^+$绝对值 344/μL，CD3$^-$CD19$^+$绝对值 7/μL，CD3$^-$CD16$^+$CD56$^+$绝对值 277/μL。

2. 辅助检查 无。

【诊断】

（1）类风湿关节炎。

（2）2 型糖尿病。

（3）周围神经病变。

【主要用药记录】

1. 免疫抑制方案 醋酸泼尼松片 5 mg p.o. q.d.；利妥昔单抗注射液（美罗华）500 mg iv.gtt。

2. 抗炎镇痛 依托考昔片 60 mg p.o. prn。

3. 营养神经 甲钴胺片 0.5 mg p.o. t.i.d.。

（二）案例分析

1. 免疫抑制方案 泼尼松+利妥昔单抗注射液（美罗华）。

《2015 年美国风湿病学会类风湿关节炎的治疗指南》认为，若 cDMARD 单药治疗后，RA 患者仍处于中高活动度，则应联用 cDMARD 或加用 TNF-α、非 TNF-α 抑制剂或托法替尼（无先后之分，可联合或不联合甲氨蝶呤），而非继续 DMARDs 单药治疗；单一 TNF-α 抑制剂治疗仍处于中高度活动度，非 TNF 抑制剂优于另一种 TNF-α 抑制剂，可联合或不联合甲氨蝶呤；并且使用 DMARDs、TNF-α 抑制剂、非 TNF-α 抑制剂治疗后仍处于中高度活动度的患者，应加用短疗程、小剂量糖皮质激素。

该患者患有 RA 10 年余，先后使用小剂量激素联合甲氨蝶呤、羟氯喹、来氟米特等 cDMARD 治疗疾病控制仍不佳，属于长病程使用 cDMARD 疾病仍处于活动期者，先后使用 TNF-α 抑制剂（强克及益赛普）治疗，关节及皮疹症状仍控制不佳，属于使用激素联合 TNF-α 抑制剂仍处于疾病活动期的患者，应给予非 TNF-α 抑制剂治疗。入院就诊予利妥昔单抗 500 mg+激素治疗原发病，现自觉症状好转，无明显关节疼痛，ESR 及 C 反应蛋白正常，疾病处于低活动状态。

临床药师观点：患者先后使用过多种 cDMARD，包括单药或联用及联用 TNF-α 抑制剂治疗，疾病控制仍不理想，属于使用激素联合 TNF-α 抑制剂仍处于疾病活动期者。给予非 TNF-α 抑制剂 B 细胞清除剂治疗后使用症状缓解。并且正逐步减少激素剂量，故此治疗方案合理，符合指南推荐。

3. **抗炎镇痛**　依托考昔

《2015 年美国风湿病学会类风湿关节炎的治疗指南》认为 NSAIDs 的使用应缩减到最短疗程、最低剂量。患者前期使用布洛芬、吲哚美辛、美洛昔康等镇痛效果不佳，使用依托考昔自觉疼痛缓解，长期备用医嘱用药符合指南推荐。

（三）药学监护要点

1. 泼尼松

（1）血糖：长期用药患者应每日检测血糖，如出现血糖异常，应接受降血糖治疗。

（2）血脂：若出现血脂异常，应接受降血脂的治疗。

（3）骨质疏松：应每半年进行 1 次骨密度检测。有骨质疏松风险的患者应接受规范的抗骨质疏松治疗。

2. 利妥昔单抗

（1）血常规：每 2～4 周监测血常规。血小板计数低于 $40 \times 10^9/L$，停药并到医院治疗。

（2）乙型肝炎病毒：使用前筛查乙型肝炎病毒，用药后每半年复查 1 次。

（3）肿瘤溶解综合征：监测肿瘤溶解综合征（急性肾衰竭、高钾血症、低钙血症、高磷血症、高尿酸血症等）患者，特别是那些高肿瘤负荷或高循环肿瘤细胞水平的患者（$25\ 000/mm^3$ 或更大）。

（4）肾功能：记录患者肌酐基线。治疗第一年内，每月检测一次，之后每 3 个月复查一次。若肌酐逐渐升高［小于 0.15 mg/(dL·d)］可继续接受治疗；若血肌酐高于基线 25%，停药并到医院治疗。

（5）输液反应：每次用药应当监测患者的输液反应（荨麻疹、低血压、血管神经性水肿、支气管痉挛、缺氧、肺浸润、急性呼吸窘迫综合征、心肌梗死、心室纤颤、心源性休克等过敏性事件），尤其是首次用药的患者，以及心肺功能异常的患者。

（6）心电监护：有心律失常、心绞痛或心脏病病史的患者在所有输液期间和之后应给予心电监护。

3. 依托考昔

（1）血常规：治疗第一年内，每月检测一次，之后每 3 个月复查一次。血小板计数低于 $40 \times 10^9/L$，停药并到医院治疗。并且让患者注意观察胃溃疡和出血的体征（黑便等）。

（2）肝功能（ALT、AST）：治疗第一年内，每月检测一次，之后每 3 个月复查一次。如高于正常值 3 倍以上，停药并到医院治疗。

（3）肾功能：记录患者肌酐基线。治疗第一年内，每月检测一次，之后每 3 个月复查一次。若肌酐逐渐升高 [小于 0.15 mg/(dL·d)] 可继续接受治疗；若血肌酐高于基线 25%，停药并到医院治疗。

（4）血压：注意监测血压，若异常，接受规范化降血压治疗。

（5）心血管事件：老年患者用药期间注意监测心血管不良事件的体征和症状，包括血栓、脑卒中、心肌梗死等。

案例二

（一）案例回顾

【主诉】

关节疼痛 5 年，加重 1 年。

【现病史】

患者 5 年前出现多关节疼痛，使用甲氨蝶呤治疗不耐受，恶心、呕吐症状明显，自行间断服用。近 1 年症状加重，主要位于双手近端指间关节（PIP）、腕关节、双膝关节、双踝关节，伴晨僵、活动受限，今年 2 月来院查血常规 WBC 6.85×10^9/L，N 4.78×10^9/L，Hb 102 g/L，PLT 309×10^9/L，ESR 59 mm/h，CRP 阴性，HLA-B27 阴性，肝肾功能正常，CK 40 U/L，Pro（++），抗 CCP（+）236.4 U/mL，ANA 阴性，ANCA 阴性，予来氟米特 20 mg p.o. q.d.+醋酸泼尼松片 5 mg p.o. q.d.，关节症状改善。后自行停用泼尼松 1 个月，关节症状再发，来院复诊。

【既往史】

一般健康状况：良好。

【个人史、家族史、过敏史】

无吸烟史，无饮酒史。否认家族遗传病史及类似关节病史。

【体格检查】

T 37.1℃，P 76 次/分，R 19 次/分，BP 110/78 mmHg。全身可见色沉斑，浅表淋巴结未触及肿大。双肺呼吸音清，未闻及干、湿啰音，心律齐。腹部平软，无压痛及反跳痛，双下肢无水肿。

【实验室及其他辅助检查】

1. 实验室检查（2017.08.02）

血常规：WBC $4.27×10^9$/L，N $3.04×10^9$/L，RBC $3.26×10^{12}$/L，Hb 75 g/L，PLT $254×10^9$/L。

尿常规：pH 6.0，Pro（+），隐血（++），WBC 27.90/μL，RBC 9.30/μL。

肝肾功能：ALB 34.5 g/L，ALT 61 U/L，AST 12 U/L，TB 13.3 μmol/L，Cr 75 μmol/L，UA 218 μmol/L。

ESR 77.00 mm/h。

CCP（+）204.1 U/mL。

2. 其他辅助检查 患者入院后完善相关评估，DAS28 评分 6.6，合并小细胞低色素性贫血，患者否认黑便、月经量大等，考虑停药后原发病活动所致。

【诊断】

类风湿关节炎。

【主要用药记录】

1. 免疫抑制方案 来氟米特片 20 mg p.o. q.d.；醋酸泼尼松片 7.5 mg p.o. q.d.。

2. 改善贫血 琥珀酸亚铁片 0.1 g p.o. t.i.d. 。

（二）案例分析

1. 免疫抑制方案 激素+来氟米特。

《2015 年美国风湿病学会类风湿关节炎的治疗指南》建议，甲氨蝶呤是 RA 首选的 cDMARD，对不能耐受甲氨蝶呤者，可以接受其他 cDMARD 治疗，如来氟米特、柳氮磺吡啶、羟氯喹为一线选择药物。

临床药师观点：患者既往使用甲氨蝶呤不耐受，恶心呕吐症状明显，因此后改用来氟米特治疗，关节症状缓解，用药方案合理。该患者病情稳定 1 月余，便自行停用激素，导致疾病活动，应重视对患者依从性的宣教，避免出现患者自行停药、疾病复发的现象。

2. 改善贫血　琥珀酸亚铁。

患者血常规示红细胞及血红蛋白下降，考虑停药后原发病活动所致，予琥珀酸亚铁片治疗后血常规好转。铁是红细胞中血红蛋白的组成元素。缺铁时，红细胞合成血红蛋白量减少，致使红细胞体积变小，携氧能力下降，形成缺铁性贫血，口服本品可补充铁元素，纠正缺铁性贫血。

临床药师观点：铁剂口服可能发生胃肠道不良反应，建议在饭后或饭时服用，以减轻胃部刺激；并且不应与浓茶等富含鞣质的食物同服。

（三）药学监护要点

1. 醋酸泼尼松

（1）血糖：长期用药患者应每日检测血糖，如出现血糖异常，应接受降血糖治疗。

（2）血脂：若出现血脂异常，应接受降血脂的治疗。

（3）骨质疏松：接受持续 4 周以上或超过 4 d 7 次全身糖皮质激素治疗的患者，患骨质疏松症的风险较高。应每半年进行 1 次骨密度检测。有骨质疏松风险的患者应接受规范的抗骨质疏松治疗。

2. 来氟米特

（1）血常规：治疗第一年内，每月一次，之后每 3 个月复查一次。若血小板计数低于 40×10^9/L，或白细胞低于 3×10^9/L，或血红蛋白低于 80 g/L，停药并及时到医院就诊。

（2）肝功能（ALT，AST）：治疗第一年内，每月一次，之后每 3 个月复查一次。如高于正常值 3 倍以上，停药并及时到医院就诊。

（3）血压：注意监测血压，若异常，接受规范化降血压治疗。

3. 琥珀酸亚铁　治疗期间应定期检查血象和血清铁水平。

案例三

（一）案例回顾

【主诉】

反复多关节疼痛 7 年余。

【现病史】

患者 7 年前出现双肩、双肘及双膝关节肿痛，未予特殊重视，自服中药（具体不详）后缓解。2016.06 初患者出现双手、双腕、双肩、双膝关节肿胀、疼痛，双肩上举，双膝下蹲困难；伴腰背部酸痛；伴咳嗽，少痰，无明显胸闷气促，自觉低热，体温未测。2016.07.01 在外院查 CRP 77.1 mg/L，RF、ASO（－）；尿酸正常，ESR 108 mm/h。2016.07.04 来院查 ALT、Scr、CK、免疫球蛋白均正常，ANA、ENA、ANCA、磷脂抗体全套、抗肾小球基底膜抗体、抗双链 DNA 均阴性；CCP 152.4 U/mL；CRP 156.22 mg/L；ESR 82 mm/h；血常规：WBC 10.05×10^9/L，NEUT% 87%，Hb 108 g/L，余正常。肺 HRCT：两肺下叶间质性改变伴多发渗出实变，右肺中叶少许实变，两侧胸腔少许积液；右肺上叶肺气囊；纵隔及双腋下多发淋巴结肿大。门诊予泼尼松片 5 mg p.o. b.i.d.+羟氯喹 0.1 g p.o. b.i.d.治疗后患者双手、双腕肿痛有所减轻，但双肩疼痛仍明显。2016.07.07 住院治疗，予甲泼尼龙片 40 mg p.o. q.d.，莫西沙星抗感染，多烯磷脂酰胆碱胶囊保肝、护胃、化痰等治疗，考虑患者存在间质性肺病，肺功能一般，且有肝功能损害，排除相关禁忌证后开始给予 TNF-α 抑制剂（安佰诺）25 mg i.h. b.i.w.，激素调整为泼尼松龙片 15 mg p.o. b.i.d.，关节痛症状较前缓解，2016.08.11 复诊调整激素为 10 mg p.o. b.i.d.，雷公藤多苷片 30 mg p.o. t.i.d.，继续 TNF-α 抑制剂（安佰诺）25 mg i.h. b.i.w.治疗。2016.10 患者双手第 2、3 近端指间关节及肘关节、颈部疼痛加重，伴腰背部、左髋部疼痛，活动受限，自诉有发热畏寒，伴有腹泻，未测体温，无咳嗽、咳痰，无尿急尿痛，自服抗生素后腹泻好转，

2016.10.19 来就诊，查抗双链 DNA 抗体（－），抗 RNP 抗体（＋）＞8.0AI，抗 RNPA 抗体（＋）＞8.0AI，ANA（＋），抗 CCP 抗体（＋）＞300.0 U/mL。CRP 3.55 mg/L（↑），IgG 9.59 g/L，RF 1∶29.5（↑）。予加用甲氢蝶呤片 7.5 mg q.w.，继续 TNF-α 抑制剂（安佰诺）25 mg i.h. b.i.w.+泼尼松片 5 mg p.o. b.i.d.使用。2016.11 来复查，关节 B 超较前明显好转，但 ESR/CRP 较前升高，VAS 3 分，DAS28 5.64 分，建议继续安佰诺 25 mg i.h. b.i.w.治疗原发病，甲氨蝶呤加量至 12.5 mg q.w.。2017.01.17 再次就诊专家工作室，患者关节症状较前改善，泼尼松片 5 mg p.o. q.d.（已 1 个月），仍安佰诺 25 mg i.h. b.i.w.+甲氢蝶呤片 12.5 mg p.o. q.w.治疗，无发热，双手尺偏，仍有双肩关节上抬受限，颈处疼痛，DAS28 5.15 分，炎症指标较前降低，评估病情较前好转，激素减为 5～2.5 mg p.o. q.o.d.使用。复查肺 CT 示多发结节较 2016.10 新发。继续甲氢蝶呤片 12.5 mg p.o. q.w.治疗原发病，益赛普 25 mg i.h. b.i.w.控制关节症状，出院后患者规律服药。2017.02 自行调整安佰诺 25 mg i.h. q.w.，仍有双手晨僵、稍活动后明显，伴颈部酸痛不适。2017.04.07 复诊评估关节炎病情有活动，调整安佰诺 25 mg i.h. b.i.w.，双手关节症状较前明显好转。2017.06 因药物库存不足停用安佰诺半个月，2017.06.28 复查 ESR 较前升高，嘱继续安佰诺 25 mg i.h. b.i.w.，泼尼松减量为 2.5 mg p.o. q.d.，继续甲氢蝶呤片 12.5 mg p.o. q.w. 治疗原发病，自觉症状缓解，无关节肿痛等症状。

【既往史】

一般健康状况：良好。

【个人史、家族史、过敏史】

无吸烟史，无饮酒史。否认家族遗传病史及类似关节病史。

【体格检查】

T 36.8℃，P 92 次/分，R 21 次/分，BP 121/80 mmHg。查体：神清，精神可，浅表淋巴结未触及肿大，心律齐，未闻及杂音，双肺呼吸音清，未闻及干、湿啰音，腹软，无压痛及反跳痛，双下肢无水肿，双手尺偏，PIP 2～3S±T+。DAS28 评分为 4.24。

【实验室及其他辅助检查】

1. 实验室检查

2017.06.28 肝肾功能: ALT 32 U/L, AST 34 U/L, TB 11 μmol/L, BUN 5.1 mmol/L, Cr 50 μmol/L, UA 193 μmol/L, GLU 4.8 mmol/L, 溶血指数<15, 黄疸指数<2, 脂血指数<20。

2017.08.30 血常规: WBC 3.94×10^9/L, N 2.19×10^9/L, Lb 1.24×10^9/L, RBC 3.48×10^{12}/L, Hb 115 g/L, PLT 103×10^9/L。

2017.08.30 ESR 10.00 mm/h。

2017.08.30 风湿抗体: 抗双链 DNA 抗体 (−), 抗 Chrom 抗体 (−), 抗核糖体 (−)。

2017.08.30 hs-CRP<0.155 mg/L。

2017.08.30 病毒学指标: HBsAg (−), 抗-HBsAb (+), 抗-HBc Ab (−), HbeAg (−), S/CO, 抗-Hbe Ab (−)。

2. 其他辅助检查

（1）关节超声: ①右腕关节中度滑膜增生伴滑膜炎; ②右手 MCP2 中度滑膜增生伴轻度滑膜炎; ③双手退行性改变; ④双手指伸肌腱轻度腱鞘炎伴少量积液; ⑤双手手指多处中度滑膜增生; ⑥双手手指掌测 PIP 多处滑囊积液。

（2）肺 CT: 两肺大小不一斑点结节灶, 两肺散在纤维灶, 请结合临床随访复查。

【诊断】

类风湿关节炎。

【主要用药记录】

1. 免疫抑制方案　醋酸泼尼松片 2.5 mg p.o. q.d.; 甲氨蝶呤片 12.5 mg p.o. q.w.; 注射用重组人Ⅱ型肿瘤坏死因子受体抗体融合蛋白（益赛普）25 mg i.h. b.i.w.。

2. 抗骨质疏松　阿法骨化醇胶囊 0.25 μg p.o. q.d.; 碳酸钙 D_3 片 1.5 g p.o. q.d.。

3. 减轻甲氨蝶呤不良反应　叶酸片 5 mg p.o. q.w.。

（二）案例分析

1. **免疫抑制方案**　泼尼松+甲氨蝶呤+TNF-α 抑制剂。

《2015 年美国风湿病学会类风湿关节炎的治疗指南》认为 RA 患者若 DMARDs 单药治疗后仍处于中高度活动度，则应联用 cDMARD，或加用 TNF-α、非 TNF-α 抑制剂或托法替尼（无先后之分，可联合或不联合甲氨蝶呤），而非继续 DMARDs 单药治疗；并且使用 DMARDs、TNF-α 抑制剂、非 TNF-α 抑制剂治疗后仍处于中高度活动度的患者，应加用短疗程、小剂量糖皮质激素；如果病情持续缓解 6 个月，糖皮质激素和非甾体抗炎药（NSAIDs）可以减量至停用。

该患者 RA 7 年余，肝功能受损，曾使用泼尼松联合羟氯喹治疗疾病控制仍不佳，属于长病程使用 cDMARD 疾病仍处于活动期者，故使用 TNF-α 抑制剂联合甲氨蝶呤治疗原发病，疾病控制可，无关节肿痛症状，自觉症状缓解。注射用重组人Ⅱ型肿瘤坏死因子受体抗体融合蛋白（益赛普）属于 TNF-α 抑制剂，而肿瘤坏死因子是参与免疫炎症反应的重要致炎因子，可致使软骨细胞和滑膜细胞释出细胞毒素，造成关节及其周围正常细胞和组织伤害，滑膜增生，骨和软骨受损。患者肝功能受损，使用过 cDMARD 单药治疗疾病控制仍不理想，后使用益赛普症状缓解。并且正在逐步减少激素剂量，故此治疗方案合理，符合指南推荐。

临床药师观点：患者治疗期间自行调整 TNF-α 抑制剂用药时间，未按照规定疗程治疗，依从性不佳，导致关节症状复发，应加强对该患者的用药宣教，避免其因依从性不佳导致疾病复发、增加额外的治疗费用。

2. **抗骨质疏松**　阿法骨化醇+碳酸钙 D_3。

《2013 年美国风湿病学会激素诱导骨质疏松症治疗建议》中关于罹患或存在激素诱导骨质疏松风险的患者应接受合适的治疗或预防措施：接受中大剂量激素治疗者均存在骨质疏松风险，其预防措施包括补充钙剂、维生素 D 及双膦酸盐；可用 FRAX 评分，评估激素诱导骨质疏松骨折的风险。

临床药师观点：患者长期服用激素，属于激素诱发骨质疏松的高危人群；并且曾在当地医院经双能 X 线吸收法（DXA）诊断有骨质疏松症，因此抗骨质疏松治疗方案合理。

3. 减轻甲氨蝶呤不良反应　叶酸。

甲氨蝶呤为叶酸拮抗剂，主要抑制二氢叶酸还原酶而使二氢叶酸不能还原成有生理活性的四氢叶酸，从而使 DNA 合成所需的原料嘌呤核苷酸和嘧啶核苷酸的生物合成受阻，进而抑制细胞的分裂与增殖，因此它可以抑制肿瘤细胞与免疫炎症细胞的生长与繁殖。这是它既可以治疗肿瘤也可以治疗免疫性疾病的机制。

临床药师观点：患者长期服用甲氨蝶呤，在每周服用甲氨蝶呤的第 2 日或第 3 日服用 1 片（5 mg）叶酸，可以明显减少甲氨蝶呤诱发的口腔溃疡、肝转氨酶升高、胃肠道不适等不良反应，且不降低甲氨蝶呤的疗效。因此用药方案合理。

（三）药学监护要点

1. 醋酸泼尼松片

（1）血糖：注意监测血糖，如出现异常，应接受降血糖治疗。

（2）血脂：注意监测血脂，若出现异常，应接受降血脂的治疗。

（3）骨质疏松：接受持续 4 周以上或超过 4 d 7 次全身糖皮质激素治疗的患者患骨质疏松症的风险较高。应每半年进行 1 次骨密度检测。有骨质疏松风险的患者应接受规范的抗骨质疏松治疗。

2. 甲氨蝶呤片

（1）血常规：治疗第一年内，每月一次，之后每 3 个月复一次。血小板计数低于 40×10^9/L，停药并及时就诊。

（2）肝功能：治疗第一年内，每月检测一次，之后每 3 个月复查一次。ALT、AST 如高于正常值 3 倍以上，停药并及时就诊。

（3）肾功能：记录患者肌酐基线。每月一次，之后每 3 个月复查一次之后每 3 个月复查一次。若肌酐逐渐升高[小于 0.15 mg/(dL·d)]

可继续用药；若血肌酐高于基线 25%，停药并及时就诊。

3. 注射用重组人 II 型肿瘤坏死因子受体抗体融合蛋白（益赛普）

（1）感染：国外上市同类品种的使用中发生过严重的感染（败血症、致死和危及生命的感染），因此，如果患者有反复发作的感染病史或者有易导致感染的潜伏疾病时，在使用本品时应极为慎重。在使用本品过程中患者出现上呼吸道反复感染或有其他明显感染倾向时，应及时到医院就诊，由医生根据具体情况指导治疗。当发生严重感染如糖尿病继发感染、结核杆菌感染等时，患者应暂停使用本品。

（2）过敏反应：在使用本品的过程中，应注意过敏反应的发生，包括血管性水肿、荨麻疹及其他严重反应，因此，一旦出现过敏反应，应立刻终止本品的治疗，并予适当处理。

（3）肿瘤筛查：由于肿瘤坏死因子可调节炎症及细胞免疫反应，因此在使用本品时，应充分考虑到可能会影响患者的抗感染及恶性肿瘤的作用。

（4）疫苗接种：目前尚无接受本品的患者在接种活疫苗后造成传播感染的数据，但在使用本品期间不可接种活疫苗。

（5）心力衰竭：在同类品种上市后报道中发现有可能导致充血性心力衰竭的患者病情恶化，因此，对于有充血性心力衰竭的患者在使用本品时应极为慎重。

4. 阿法骨化醇软胶囊　阿法骨化醇可以增加肠道钙磷吸收，所以应监测血清中的钙磷水平，尤其是对肾功能不全的患者。在服用阿法骨化醇治疗的过程中，至少每 3 个月进行一次血浆和尿（24 h 收集）钙水平的常规检验。

第三节 主要治疗药物

常用类风湿性关节炎免疫抑制方案见表 6-1。

表 6-1 类风湿性关节炎免疫抑制方案

分类	方案	使用药物	用法用量
既往未经 DMARDs 治疗	DMARDs 单药治疗	首选甲氨蝶呤（MTX）	在传统 DMARDs 联合应用治疗 RA 时，MTX 应作为联合药物中的基础用药。MTX 推荐剂量 7.5~20 mg p.o. q.w.
DMARDs 治疗仍处于中高度活动度	加用小剂量糖皮质激素	泼尼松 泼尼松龙 甲波尼龙	短期小剂量激素（7.5~10 mg 泼尼松或等效的其他激素）；口服或局部激素注射可用于治疗 NSAID 无效的重症 RA 或合并血管炎的 RA 患者。激素可以小剂量应用但不应超过 3~6 个月

（续表）

分类	方案	使用药物	用法用量
DMARDs 单药治疗失败后的联合治疗（联合或未联合激素）	联合 DMARDs	柳氮磺吡啶 来氟米特 羟氯喹 艾拉莫德 环孢素 A	1. 柳氮磺吡啶有效剂量为 2～3 g/d，可从 250～500 mg/d 开始逐渐增加剂量 2. 来氟米特用剂量通常为 10～20 mg/d 3. 羟氯喹常用剂量为 0.4 g/d 4. 艾拉莫德常用剂量 25～50 mg/d 5. 环孢素 A 常用剂量为 2～3 mg/(kg·d)
	TNF 抑制剂+甲氨蝶呤	依那西普 阿达木单抗 英夫利昔单抗	1. 依那西普成人每次 25 mg，皮下注射，每周 2 次；也可每次 50 mg，分双侧皮下注射，每周 1 次 2. 阿达木单抗推荐使用方法为 40 mg，皮下注射，每 2 周 1 次 3. 英夫利昔单抗推荐剂量是每次 3 mg/kg，第 0、2、6 周各 1 次；之后每 4～8 周 1 次
	非 TNF 抑制剂+甲氨蝶呤	IL-6 拮抗剂：妥珠单抗 CD20 单抗：利妥昔单抗	1. 妥珠单抗在成人 RA 患者中的推荐剂量为 8 mg/kg，每次最大剂量为 800 mg 2. 利妥昔单抗第 1 个疗程静脉输注 500～1000 mg，2 周后重复 1 次，根据病情可在 6～12 个月后接受第 2 个疗程
	JAK 抑制剂+甲氨蝶呤	托法替尼	推荐剂量每次 5 mg，每日 2 次

第四节 案 例 评 述

一、临床药学监护要点

在免疫治疗方案确定过程中，药学监护的主要工作包括免疫抑制方案的制订与优化、剂量的调整、药物相互作用的评估、疗效及不良反应的监护、患者宣教等。

（一）免疫抑制治疗

1. 免疫抑制方案的制订与优化　《2015 年美国风湿病学会类风湿关节炎的治疗指南》意见强烈推荐目标治疗策略，将临床缓解或低疾病活动度作为理想的 RA 治疗目标；但同时指出，考虑到耐受性和合并症风险，部分病例的治疗目标可作适当调整。依据病程长短，新指南意见将 RA 患者分为早期 RA 和已确诊 RA 两类，并建议进行疾病活动度评估，以此作为分层治疗的主要依据。

（1）早期 RA：患者低疾病活动度 RA 首选推荐 DMARDs 单药治疗；中或高疾病活动度 RA 在 DMARDs 单药治疗失败后，强烈推荐传统 DMARDs 联合治疗、生物制剂［肿瘤坏死因子（TNF）抑制剂（TNFi）或非 TNF 生物制剂］联合甲氨蝶呤（MTX）；在治疗过程中出现复发的 RA 患者可考虑加用糖皮质激素。为优化获益风险比，糖皮质激素的应用原则应遵循"最小有效剂量、最短疗程"。

（2）长病程 RA：患者低疾病活动度 RA 推荐 DMARDs 单药

治疗；中或高疾病活动度 RA 的 DMARDs 单药治疗通常选用 MTX；DMARDs 治疗失败的患者，强烈推荐传统 DMARDs 联合治疗、生物制剂（TNFi 或非抗 TNF 生物制剂）联合 MTX 或托法替尼联合 MTX，还可考虑加用小剂量糖皮质激素。如该阶段治疗失败，进入改换生物制剂或靶向治疗小分子药物（托法替尼）的治疗策略。

（3）生物制剂的应用：新版推荐意见的制定原则首先是聚焦于最普遍的 RA 患者，而非个别特殊病例。无论是早期 RA 还是长病程 RA，MTX 仍是多数 RA 患者的起始治疗选择。由新版推荐意见可以看出，对于 DMARDs 疗效不佳的患者，生物制剂联合 MTX 仍是治疗的重要选择。生物制剂中的 TNFi 由于临床应用时间最久、相应循证医学证据充分，其快速起效、持续缓解病情、抑制关节结构破坏、延缓疾病进程、改善患者躯体功能的作用是 RA 目标治疗策略的重要手段。

2. 剂量及疗程的调整 《2015 年美国风湿病学会类风湿关节炎的治疗指南》不推荐口服糖皮质激素单药治疗 RA；为控制活动性 RA，口服糖皮质激素可以联合 cDMARD 使用；早期 RA，加用小剂量糖皮质激素（泼尼松龙≤7.5 mg/d）可延缓影像学进展；在病情允许的情况下，糖皮质激素应使用最低剂量，并尽快减量。如果病情持续缓解 6 个月，糖皮质激素和 NSAIDs 可以减量至停用。如果停用 NSAIDs、糖皮质激素及生物改善病情抗风湿药（bDMARD）后仍维持缓解 6~12 个月，医生同患者商讨后可以谨慎逐渐减用合成 DMARDs（cDMARD）。

3. 药物相互作用的评估 如硫唑嘌呤与别嘌呤醇存在相互作用，当与别嘌呤醇合用时，硫唑嘌呤的剂量应减至原剂量的 1/4。

4. 患者用药监护

（1）疗效监护：ESR、CRP、影像学进展、晨僵改善、疼痛、生活质量、DAS28 评分等。

（2）不良反应监护：血压、血糖、血常规、肌酐、肝功能、

第六章 类风湿关节炎

乙肝复制、结核、肿瘤筛查等。关注有无感冒、发热、咳嗽、消化道出血、失眠等。

（3）药物依从性监护：服药方法、剂量、注意事项、服药信念等。

（二）针对免疫抑制方案的支持治疗

为减少免疫抑制方案带来的治疗风险和毒副作用，应该重视针对免疫抑制方案的支持治疗。

（1）对于存在激素诱发消化性溃疡危险因素的患者：同时应用非甾体抗炎药、高龄患者（≥65岁），可适当加用质子泵抑制剂预防。

（2）接受中大剂量激素治疗者均存在骨质疏松风险，应预防性补充钙剂、维生素 D 及双膦酸盐。

（3）患者应注意防护、预防感染，避免去人多的公共场所、勤洗手，以防感冒、咳嗽、发热等。

（三）RA 患者的慢性病管理

RA 是一种自身免疫性、系统性的慢性炎症性多关节炎，目前尚无治愈方法。随着 RA 病程的进展，患者会出现关节畸形、残疾，劳动力丧失，严重影响生活质量，无论对患者本人还是其家庭都有极大影响，同时也给国家和社会带来巨大的经济负担。治疗往往需要长期用药，因此患者的用药依从性对疾病的控制起着关键的作用，药物依从性是指患者对药物治疗方案的执行程度。因此，加强对 RA 这类慢性病患者的用药依从性监护是药学随访的重要内容。

二、常见用药错误归纳与要点

（1）未重视患者宣教。
（2）纠正贫血用药教育不规范。

第五节　规范化药学监护路径

类风湿关节炎（RA）是一种自身免疫性、系统性的慢性炎症性多关节炎，目前尚无治愈方法，治疗以免疫抑制剂与激素为基础，往往需要长期药物治疗。为了使免疫抑制治疗达到最佳效果，并确保患者用药安全，临床药师要按照个体化治疗的要求，依据规范化药学监护路径，开展具体的药学监护工作。

为此，本中心开设了风湿病药物咨询门诊，建立了 RA 治疗的门诊药学监护路径（图 6-1）。意义在于规范临床药师对类风湿关节炎患者开展有序的、适当的临床药学服务工作，并以其为导向为稳定期患者提供规范化的慢性病管理及续方。

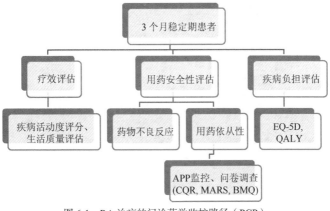

图 6-1　RA 治疗的门诊药学监护路径（PCP）

针对病情较重、需要住院治疗的患者，我们制订了住院患者的药学监护路径（表 6-2）。

表 6-2 　RA 治疗的住院药学监护路径

时间	住院第 1~2 天	住院第 3~6 天	住院第 7~15 天（出院日）
主要诊疗工作	□询问病史及体格检查 □完成病历书写 □开化验单及检查申请单 □主管医师查房 □初步确定治疗方案	□上级医师查房，确定进一步的检查和治疗：并发症、治疗效果、治疗方案、完成疾病诊断、下一步治疗对策 □根据病情需要，完成相关科室会诊 □住院医师完成病程日志、上级医师查房记录等病历书写	□上级医师查房，明确是否出院 □住院医师完成出院小结、出院证明、病历首页等 □向患者及家属交代出院后的注意事项，如饮食、用药、复诊时间、后续治疗等
重点医嘱	长期医嘱： □风湿科二级护理常规 □饮食：◎普食◎软食◎低盐低脂饮食◎糖尿病饮食◎低盐低脂糖尿病饮食 临时医嘱： □ESR、血常规、尿常规、便常规 □肝肾功能、血糖、心肌酶、血脂、电解质、补体、免疫球蛋白、风湿三项 □类风湿早期诊断抗体谱、抗核抗体谱、ANCA 谱 □心电图、唾液腺显像、骨密度 □影像学检查：胸部 X 线检查、小关节彩超 □必要时相关检查：胸部 CT、超声心动图、腹部超声或 CT	长期医嘱： □药物治疗 □对症处置 临时医嘱： □其他特殊医嘱	出院医嘱： □用药指导 □定期复查巩固治疗

时间	住院第 1~2 天	住院第 3~6 天	住院第 7~15 天（出院日）
药学监护内容	□入院评估 □风湿免疫病慢性病管理（心理、康复、自我评估、用药指导、依从性、数据库录入）	□加强功能锻炼 □密切观察患者病情变化	□指导患者办理出院手续 □交代出院后的注意事项 □出院后饮食指导 □风湿免疫病慢性病管理（心理、康复、自我评估、用药指导、依从性、数据库录入）
病情变异记录	□无 □有，原因： 1. 2.	□无 □有，原因： 1. 2.	□无 □有，原因： 1. 2.

刘晓琰　张　乐

第七章

肝 移 植

第一节 疾病基础知识

　　肝移植（liver transplantation，LT）是目前治疗各种病因所致的急、慢性肝衰竭和终末期肝病的标准方案之一。肝移植术后可长期生存并有较好的生活质量。选择合适的肝移植受者和移植的时机，是肝移植成功与否的必要条件。同时，对于肝移植术后并发症及原发病复发的监测与有效防治是提高患者生存率的重要保证。

　　【肝移植受者的选择】

　　1. 一般标准　通常患有不可逆的、进行性加重的、致死性的肝脏疾病，除肝移植外没有其他更有效的治疗措施，且能耐受移植手术，无禁忌证，患者本人及家属对肝移植充分理解，可以考虑肝移植。

　　2. 移植指征

　　（1）终末期肝病：对各种原因所致的终末期肝硬化考虑移植的指征，即终末期肝病模型（model of end-stage liver disease，MELD）评分＞20，或者肝硬化 Child-Pugh C 级并有以下一种情况者：①反复发生门脉高压性出血；②发生过自发性腹膜炎；③反复出血肝性脑病；④顽固性腹水；⑤肝肺综合征或肝肺动脉高压；⑥内科治疗无效的顽固性瘙痒等。

　　（2）急性肝衰竭：根据 King's College 标准，INR＞6.5 或者满足以下任何三条者死亡率高，应该在 48 h 内做急诊肝移植，①年龄＜10 岁或＞40 岁；②病因是药物中毒或病毒性肝炎；③INR＞3.5；④黄疸出现到发生脑病时间＞7 d；⑤血清胆红素＞

300 μmol/L。但伴有全身霉菌感染、重症胰腺炎、对治疗有反应者不宜立即手术。

（3）肝细胞肝癌（HCC）：国际上多采用米兰标准，单发肿瘤直径≤5 cm，或多发肿瘤不超过 3 个且最大病灶直径≤3 cm，不伴有血管及淋巴结累及。采用该标准能获得良好的结果，移植后 5 年生存率超过 70%。目前大多数研究者认为可将标准放宽至患者移植后 5 年生存率能达到 50%（可接受的生存率最低标准）。这些放宽的标准包括加利福尼亚大学旧金山分校（UCSF）标准、上海复旦标准和杭州标准等。

3. **禁忌证**

（1）感染：除肝脏、胆道以外的严重的全身性感染，包括活动性肺结核。

（2）恶性肿瘤：肝外恶性肿瘤和晚期肝恶性肿瘤。

（3）神经心理严重的精神障碍，不能控制的精神病变。

（4）重要器官功能衰竭：心、脑、肺、肾等重要器官功能衰竭不能耐受手术者。

（5）其他：吸毒，酗酒；不能依从术后免疫抑制剂治疗；对肝移植缺乏充分理解者（小儿除外）等。

【肝移植术后并发症及处理】

1. **近期并发症**　包括感染、排斥反应和肾脏损害。

（1）感染：是最常见的并发症和主要死亡原因，主要有细菌感染、真菌感染、病毒感染及卡氏肺孢虫等。

肝移植术后最为常见感染的是细菌感染，多发生于术后的 1 个月内，表现为手术部位感染、肝脓肿、胆道感染、肺部感染、尿路感染、全身性菌血症及败血症，发生率为 6%～30%，死亡率为 5%～40%。最常见的细菌是大肠埃希菌、变形杆菌、肠球菌、肺炎球菌和金黄色葡萄球菌等，且多半为混合感染。只要肝移植患者出现感染的任何征兆及败血症迹象，或者出现部位明确的感染，在获取血或者其他相关组织样本后应立即开始经验性抗菌治疗。常用的抗菌药物：第三代或第四代头孢菌素、哌拉西林他唑巴坦、氟喹诺酮类、碳青霉烯类、糖肽类及利奈唑胺等。一旦得到细菌培养及药敏试验结果，应结合临床调整治疗方案。

真菌感染发生率在7%～42%，其中念珠菌和曲霉菌是最常见的病原体。常用的药物：氟康唑、伏立康唑、卡泊芬净、米卡芬净及两性霉素 B 等。

巨细胞病毒（CMV）感染是重要的机会性感染病原体，发生率可达30%～65%，多在移植后3～8周出现。临床表现为发热、乏力、关节痛、白细胞减少，较严重的 CMV 感染可伴肝炎症状及转氨酶升高和恶心呕吐、腹泻等肠炎症状及消化道出血，有时无转氨酶升高而发生淤胆。常用药物有更昔洛韦、缬更昔洛韦。其他的病毒感染常见有单纯疱疹病毒和 EB 病毒。一般采用阿昔洛韦和伐昔洛韦进行治疗和预防。

卡氏肺孢虫肺炎多发生在移植术后3～6个月，临床表现为干咳和呼吸困难，血气提示中重度低氧血症而胸片可正常。

（2）排斥反应：肝移植后受体肝功能稳定情况下，突然出现 ALT 升高和黄疸，排除感染、肝动脉栓塞和胆道疾病，应考虑排斥反应。

肝移植患者大部分需要接受终身免疫抑制治疗。钙调磷酸酶抑制剂（CNI）包括环孢素 A（CsA）和他克莫司（Tac，FK506）的免疫抑制治疗，改善了肝移植患者移植物的长期生存率，是免疫抑制治疗的基础。其他药物还包括糖皮质激素、抗代谢药（硫唑嘌呤或吗替麦考酚酯）及 mTOR 抑制剂（西罗莫司、依维莫司）等。

（3）肾脏损害：肾功能不全是移植后致死和致病的主要原因。移植后1年和3年的累计发生率分别为8.0%和13.9%。CNI毒性导致肾实质结构改变，是肾衰竭的主要原因。防治措施：控制血压和糖尿病；避免使用肾毒性药物；缩短 CNI 药物的使用时间。

2. 远期并发症

（1）高血压：是肝移植后最常见的心血管系统并发症，发生率达 40%～85%。CNI 和糖皮质激素是导致高血压的主要原因。对于持续性高血压可给予钙通道阻滞剂、β 受体阻滞剂、ACEI、ARB 及利尿药等抗高血压药治疗，应控制血压＜140/90 mmHg。

（2）糖尿病：移植后新发糖尿病也是常见的并发症，可达 10%～64%。如果 HbA1c＞6.5%，应开始治疗。必要时需对免疫抑制方案进行调整。

（3）脂质紊乱：发生率为 40%～66%。CsA 较 FK506 更易导致高脂血症。治疗可用他汀类药物，但需注意他汀类药物与 CNI 均通过细胞色素 P-450 酶代谢，可能产生相互作用。

（4）胆道并发症：术后的发生率为 10%～40%，包括胆道狭窄、胆瘘、胆道感染、结石等。根据不同病因和病变，可采用药物、胆道扩张或支架、胆道手术和再移植等方式处置。

（5）恶性肿瘤：PTLD 与 EB 病毒感染相关，可累及淋巴结及结外组织，出现类似于感染性单核细胞增多症的反应性浆细胞增生或形成淋巴瘤。治疗手段包括在病情允许时减少免疫抑制剂用量，当 PTLD 进展为淋巴瘤时给予化疗，有肿物的患者可行外科手术和放疗。皮肤癌是肝移植后患者最常见的新生恶性肿瘤，以非黑色素瘤皮肤癌更为常见。

第二节 经典案例

案例一

（一）案例回顾

【主诉】

肝 MT 介入术后 2 月余。

【现病史】

患者，男性，62 岁，77 kg。患者 2 个月前外院腹部 B 超体检发现：肝脏弥漫回声异常，肝右叶实质性结节（30 mm×28 mm）；胆囊壁粗糙；脾大（脾门厚约 45 mm）。查血：TB 73.9 µmol/L，DB 11.5 µmol/L，ALT 46 U/L，AST 69 U/L。随后腹部超声：肝右叶实质占位，考虑恶性肿瘤可能（46 mm×29 mm）；肝左叶高回声区，考虑硬化结节可能；肝硬化；脾大。查血：TB 52.4 µmol/L，DB 17.8 µmol/L，ALT 67 U/L，AST 76 U/L，PLT 46×10⁹/L，HBV-DNA 96.8 U/mL，AFP、CEA、CA199 正常，行经导管肝动脉灌注化疗栓塞术（TACE）治疗。现患者为行肝移植治疗收入院。

患者病程中，食欲及睡眠可，大小便正常，体重无明显下降。

【既往史】

有乙肝病史，口服拉米夫定 10 年余。

【个人史】

吸烟、喝酒 30 年余。

【家族史】

有家族传染病患者。

【过敏史】

无特殊。

【体格检查】

T 36.5℃，P 80 次/分，R 20 次/分，BP 120/80 mmHg。

神志清晰，精神尚可。全身皮肤黏膜无黄染，无肝掌，无蜘蛛痣。左锁骨上，未触及肿大淋巴结。腹部平坦。腹壁静脉不显露。未见胃肠轮廓及蠕动波形。无压痛，无反跳痛。肝脾肋下未触及。腹部未触及活动性包块。Murphy 征阴性。移动性浊音（−）。肠鸣音 3 次/分。双下肢无水肿。

【实验室检查】

（1）血常规：WBC 5.04×10^9/L；RBC 4.55×10^{12}/L；Hb 159 g/L；PLT 67×10^9/L；N 3.3×10^9/L。

（2）出凝血功能：PT 14.5 s；INR 1.33；FIB 217 mg/dL。

（3）肝功能：TB 91.5 μmol/L；DB 15.5 μmol/L；ALB 33 g/L；ALT 62 U/L；AST 68 U/L；ALP 84 U/L；γ-GT 55 U/L。

（4）肾功能及电解质：BUN 4.4 mmol/L；Cr 78 μmol/L；钠 145 mmol/L；钾 4.5 mmol/L；氯 108 mmol/L；CRP 12.9 mg/L。

（5）乙肝：HBsAg（+）2063 COI；抗 HBe（+）0.002 COI；抗 HBc（+）0.009 COI；HBV-DNA 1.09×10^2 U/mL。

【入院诊断】

肝恶性肿瘤（综合治疗）。

【出院诊断】

（1）肝移植术后。

（2）肝恶性肿瘤（综合治疗）。

【移植术后治疗方案】

1. 免疫抑制治疗（初始方案）

（1）糖皮质激素：注射用甲泼尼龙 240 mg iv.gtt q.d.（d1）（移植后第一天）。每天递减 40 mg，第 6 天甲泼尼龙减至 40 mg，第 9 天后改甲泼尼龙 16 mg p.o. q.d.。

（2）免疫抑制剂：注射用巴利昔单抗 20 mg stat. iv.gtt（d0）和（d4）；他克莫司胶囊 1 mg p.o. q12h.（d2）；吗替麦考酚酯分散片 0.75 g p.o. b.i.d.（d1）；西罗莫司片 2 mg p.o. q.d.（d1）。

2. 抗乙肝治疗 恩替卡韦片 0.5 mg p.o. q.d.；乙型肝炎人免疫球蛋白 400 U i.m. t.i.d.。

3. 其他药物治疗 移植术后药物治疗还包括保肝退黄、预防感染、改善微循环、营养支持、抑酸、抗凝、降压降糖等对症治疗。

【药师记录】

移植后第 1 天：昨日行"同种异体原位肝移植术"，手术过程顺利，术后为进一步监测生命体征及治疗转入肝外监护室。床旁 B 超：移植肝血流正常，少量腹水。移植术后予抗排异、抗乙肝、保肝退黄、抑酸、营养、预防感染等治疗。

移植后第 2 天：TB 143.7 μmol/L，DB 110.5 μmol/L，ALB 35 g/L，ALT 773 U/L，AST 559 U/L，PT 17.3 s，Cr 125 μmol/L。患者黄疸上升，转氨酶下降，血肌酐升高。今开始使用他克莫司胶囊 1 mg p.o. q12h.，吗替麦考酚酯分散片调整为 1 g p.o. b.i.d.。

移植后第 3 天：TB 146.1 μmol/L，DB 107.3 μmol/L，ALB 36 g/L，ALT 506 U/L，AST 179 U/L，PT 16.1 s，Cr 105 μmol/L。肌酐正常，转氨酶和凝血功能好转中。新增熊去氧胆酸胶囊 0.25 g p.o. t.i.d.。他克莫司血药浓度 5.8 ng/mL。

移植后第 4 天：肝功能好转中，甲泼尼龙使用第 4 天，剂量减至 120 mg。他克莫司浓度 6.7 ng/mL，偏低，剂量调整为早 1 mg+晚 1.5 mg。

移植后第 5 天：TB 118.1 μmol/L，DB 81.5 μmol/L，ALT 238 U/L，AST 46 U/L，PT 13.5 s。床旁 B 超：移植肝血流正常。他克莫司浓度 8.8 ng/mL，病情稳定，维持当前治疗。

移植后第 6 天：TB 118.2 μmol/L，DB 69.4 μmol/L。他克莫司浓度 5.8 ng/mL，仍偏低，剂量调整为早 1 mg+晚 2 mg。今开放半流质饮食，吗替麦考酚酯分散片改为麦考酚钠肠溶片 540 mg p.o.

b.i.d.。甲泼尼龙使用第 6 天，剂量减至 40 mg，因黄疸与昨天相仿，加甲泼尼龙 16 mg p.o.一剂。

移植后第 7 天：TB 106.4 μmol/L，DB 63.2 μmol/L。他克莫司浓度 6.6 ng/mL，剂量改为 1.5 mg p.o. q12h.。肝功能恢复较慢，维持甲泼尼龙 40 mg 给药。

移植后第 8 天：患者一般情况可，昨日腹泻予以蒙脱石散收敛。他克莫司浓度仍偏低，剂量调整为早 1.5 mg+晚 2.5 mg。继续维持甲泼尼龙 40 mg。

移植后第 9 天：TB 77.6 μmol/L，DB 39.1 μmol/L，HBV-DNA（−）。床旁 B 超：移植肝血流正常。改为甲泼尼龙片 16 mg p.o. q.d.。他克莫司浓度 7.7 ng/mL，剂量调整为 2 mg p.o. q12h.。

移植后第 10 天：患者生命体征平稳，无不适主诉。继续抗排斥、预防感染、保肝利胆、降压降糖治疗。他克莫司胶囊改为 3 mg p.o. q12h.。转普通病房。

移植后第 13 天：TB 49.3 μmol/L，DB 29.9 μmol/L，ALT 60 U/L，AST 28 U/L，PT 10.7 s。他克莫司浓度 9.7 ng/mL。

移植后第 15 天：他克莫司胶囊减至 1.5 mg p.o. q12h.，甲泼尼龙片减至 8 mg q.d.，新增西罗莫司片 2 mg p.o. q.d.。

移植后第 16 天：HBV-DNA（−），抗 HBe（+）0.003 COI，抗 HBc（+）0.009 COI。他克莫司浓度 5.3 ng/mL。

移植后第 17～21 天：减少他克莫司和甲泼尼龙给药剂量，根据治疗药物浓度监测逐渐增大西罗莫司剂量，调整为他克莫司胶囊 1 mg p.o. q12h.+西罗莫司片 3 mg p.o. q.d.+吗替麦考酚酯分散片 0.54 mg p.o. b.i.d.+甲泼尼龙片 4 mg p.o. q.d.。第 21 天他克莫司浓度 4.1 ng/mL，西罗莫司浓度 6.3 ng/mL。

移植后第 22 天：体温平，Hb 119 g/L，PLT $99×10^9$/L，WBC $4.22×10^9$/L，NE $2.8×10^9$/L，TB 29.8 μmol/L，DB 16.8 μmol/L，ALB 38 g/L，ALT 46 U/L，AST 30 U/L，Cr 63 μmol/L。患者一般情况可，双下肢无水肿，无感染，已拆线，予以出院。

出院用药:西罗莫司片 3 mg p.o. q.d.;他克莫司胶囊 1 mg p.o. q12h.;麦考酚钠肠溶片 540 mg p.o. b.i.d.;恩替卡韦片 0.5 mg p.o. q.d.。

出院后随访记录:肝移植术后第 26 天,他克莫司浓度 2.4 ng/mL,西罗莫司浓度 10.2 ng/mL;肝移植术后第 34 天,已停用他克莫司,西罗莫司浓度 12.1 ng/mL。

(二)案例分析

【免疫抑制治疗】

肝癌肝移植术后复发是影响患者长期存活的主要原因,术后 5 年肝癌复发率可达 20%~57.8%。CNI 的应用是肝癌复发的独立危险因素,但免疫抑制不足易诱发排斥反应,并不建议撤除免疫抑制剂。对肝癌肝移植受者,目前免疫抑制治疗主张个体化低剂量给予 CNI、尽早撤除糖皮质激素甚至无激素、使用具有肿瘤抑制作用的西罗莫司。

临床药师观点:目前没有适用于所有肝移植受者的标准免疫抑制方案,主要根据受者的年龄、肝肾功能、原发病、术后并发症等情况,结合药物特性进行个体化给药。本例患者为肝癌肝移植受者,强免疫抑制状态可造成免疫力低下,削弱对肿瘤的监视和抑制作用,导致肿瘤复发,而免疫抑制不足又会诱发急、慢性排斥反应,如何达到疗效又能避免不良反应的发生是临床治疗的困难所在。

2014 版《中国肝癌肝移植临床实践指南》推荐采用低剂量 CNI 及糖皮质激素早期撤除方案(Ⅱ级别,强推荐)。CNI 主要为环孢素 A(CsA)和他克莫司(FK506),FK506 免疫抑制作用更强,肝毒性低,已成为肝移植术后主要的免疫抑制剂。移植术后 30 d 是发生急性排斥反应的高峰期,此期间使用 FK506+MMF+甲泼尼龙联合治疗,可以减少 FK506 的给药剂量,尽可能避免药物不良反应,维持移植物功能,且有数据显示三联给药可使急性排斥反应发生率降至 30%。肝癌肝移植术后第 1 个月,根据治疗药物浓度监测调整 FK506 的给药剂量，以期目标谷浓度维持在 8～10 μg/L。术后第 6 天患者黄疸仍较高，排除其他可能影响黄疸的因素，考虑主要原因是免疫抑制不足导致的肝功能恢复不理想，故采取个体化治疗，维持甲泼尼龙 40 mg iv.gtt p.d.，持续给药 3 d，患者肝功能好转后，改为口服。

白细胞介素-2（IL-2）受体抗体具有良好的免疫诱导作用，近年多采用以 IL-2 受体抗体诱导、FK506 为基础的免疫抑制疗法。肝移植术中及术后第 4 天使用巴利昔单抗，可阻断 T 细胞增殖，预防急性排斥反应，减少 FK506 及激素的给药剂量，降低肾毒性。

西罗莫司参与调节细胞生长、增殖、代谢和血管生成过程，以西罗莫司为基础的免疫抑制维持方案可抑制肿瘤生长，改善受者的生存率，降低肝癌复发率。患者术中探查显示肿瘤 10 枚，属于肿瘤复发的高危受者，应用西罗莫司更为合理。有研究表明使用西罗莫司术后 3 年无瘤生存率比使用他克莫司高 30%。当西罗莫司与 CNI 联用时，CNI 需要逐渐减量直至撤除。

【抗乙肝治疗】

对乙型肝炎表面抗原（HBsAg）阳性的肝移植受者应尽早进行抗病毒治疗，降低乙型肝炎病毒（HBV）载量，提高长期生存率。术前 HBV 载量高应使用恩替卡韦或替诺福韦降病毒治疗，移植术中无肝期给予乙型肝炎免疫球蛋白（HBIG），术后使用恩替卡韦或替诺福韦联合低剂量 HBIG 预防乙肝复发。

临床药师观点：慢性病毒性乙型肝炎是原发性肝癌的主要病因之一，超过 90%的肝癌肝移植受者与 HBV 感染有关。患者乙肝病史多年，术前口服拉米夫定，HBV-DNA 1.09×10^2 U/mL，为降低肝癌复发的风险，术后需要尽快进行抗病毒治疗。治疗时应优先选择强效、高耐药屏障核苷类似物如恩替卡韦、替诺福韦，耐药者则根据耐药位点检测结果选择相应药物。

（三）药学监护要点

肝移植后早期恢复情况对患者的预后非常重要，从手术结束进入监护病房开始，就需对患者的生命体征、脏器功能、药物治疗进行药学监护。

1. **排斥反应** 移植术后 30 d 内通常称为免疫抑制治疗的诱导期，此时发生急性排斥反应的风险最高，临床药师应及时评估肝功能，了解患者的免疫抑制状态。

（1）实验室检查：关注胆红素、碱性磷酸酶、γ-谷氨酰转移酶、肝脏转氨酶、凝血酶原时间、乳酸、免疫抑制剂（FK506、CsA、西罗莫司）血药浓度等实验室指标。急性排斥反应发生时最初影响的是胆管上皮，继而是肝细胞，可表现为胆红素和代表胆小管损伤的酶（ALP、γ-GT）升高，也可伴有转氨酶不同程度的升高。凝血酶原时间反映肝脏的合成功能，术后凝血功能长时间无法纠正，持续乳酸酸中毒都说明移植肝受损。

（2）其他：有 T 管的移植受者可观察胆汁的颜色性状，高质量胆汁应为金黄带黑色的黏液性液体，如果有颜色变化提示移植肝功能可能存在问题或者发生感染。其他关注还包括细胞因子检测、提示移植肝血供情况的超声检查，可诊断排斥反应的组织病理检查等。

2. **机会性感染** 肝移植术后早期，由于手术操作、宿主因素及免疫抑制剂的使用，容易发生各种机会性感染，细菌引起的感染占感染发生率的 21%～33%，多见于革兰阴性杆菌，其次是肠球菌和葡萄球菌。大多数真菌感染发生在移植术后的第一个月，还需注意各种病毒（巨细胞病毒、EB 病毒、疱疹病毒等）感染。临床药师需关注患者的体温、病原学检查及感染指标的变化。

3. **免疫抑制剂的不良反应** 尽管主张早期激素撤离，但短期内仍可能发生高血糖、低血钾、水钠潴留、消化道溃疡等不良反应。FK506 的主要不良反应包括肾毒性、神经毒性、高血压、高血糖、视觉异常等，该药通过 CYP3A4 酶代谢，需要注意是否存在药物间的相互作用。西罗莫司尽管无肾毒性、神经毒性，也无高血压、高血糖，但能引起脂代谢异常，对血液系统也存在影响（血红蛋白、血小板、白细胞减少）。因此，免疫抑制治疗时，临床药师需要监护以下几点，①肾功能：尿量、尿素氮、血肌酐；②神经精神系统：有无嗜睡、震颤、语言障碍、精神状态和感觉功能变化等；③血压、血糖、电解质；④记录具有相互作用的药物，根据需要及时调整药物、给药剂量。

案例二

（一）案例回顾

【主诉】

肝移植术后 1 个月出现血便。

【现病史】

患者，女性，63 岁，52 kg。患者 1 个月前因"肝硬化失代偿"行"同种异体原位肝移植术"，手术过程顺利。术后患者出现肾功能不全，予以血液透析治疗；出现反复消化道出血，予以数字减影血管造影（DSA）下超选择胰十二指肠动脉分支栓塞术治疗十二指肠乳头处血管；之后复查胃镜、DSA 未见明显出血，但仍有血便，内镜逆行胰胆管造影（ERCP）检查未见胆道出血，放置鼻胆管；予以止血，降门脉压、抑酸等保守治疗，目前血色素稳定。今为进一步治疗收入 LICU。

【既往史】

1 个月前行"同种异体原位肝移植术"。7 个月前急性戊型肝炎病史，现抗体已转阴。8 个月前确诊慢性肾功能不全，目前口服药物治疗。高血压病史 10 余年，未口服降压药，血压可。2 型糖尿病 10 余年，目前使用胰岛素控制血糖。

【个人史、家族史、过敏史】

无特殊。

【入院体格检查】

T 38.3℃，P 62 次/分，R 18 次/分，BP 128/49 mmHg。

神志清晰，精神尚可，呼吸平稳。全身皮肤黏膜无黄染，无肝掌，无蜘蛛痣。心肺阴性，腹部平坦，无压痛及反跳痛。肝脾肋下未触及。移动性浊音（＋）。双下肢无水肿。

【实验室及其他辅助检查】

1. 实验室检查

（1）血常规：WBC 14.49×10^9/L；NEUT% 88.7%；RBC 2.77×10^{12}/L；Hb 83 g/L；PLT 72×10^9/L。

（2）出凝血功能：PT 12.6 s；INR 1.15；FIB 211 mg/dL。

（3）肝功能：TB 9.8 μmol/L；DB 7.0 μmol/L；ALB 35 g/L；ALT 21 U/L；AST 13 U/L；ALP 118 U/L；γ-GT 27 U/L。

（4）肾功能及电解质：BUN 13.4 mmol/L；Cr 94 μmol/L；GLU 7.6 mmol/L；钠 137 mmol/L；钾 3.5 mmol/L；氯 99 mmol/L；CO_2 21 mmol/L。

（5）病原学检查：胸腔积液、腹水、导管细菌真菌培养（－）；HBV-DNA、CMV-DNA、EB-DNA（－）。

（6）其他：CRP 68.1 mg/L；PCT 4.14 ng/mL；G 试验 47.4。

2. 其他辅助检查

（1）床旁超声：移植肝血流正常，腹水。

（2）胸部 X 线：两肺渗出伴两侧胸腔少量积液，较前相仿，随访。

【入 LICU 诊断】

（1）消化道出血。

（2）肝移植状态。

（3）肾功能不全。

【出 LICU 诊断】

（1）尿路感染（近平滑假丝酵母菌）。

（2）肝移植状态。

（3）肾功能不全。

【主要治疗药物】

真菌性尿路感染治疗：患者体温 38.3℃，WBC、PCT、CRP 等感染指标均偏高。入院前最近 1 次 Immuknow-Cylex 免疫细胞功能测定 ATP 55 ng/mL，他克莫司胶囊 0.5 mg p.o. q.d.，他克莫司浓度 2.6 ng/mL，考虑患者感染可能性大，暂停免疫抑制治疗。入 LICU 后予保肝、抗感染、营养支持及对症治疗。抗真菌治疗如下：

d17－20：氟康唑注射液首剂 0.4 g iv.gtt q.d.，维持 0.2 g iv.gtt q.d.。

d21－29：氟康唑注射液 0.6 g iv.gtt q.d.。

d30－46：伏立康唑片首日 0.4 g p.o. q12h.，维持 0.2 g p.o. q12h.。

d21－27：氟胞嘧啶片 1.5 g p.o. b.i.d.，血液透析后补一剂 1.5 g p.o.。

d28－29：氟胞嘧啶片 1.5 g p.o. q.d.。

【药师记录】

入院第 1 天：患者肝移植术后 1 个月，肾功能不全，少尿，予以隔天血液透析，每次时长 4 h 左右，脱水 2000～2500 mL。因发热，感染指标升高，给予经验性抗感染治疗：注射用头孢哌酮舒巴坦 3 g iv.gtt q12h.（血液透析后补 1.5 g），注射用替考拉宁负荷给药后 0.4 g iv.gtt q.d.维持，氟康唑注射液首剂 0.4 g，维持 0.2 g iv.gtt q.d.。

入院第 8 天：T_{max} 37.6℃，WBC 11.06×10^9/L，NEUT% 93.7%，PCT 2.24 ng/mL。痰培养示铜绿假单胞菌，因头孢哌酮舒巴坦耐药，根据药敏结果结合临床症状，换用注射用哌拉西林他唑巴坦 4.5 g iv.gtt q12h.（血液透析后补 1.125 g iv.gtt）及左氧氟沙星注射液 0.5 g q48 h iv.gtt，停用替考拉宁。

入院第 14 天：T_{max} 38.2℃，WBC 6.01×10^9/L，NEUT% 87.5%，PCT 1.73 ng/mL，G 试验 51.6。胸部 X 线：两肺少许渗出伴左侧少量胸腔积液。目前仅 2 次痰培养示铜绿假单胞菌，无其他病原学证据，胸部影像学无明显进展，但患者感染情况没有好转，故调整哌拉西林他唑巴坦给药剂量为 4.5 g iv.gtt q8h.（血液透析后补 2.25 g iv.gtt），氟康唑换为注射用卡泊芬净首剂 70 mg iv.gtt q.d.，维持 50 mg iv.gtt q.d.。

入院第 17 天：T_{max} 38.4℃，时有腹胀，尿液色黄微浊，尿量尚可，为 1050 mL。PCT 1.75 ng/mL，G 试验 36.8。尿培养：近平滑假丝酵母菌（氟胞嘧啶、伊曲康唑敏感，氟康唑、伏立康唑耐药）。考虑尿路感染，卡泊芬净更换为氟康唑注射液首剂 0.4 g iv.gtt q.d.，维持剂量 0.2 g iv.gtt q.d.。

入院第 21 天：T_{max} 38.4℃，尿量 1125 mL，Cr 254 μmol/L，因药敏结果提示氟康唑耐药，氟康唑给药剂量增至 0.6 g iv.gtt q.d.，联用氟胞嘧啶 1.5 g p.o. b.i.d.，血液透析后补 1.5 g。

入院第 25～26 天：体温最高升至 39.3℃，PCT 1.2 ng/mL 左右，尿量减少（205～450 mL），连续 2 d 尿培养：近平滑假丝酵母菌。

入院第 28 天：T_{max} 38℃，尿量 61 mL，Cr 177 μmol/L，G 试验 29.7。尿培养：近平滑假丝酵母菌。由于肾损伤严重，氟胞嘧啶改为 1.5 g p.o. q.d.。

入院第 30 天：T_{max} 37.6℃，尿量 30 mL，昨天尿培养（－）。肾功能差，尿量进一步减少，尿培养已转阴，停用氟胞嘧啶、氟康唑，改用伏立康唑首日 0.4 g p.o. q12h.，维持剂量 0.2 g p.o. q12h.。

入院第 40～41 天：T_{max} 37.1℃左右，尿量 45 mL 左右，Cr 203 μmol/L，连续 2 d 尿培养（－）。

入院第 46 天：T_{max} 36.8℃，尿量 57 mL，尿培养（－）。停用哌拉西林钠他唑巴坦钠。患者生命体征平稳，转回普通病房继续其他治疗。

后续随访：患者肾功能不全，血肌酐偏高，继续血液透析治疗；后尿量逐渐恢复，每日 1000 mL 左右，尿培养（－）。

（二）案例分析

【免疫抑制方案的调整】

目前根据感染程度调整免疫抑制剂的使用尚无统一标准，肝移植术后发生严重感染时，免疫抑制剂的继续使用将不利于感染的控制，但停用后引起的排斥反应又可能造成移植物功能丧失。

Immuknow-Cylex 免疫细胞功能监测通过测量 CD4$^+$T 淋巴细胞三磷酸腺苷（ATP）数量的变化评估肝移植术后细胞免疫状态的变化，同时对移植术后稳定、排斥、感染及肿瘤复发均有提示价值。研究显示当 ATP＞500 ng/mL 时发生排异的风险较高，而 ATP＜100 ng/mL 时发生感染的概率大大增加。本例患者入院时已持续高热多日，各项感染指标偏高，并且 ATP 55 ng/mL，而肝功能指标（胆红素、转氨酶、碱性磷酸酶等）均正常，权衡利弊暂停该患者的免疫抑制治疗，以控制感染为主。在后续治疗过程中，患者的 ATP 始终处于低值（d14：ATP 76 ng/mL；d25：ATP 50 ng/mL），肝功能正常，没有发生排斥反应，故暂时未启用免疫抑制剂。

【侵袭性真菌感染的治疗】

侵袭性真菌感染（IFI）多发生在肝移植术后 3 个月，发生率为 5%～42%。常见条件致病菌有念珠菌、曲霉菌、毛霉菌、隐球菌等，以念珠菌最多见，其中白念珠菌占 55.2%，非白念珠菌占 36.4%。念珠菌感染主要表现为念珠菌血症、尿路感染、腹膜炎等。致病机制包括：长时间住院、器械及广谱抗生素的使用增加了真菌负荷及定植的风险；侵袭性操作破坏了黏膜、皮肤屏障；患者处于免疫抑制状态。肝移植受者一旦发生 IFI，将影响移植肝功能，病死率高，对存在高危因素的受者，指南推荐使用米卡芬净、卡泊芬净、两性霉素 B 脂质体进行预防治疗。

诊断念珠菌尿路感染主要依据尿液真菌涂片和培养，再结合宿主因素、全身及泌尿系统症状、G 试验阳性等。对氟康唑敏感的患者，首选氟康唑 200～400 mg p.o. q.d.，持续治疗 2 周；如氟康唑耐药，推荐两性霉素 B 或联合口服氟胞嘧啶 25 mg/kg，每日 4 次给药。

临床药师观点：除上文提及的肝移植受者侵袭性念珠菌感染的危险因素外，还有一些特异性的危险因素需要考虑。追查 1 个月前患者行肝移植术时的病史发现，该患者术前肌酐水平偏高（155 μmol/L），肝移植手术时间较长（10 h），术中曾使用少浆、血浆等血制品，这些均增加了侵袭性念珠菌感染的风险。已有 3 项前瞻性随机临床试验证实，肝移植受者预防性抗真菌治疗对侵袭性念珠菌感染有效。预防性抗真菌治疗的时间尚不明确，一般持续至术后 2 周，如果预计有并发症存在可能会延长治疗。该患者移植术后 1 个月，入监护室 10 多天，反复发热，感染指标高于正常值，使用氟康唑预防性抗真菌治疗，2 周后患者感染症状未明显好转，也没有明确的病原学检查结果，为防止氟康唑诱导耐药，调整为棘白菌素类药物卡泊芬净预防性治疗。

入 LICU 第 17 天，尿培养显示近平滑假丝酵母菌，药敏报告提示对氟康唑、伏立康唑耐药，对氟胞嘧啶、伊曲康唑敏感，此后反复多次尿培养示近平滑假丝酵母菌。移植受者如果仅出现念珠菌尿无发热或全身感染症状通常无须治疗，对有症状的念珠菌尿选择治疗的药物应根据念珠菌的分类、近期唑类药物的使用情况、既往对抗真菌药物的耐受情况、药物间的相互作用及疾病的严重程度、其他组织器官的受累等综合考虑。该患者为念珠菌尿路感染，建议首选氟康唑。氟康唑 80% 以原形经肾排泄，是唯一一个在尿中聚集的抗真菌药物，而伏立康唑和棘白菌素类在尿中均无法达到有效浓度，尿路感染不建议选用。药敏报告提示菌株对氟康唑耐药，考虑患者肾功能不全，两性霉素 B 易引起肾毒性，因此建议联用氟胞嘧啶。患者常规剂量氟康唑治疗 4 d，感染未能得到有效控制，可能与氟康唑分子量小（306.27）、血浆蛋白结合率低（11%～12%）、易被血液透析清除、感染部位不能达到有效治疗浓度有关。考虑目前以控制感染为主，该药安全性相对较高，患者对其耐受性好，可适当加大给药剂量。患者抗真菌治疗近 2 周，体温平，感染指标好转，连续 2 次尿培养（−），感染得以控制。

（三）药学监护要点

【行血液透析时给药方案的调整】

临床药师评估给药方案时，不仅需要考虑感染的部位、感染的严重程度、肝肾功能等，当同时行血液透析治疗时，还要考虑血液透析对药物疗效的影响。给药剂量受到较多因素影响，如透析的频率、透析机的类型、药物本身的理化和药动学性质等，需综合评估，及时调整给药剂量。

【抗真菌药物相关不良反应监测】

氟康唑的安全性和耐受性良好，最常见的不良反应是胃肠道症状，但因患者给药剂量偏大，仍需注意罕见的不良反应，如对血液系统方面的影响。氟胞嘧啶常见的不良反应包括胃肠道症状、皮疹、肝毒性及白细胞、血小板减少等。因此，临床药师需监护以下指标，①肾功能：尿量、尿素氮、肌酐；②肝功能：转氨酶、黄疸等；③血常规：红细胞、白细胞、血小板、血色素；④胃肠道反应、有无皮疹、幻觉等不良反应。

【抗真菌治疗评估】

定期评估念珠菌尿路感染的治疗效果，观察患者病情变化，有无新发症状，记录体温、感染指标、G试验、尿培养检查结果等。如果疗效不佳，查找原因，及时调整给药方案。

案例三

（一）案例回顾

【主诉】

反复呕血、黑便伴皮肤发黄 13 d。

【现病史】

患者，男性，56 岁，42 kg。因"反复呕血、黑便伴黄疸进行性升高 13 d"至消化科就诊，诊断为急性上消化道出血、酒精性肝病、急性肝衰竭、肝硬化失代偿期。住院期间经保肝、止血、抗感染、对症支持等积极治疗，病情仍进一步加重，考虑肝衰竭，行"同种异体肝移植术"，手术过程顺利。术中探查：大量腹水，3500 mL，重度肝硬化，硬化结节 0.3～0.6 cm，肝脏质地硬，肉眼未见肿瘤，门静脉主干及肠系膜上静脉未见栓子。术后为进一步监测生命体征及治疗转入肝外监护室。

【既往史】

酒精性肝病史 10 余年，口服保肝片治疗。既往有甲肝病史，已治愈。40 余年前患者因阑尾炎行手术治疗，具体不详。曾有输血史。

【个人史】

吸烟史 30 年，每日 10 根；酗酒史 10 余年，每日 1 斤黄酒。

【家族史、过敏史】

无特殊。

【体格检查】

T 37℃，P 84 次/分，R 20 次/分，BP 104/54 mmHg。

神志清醒，精神软。两肺呼吸音粗，未闻及干、湿啰音。巩膜及全身皮肤黄染。蛙状腹，腹部尚软，无压痛、反跳痛，肝脾肋下未触及，移动性浊音阳性，肠鸣音 5 次/分。

【实验室及其他辅助检查】

1. 实验室检查　肝移植术后第 1 天（d1）。

（1）血常规：WBC $6.94×10^9$/L；NEUT% 83.3%；RBC $2.72×10^{12}$/L；Hb 83 g/L；PLT $49×10^9$/L。

（2）出凝血功能：PT 17.9 s；INR 1.66；APTT 85 s；FIB 129 mg/dL。

（3）肝功能：TB 201.6 μmol/L；DB 165.4 μmol/L；ALB 25 g/L；ALT 510 U/L；AST 1367 U/L；ALP 41 U/L；γ-GT 47 U/L。

（4）肾功能及电解质：BUN 12.5 mmol/L；Cr 94 μmol/L；GLU 9.8 mmol/L；钠 135 mmol/L；钾 4.8 mmol/L；氯 98 mmol/L；CO_2 22 mmol/L；CRP 22.5 mg/L。

（5）病原学检查：痰、尿、引流液细菌真菌培养（－）；HBV-DNA、CMV-DNA、EB-DNA（－）。

（6）其他：PCT 2.77 ng/mL；G 试验 352。

2. 其他辅助检查

（1）床旁移植肝超声：移植肝血流正常；右侧胸腔积液。

（2）胸部 X 线：两肺渗出伴两侧胸腔积液。

【入 LICU 诊断】

（1）肝移植状态。

（2）巨细胞病毒感染。

【出 LICU 诊断】

（1）巨细胞病毒感染。

（2）肝移植状态。

【主要治疗药物】

抗巨细胞病毒治疗如下：

d4：阿昔洛韦片 0.2 g p.o. b.i.d.。

d8：阿昔洛韦片 0.2 g p.o. t.i.d.。

d23：注射用更昔洛韦 200 mg iv.gtt b.i.d.。

d33：停用更昔洛韦，更换为缬更昔洛韦片 900 mg p.o. b.i.d.。

【药师记录】

术后第 1～3 天：移植术后予他克莫司胶囊 1 mg p.o. q12h.+吗替麦考酚酯分散片 0.75 g p.o. b.i.d.+注射用甲泼尼龙三联抗排异，同时予抗乙肝、保肝退黄、预防感染、营养支持等治疗。

术后第 4 天：T_{max} 36.9℃，黄疸、转氨酶较前升高，予注射用甲泼尼龙 360 mg 治疗。他克莫司谷浓度 4.6 ng/mL，加大他克莫司给药剂量：早 1 mg p.o.，晚 2 mg p.o.。CMV-IgG 176.6 U/mL，CMV-IgM（−），因受体 CMV 血清学不明，予阿昔洛韦片 0.2 g p.o. b.i.d.预防治疗。

术后第 8 天：肝功能逐渐恢复中，甲泼尼龙已减量至 160 mg；他克莫司谷浓度 5.7 ng/mL，他克莫司胶囊增至 3 mg p.o. q12h.。CMV-DNA $1.19×10^3$ 拷贝/mL，CMV-IgG 126.3 U/mL，CMV-IgM（−），改为阿昔洛韦给药剂量 0.2 g p.o. t.i.d.。

术后第 11 天：T_{max} 36.9℃，肝功能恢复较好，肾功能正常，生命体征平稳，转入普通病房继续治疗。

术后第 23 天：由于近期反复发热，无明确病原学证据，感染不明，由普通病房转入 LICU。T_{max} 39.9℃，WBC $4.83×10^9$/L，NEUT% 87.6%，Hb 79 g/L，PLT $101×10^9$/L。TB 89.1 μmol/L，DB

81.5 μmol/L，Cr 74 μmol/L。PCT 1.13 ng/mL，CRP 84.8 mg/L，CMV-DNA $3.36×10^4$ 拷贝/mL，CMV-IgG＞500 U/mL，CMV-IgM 2.09 COI。诊断为CMV感染，停止口服阿昔洛韦，改为更昔洛韦 200 mg iv.gtt b.i.d.治疗，其余治疗不变。

术后第 26 天：T_{max} 37.5℃，WBC $24.26×10^9$/L，NEUT% 94%，Hb 72 g/L，PLT $88×10^9$/L，TB 145.5 μmol/L，DB 133.1 μmol/L。感染有加重趋势，停用抗排异药物。

术后第 27～32 天：体温峰值波动于 37～38.9℃，Hb 略有下降，PLT 从 $111×10^9$/L 下降至 $50×10^9$/L，WBC 和 N 呈下降趋势，黄疸症状持续加重。D29 CMV-DNA $5×10^2$ 拷贝/mL，CMV-IgG＞500 U/mL，CMV-IgM 2.3 COI，抗病毒治疗维持不变。

术后第 33 天：T_{max} 37.2℃，Hb 70 g/L，PLT $43×10^9$/L，TB 347.5 μmol/L，DB 326.9 μmol/L。CMV-DNA（－），CMV-IgG＞500 U/mL，CMV-IgM 2.07 COI。更昔洛韦调整为缬更昔洛韦片 900 mg p.o. b.i.d.。

术后第 36 天：T_{max} 36.8℃，Hb 75 g/L，PLT $37×10^9$/L，Cr 122 μmol/L，因肌酐升高，缬更昔洛韦减量为：早 900 mg，晚 450 mg。

术后第 38 天：因黄疸持续升高，行 ERCP 检查，术后患者体温升高至 39.1℃，给予甲硝唑注射液 500 mg iv.gtt q.d.预防 ERCP 术后厌氧菌感染。CMV-DNA（－），CMV-IgG＞500 U/mL，CMV-IgM 2.03 COI。

术后第 40 天：T_{max} 36.9℃，Hb 68 g/L，PLT $31×10^9$/L，Cr 233 μmol/L，根据肌酐清除率缬更昔洛韦给药剂量调整为 450 mg iv.gtt q.d.。

术后第 41～45 天：体温平，Hb 及 PLT 处于低值但未继续下降，黄疸始终处于高值。共 3 次复查 CMV-DNA，结果均阴性，考虑患者肾功能受损，d45 停用缬更昔洛韦。

术后第 46 天：CMV-DNA（－），CMV-IgM 1.31 COI，CMV 感染已治愈。患者生命体征平稳，转回普通病房继续其他治疗。

（二）案例分析

【预防感染】

巨细胞病毒（cytomegalovirus，CMV）是一种普遍存在的人类易感染的疱疹病毒，由 T 淋巴细胞介导防御。肝移植患者 T 淋巴细胞被抑制，若不进行预防，易在移植术后的 1～4 个月内发生 CMV 感染。CMV 感染可增加术后急慢性排斥反应的发生率，导致移植物功能不全甚至衰竭丢失，又因 CMV 具有免疫抑制作用，增加其他机会性感染的风险，病死率高达 30%～50%。通常根据 CMV 抗原检测、CMV 核酸检测（CMV-DNA $\geqslant 1 \times 10^3$ 拷贝/mL）、病毒培养，同时结合临床表现做出诊断。根据 CMV 感染的典型症状与体征可将其分为组织侵袭性 CMV 病和 CMV 综合征，后者常表现为发热、不适、乏力、肌肉或关节酸痛，可伴有粒细胞缺乏和血小板减少。

CMV 感染的治疗包括降负荷治疗及 CMV 病的针对性治疗。降负荷治疗仅适用于无临床症状的 CMV 复制患者，防止进展成为有症状的 CMV 病。无论是降负荷还是针对性治疗，一线治疗药物均为更昔洛韦、缬更昔洛韦，标准给药剂量：更昔洛韦 5 mg/kg iv.gtt q12h.（根据实际体重计算），缬更昔洛韦 900 mg p.o. b.i.d.；肾功能不全患者，需根据肌酐清除率调整剂量。抗 CMV 的疗程取决于患者的临床表现及 CMV 的检测结果。

临床药师观点：肝移植供受者血清学不匹配、CMV 特异性 T 细胞免疫缺陷、免疫抑制剂的使用、移植物的排斥反应等，是肝移植术后引起 CMV 感染的危险因素，由于 CMV 感染对预后不利，临床对高风险患者一般采取普遍性预防策略。该患者术前检查显示 CMV-DNA（－）、CMV-IgG（＋），术后口服阿昔洛韦预防 CMV 感染。

早期实体器官移植术后预防性治疗的药物是阿昔洛韦，但后续的研究中仅个别文献报道阿昔洛韦可成功预防 CMV 感染，更多的研究显示其效果不如更昔洛韦，不推荐作为预防性治疗的药物。2016 版《中国实体器官移植受者巨细胞病毒感染诊疗指南》及实体器官移植后 CMV 防治国际共识，均推荐肝移植术后预防性药物首选更昔洛韦。更昔洛韦通过竞争性抑制 CMV-DNA 多聚酶从而抑制病毒复制，多数临床试验已证实其预防的有效性，预防性治疗剂量为 5 mg/kg iv.gtt q.d.或 1 g p.o. t.i.d.。临床药师认为本案例中供者血清学结果不详，受者血清抗体阳性，术后应使用更昔洛韦预防 CMV 感染。

患者移植术后第 8 天 CMV-DNA 1.19×10^3 拷贝/mL，未能及时启动一线抗巨细胞病毒治疗，仅加大阿昔洛韦治疗剂量并不适宜。之后患者反复高热，没有其他病原学感染证据，第 23 天病毒载量升至 3.36×10^4 拷贝/mL、CMV-IgM 2.09 COI，确诊 CMV 感染，根据实际体重（42 kg）制订更昔洛韦 200 mg iv.gtt q12h.的治疗方案。随访 CMV 核酸及抗体检测，结果显示病毒载量逐渐下降，治疗近 2 周 CMV-DNA 转阴，之后连续 3 次检测（第 38 天、第 41 天及第 46 天）均为阴性，说明抗 CMV 治疗有效。

缬更昔洛韦是更昔洛韦的前体药物，口服后被小肠和肝脏酯酶快速水解生成更昔洛韦。由于肠道吸收面积大，绝对生物利用度是口服更昔洛韦的 10 倍，可代替静脉注射更昔洛韦。但需注意缬更昔洛韦用于肝移植患者 CMV 预防性治疗时，组织侵袭性 CMV 病的发生率高于更昔洛韦，因此无论是美国 FDA 还是国内指南均不推荐缬更昔洛韦用于肝移植术后 CMV 的预防。缬更昔洛韦在治疗移植后不太严重的 CMV 病时，显示出与静脉使用更昔洛韦相同的临床效果，更适用于门诊患者或者限制补液量的患者。对严重或危及生命的 CMV 病，仍旧推荐首选静脉滴注更昔洛韦。

患者连续 10 d 足量静脉滴注更昔洛韦，体温平，病毒载量明显下降。考虑此时黄疸持续上升，需要加用促进胆汁排泄的药物，增加了每日总的液体入量，经与患者本人及家属沟通后，换用缬更昔洛韦片，减少静脉用药，控制液体入量。

（三）药学监护要点
【CMV 预防性治疗的药学监护】

关注肝移植术前供、受者血清学检测，根据 CMV 感染的危险程度分层，制订预防策略。CMV D+/R-的受者、CMV-IgM 阳性或者 CMV-IgG 呈 4 倍以上增高者均是感染高危人群，可行防治策略。

移植术后定期检查 CMV-DNA，注意是否存在新发或复发感染。

【CMV 感染治疗的药学监护】

一旦确诊 CMV 感染，临床药师需要根据患者的基础情况、肝肾功能、感染严重程度等，结合抗 CMV 药物的特性，协助医生制订给药方案。

药物选择：①轻、中度 CMV 感染，无吸收功能障碍或者有液体出入量限制要求的患者，可选择口服缬更昔洛韦；②严重或危及生命的 CMV 感染，应首选静脉滴注更昔洛韦，待临床症状缓解、病毒负荷得以控制时，可改为口服缬更昔洛韦，但不建议口服更昔洛韦抗感染。

给药剂量设计：①肾功能正常患者按标准剂量给药，更昔洛韦（5 mg/kg iv.gtt q12h.）、缬更昔洛韦（900 mg p.o. b.i.d.）；②肾功能不全患者需要根据肌酐清除率调整给药剂量。

在治疗过程中临床药师还需：①定期评价 CMV 治疗效果。记录患者的临床表现及 CMV-DNA、血清学抗体检测结果。如果疗效不显著，及时查找影响治疗的因素，中、重度 CMV 感染，可减少甚至停止使用免疫抑制剂。足量治疗 2 周后实验室检查无明显变化应高度怀疑药物耐药，可加大更昔洛韦剂量、换用其他药物或者联合治疗。②不良反应监测。更昔洛韦和缬更昔洛韦均可致白细胞减少、中性粒细胞减少、血小板减少、贫血、血肌酐升高、肝功能异常等，应注意监测血常规、肝功能、肾功能，关注是否发生药物疹、恶心、腹泻等。

案例四

（一）案例回顾

【主诉】

发现肝占位性病变 3 月余。

【现病史】

患者，女性，65 岁，60 kg。3 个月前患者因乙肝在外院体检发现肝脏占位性病变，无恶心、呕吐，无黑便和便血，无腹痛、腹泻，无嗳气、反酸等症状，1 个月前就诊于肝外科，上腹部平扫+增强+DWI+MRCP 示：肝右叶占位，考虑肝细胞癌（HCC）机会大；肝硬化伴多发硬化结节，脾大。患者此次为行肝移植手术入院。

起病以来，患者二便如常，饮食睡眠尚可，自觉消瘦，体重减轻约 5 kg。

【既往史】

乙肝病史 30 年，未规范治疗。

【个人史、过敏史、家族史】

无特殊。

【体格检查】

T 37.1℃，P 80 次/分，R 18 次/分，BP 110/80 mmHg。

神志清晰，精神尚可。全身皮肤黏膜无黄染，无肝掌，无蜘蛛痣。左锁骨上未触及肿大淋巴结。腹部平坦，腹壁静脉不显露，无压痛及反跳痛。移动性浊音（－）。双下肢无水肿。

【实验室检查】

（1）血常规：WBC $3.02×10^9$/L；NEUT% 56.9%；RBC $2.74×10^{12}$/L；Hb 101 g/L；PLT $52×10^9$/L。

（2）出凝血功能：PT 12.9 s；INR 1.04；FIB 196 mg/dL。

（3）肝功能：TB 57.8 μmol/L；DB 44.6 μmol/L；ALB 28 g/L；ALT 40 U/L；AST 109 U/L；ALP 194 U/L；γ-GT 129 U/L。

（4）肾功能及电解质：BUN 5.7 mmol/L；Cr 81 μmol/L；钠 142 mmol/L；钾 3.9 mmol/L；氯 113 mmol/L；CO_2 23 mmol/L。

（5）心脏标志物：cTnT 0.017 ng/mL；Mb 58.6 ng/mL；NT-proBNP 201.3 pg/mL。

【入院诊断】

肝占位性病变。

【出院诊断】

（1）肝移植术后。

（2）肝占位性病变。

【移植术后治疗方案】

1. **免疫抑制治疗** 巴利昔单抗+甲泼尼龙+他克莫司+吗替麦考酚酯。

2. **抗乙肝治疗** 恩替卡韦+乙型肝炎人免疫球蛋白。

3. **其他药物治疗** 保肝退黄、预防感染、改善微循环、营养支持、抑酸、利尿、抗凝、降压降糖控制心率等对症治疗。

【药师记录】

手术当天：今行"同种异体原位肝移植术"，手术顺利。术中出血2000+1200 mL，输少浆血12 U，血浆600 mL，术中尿量50 mL+450 mL。

术后第1天：T_{max} 36.9℃，入量3300 mL，尿量6340 mL，SpO_2 99 mmHg（FiO_2 40%），cTnT 0.089 ng/mL，Mb 989.7 ng/mL，TB 78.1 μmol/L，DB 61.2 μmol/L，ALB 26 g/L，ALT 1505 U/L，AST 2998 U/L，PT 14.3 s，Cr 84 μmol/L，G试验316，EB-DNA<$5×10^3$拷贝/mL。予抗排异、抗乙肝、保肝退黄、抑酸、营养、利尿、预防感染等治疗。

术后第2天：T_{max} 37.8℃，入量3043 mL，尿量3330 mL，SpO_2 99 mmHg（FiO_2 40%），cTnT 0.070 ng/mL，Mb 716.5 ng/mL。黄疸、转氨酶下降中，PT略有波动。

术后第3天：T_{max} 39.4℃，入量1966 mL，尿量3440 mL，cTnT 0.050 ng/mL，Mb 275.7 ng/mL。患者今晨呼吸急促，血氧饱和度最低80%，予无创面罩接呼吸机BIPAP模式辅助呼吸，氧饱和度100%。今起使用他克莫司胶囊1.5 mg p.o. q12h.；因高热注射用头孢吡肟2 g iv.gtt q12h.调整为注射用头孢哌酮舒巴坦3 g iv.gtt q8h.，予1/3支吲哚美辛栓肛塞降温。

术后第4天：T_{max} 37.7℃，入量2636 mL，尿量3195 mL，SpO_2 99 mmHg（FiO_2 60%），cTnT 0.024 ng/mL，Mb 138.7 ng/mL。黄疸和PT上升，Cr 123 μmol/L。X线示散在少许片絮模糊影，继续予无创面罩接呼吸机BIPAP模式辅助呼吸。

术后第6天：T_{max} 37.9℃，BP 93/70 mmHg，SpO_2 99 mmHg（FiO_2

60%），cTnT 0.046 ng/mL。昨入量 2359 mL，尿量 1815 mL。无创面罩接呼吸机辅助通气，患者逐渐出现烦躁，不能配合面罩辅助通气，同时患者尿量逐渐减少，11 时临时加用注射用特利加压素 1 mg，用 0.9%氯化钠溶液配成 20 mL 溶液缓慢静脉注射，1.5 h 后患者出现呼吸急促，R 40 次/分，BP 143/77 mmHg，指末氧饱和度 84%，四肢厥冷，肢端青紫。

急查血气（FiO_2 60%）：pH 7.22，PCO_2 53.50 mmHg，BE-5.50 mmol/L，HCO_3^- 21.00 mmol/L，提示失代偿性呼吸性酸中毒合并代谢性酸中毒。考虑患者呼吸窘迫，予气管插管机械辅助通气，并予 PiCCO 监测血流动力学。PiCCO 表示心排血量指数下降，后负荷上升（PCCI 1.33，GEDI 742，SVRI 5353，ELWI 16）。心超示左室射血分数 50%，肺动脉收缩压 40 mmHg，左室下壁后壁室间隔及右心室整体收缩活动减弱，轻度肺高压。胸部平扫示两肺多发片絮模糊影及斑片结节高密度影。

20 时左右心率 101 次/分，BP 170/76 mmHg，血气：SpO_2 99 mmHg（FiO_2 55%），pH 7.40，PCO_2 38 mmHg，BE-1.10 mmol/L，HCO_3^- 23.60 mmol/L，体内酸碱得以纠正。PiCCO：PCCI 2.08，GEDI 724，SVRI 3925，ELWI 16，心排血量指数有所上升，后负荷下降。

术后第 7 天：T_{max} 37.7℃，P 88 次/分，BP 120/71 mmHg，昨天入量 3458 mL，尿量 2070 mL，cTnT 0.034 ng/mL，Mb 265.5 ng/mL。血气：SpO_2 99 mmHg（FiO_2 55%），pH 7.45，PCO_2 35.5 mmHg，BE 0.90 mmol/L，HCO_3^- 25.40 mmol/L。PiCCO：PCCI 3.18，GEDI 755，SVRI 2063，ELWI 10，低排高阻得以纠正。复查 X 线示片絮影。

术后第 8～13 天：体温平，肝功能逐渐恢复至正常，血肌酐从 225 mmol/L 下降至 133 mmol/L，氧合好转中。

术后第 14 天：术后已 2 周，改面罩吸氧，病情趋于平稳。

术后第 16 天：T_{max} 37℃，昨天入量 2395 mL，尿量 2211 mL，cTnT 0.029 ng/mL，Mb 368.3 ng/mL。TB 18.7 μmol/L，DB 14.5 μmol/L，ALB 36 g/L，ALT 36 U/L，AST，38 U/L，PT 13.2 s，Cr 106 μmol/L；

FK506 浓度 4.9 ng/mL，PCT 0.35 ng/mL。生命体征平稳，肝肾功能恢复，转入普通病房行进一步治疗。

（二）案例分析

【预防肝肾综合征】

肝肾综合征（hepatorenal syndrome，HRS）是肝功能障碍和门静脉高压所致的外周血管、内脏血管及肠系膜血管扩张，有效血容量不足，肾脏低灌注，进而表现为进行性少尿、无尿等形式的肾损害。肝移植患者如果存在术前体液聚集第三间隙（低白蛋白血症、组织水肿），术中水、电解质紊乱，术后内环境紊乱等情况，尽管已行肝移植但诱发 HRS 的因素并未立即消失，潜在损害可能进一步发展从而出现 HRS。预防和治疗的措施是维持循环功能的稳定和补充血容量，特利加压素可减轻肾脏血管收缩，增加血流灌注，显著增加肾小球滤过率，改善肾功能，增加尿液排出。针对不同的病情，制订个体化给药方案，方可获得满意疗效。

临床药师观点：HRS 是肝移植围术期常见的并发症，是一种功能性肾功能不全，如未能及时纠正，可能会演变成器质性疾病，导致死亡率升高。特利加压素作为前体药物本身不具活性，进入体内后经酶作用释放出赖氨酸加压素，作用于血管及血管外平滑肌细胞的 V1 受体，发挥收缩内脏血管，增加体循环阻力的作用。同时抑制肾素-血管紧张素-醛固酮系统和交感神经系统收缩血管的活性，降低肾素浓度，减少血管紧张素 II 的产生，减轻肾脏血管收缩，显著增加肾脏灌注和肾小球滤过率。

患者术后已补充足够的胶体和晶体液体，适当使用利尿剂，维持内环境稳定。第 4 天血肌酐上升，第 6 天尿量减少至 1815 mL。有研究发现对于存在临床症状但未达到诊断标准的患者，与完全符合 HRS 诊断标准的患者预后差异无统计学意义，当疑似 HRS 的患者在出现肾功能不全时就可按照 HRS 给予治疗。患者已使用过血管收缩剂（去甲肾上腺素）联合白蛋白治疗，效果不佳，针对该患者的肾损和药物治疗情况，药师认为可改用特利加压素，增加肾小球滤过和尿量，减少血肌酐水平。

（三）药学监护要点

肝移植围术期患者的药学监护涉及多方面，包括生命体征、脏器功能、药物治疗等。不仅要对治疗方案进行评估，对用药提出适当建议，协助医生做出更准确的给药决策外，还需关注用药后可能发生的不良反应及出现不良反应后病情的转归。

特利加压素常见不良反应：面部苍白、血压升高、心律失常、腹痛腹泻等，少数文献报道还存在低钠血症、低钙血症、缺血性皮肤坏死。本例患者用药 1.5 h 后即出现呼吸急促、血压升高、低氧血、心排指数下降、肺水肿、低排高阻等表现。不良反应的发生与特利加压素存在时间相关性，停用特利加压素，对症处理，维持其他药物治疗，不良反应逐渐减轻最终消失。

由于病理生理状态的不同，患者进行个体化治疗时，往往在药物的选择及给药剂量上有所差异，此时需要临床药师熟练掌握药物的药理作用、药代动力学特性、使用注意事项、不良反应等知识，结合病情制订个体化用药监护方案。如本例患者使用特利加压素时告知医生需缓慢静脉注射（超过 1 min），防止血管急剧收缩，用药期间密切监测血压、心率、尿量、电解质及胃肠道反应。临床药师还应做到当临床发生不良反应时，能够尽快做出判断最可能的可疑药物，有助于医生及时停止使用该药并进行相应处理。同时还应监测不良反应的转归，详细记录各项指标的变化情况，积累临床用药经验。该患者并不存在心血管基础疾病，特利加压素的给药剂量和给药方式也符合说明书要求，不良反应主要累及呼吸和心血管系统，停止用药并气管插管改善氧合，随后逐渐降低吸氧浓度，血氧饱和度始终维持在 99% 以上，8 d 后改为面罩吸氧。PiCCO 监测显示当晚心排指数已上升，2 d 后全身血管阻力及肺水指数等指标均恢复正常，复查胸片同样显示肺水肿好转。

第三节 主要治疗药物

肝移植术后免疫抑制方案的选用，各中心存在差异，拥有各自的经验和心得。正确地联合使用各种免疫抑制剂，制订个体化给药方案，可以最大限度地减少排斥反应的发生率。近年一些新型的免疫抑制剂如西罗莫司，因能抑制肿瘤生长，降低肝癌复发率，避免肾毒性改善肾功能，以西罗莫司为基础的免疫抑制维持方案应用也逐渐增多。

肝移植术后常见免疫抑制方案见免疫抑制方案见表 7-1。

表 7-1 肝移植术后常见免疫抑制剂联合应用方案

方案	使用药物	用法用量	备注
诱导治疗	巴利昔单抗（舒莱）	术前 20 mg 静脉推注，术后第 4 天再给药 1 次	可常规用药，也可用于肾功能不全或有肾功能不全高危因素的受体
	抗 Tac 单抗（赛尼哌）	术前 1 mg/kg 静脉推注，术后第 4 天重复给药 1 次，以后每隔 2 周给药 1 次，直至肾功能正常	
	Pred	无肝期血流开放前 1000 mg 静脉滴注	
		维持治疗	
二联方案	CsA	持续静脉维持 2.5 mg/kg 或 5 mg/kg p.o. q12h.	术后第 1 个月血药浓度维持 200~250 ng/mL，术后第 2~6 个月 150~200 ng/mL，术后 6~12 个月 100~150 ng/mL（不同参考资料给药剂量及血药浓度略有差异，应根据排斥情况低浓度维持）
	FK506	持续静脉维持 0.01~0.05 mg/kg 或 0.075~0.15 mg/kg p.o. q12h.	术后第 1 个月血药浓度维持 10~15 μg/L，术后 2~3 个月 7~11 μg/L，3 个月以后 5~8 μg/L；肝癌肝移植术后第 1 个月 8~10 μg/L，术后 2~3 个月 6~8 μg/L，3 个月以后 5~6 μg/L
	Pred		用法用量见表 7-2

（续表）

方案	使用药物	用法用量	备注
三联方案	CsA FK506	用法用量同上	血药浓度同上
	MMF	每次口服 500~1000 mg, 每日 2 次	出现胃肠道反应如腹泻腹痛等减量, WBC <3×10⁹停药
	Pred		用法用量见表 7-2

注: Pred, 甲泼尼龙; FK506, 他克莫司; CsA, 环孢素 A; MMF, 吗替麦考酚酯。

表 7-2 激素递减方案

时间	甲泼尼龙	时间	甲泼尼龙	时间	甲泼尼龙
d1	60 mg i.v. q.d.	d1	100 mg i.v. q.d.	d1	240 mg i.v. q.d.
d2	50 mg i.v. q.d.	d2	80 mg i.v. q.d.	d2	200 mg i.v. q.d.
d3	40 mg i.v. q.d.	d3	60 mg i.v. q.d.	d3	160 mg i.v. q.d.
d4	30 mg i.v. q.d.	d4	40 mg i.v. q.d.	d4	120 mg i.v. q.d.
d5	20 mg i.v. q.d.	d5	20 mg i.v. q.d.	d5	80 mg i.v. q.d.
d6	泼尼松 20 mg p.o. q.d.	d6	泼尼松 20 mg p.o. q.d.	d6	40 mg i.v. q.d.
				d7	泼尼松 20 mg p.o. q.d.

注: d1, 术后第 1 天, i.v., 静脉注射, p.o., 口服。

第四节 案例评述

一、临床药学监护要点

肝移植免疫抑制治疗方案确定过程中，药学监护的主要工作包括免疫抑制方案的制订与优化、剂量的调整、药物相互作用的评估、疗效及不良反应的监护等。

（一）免疫抑制治疗

1. 免疫抑制方案的制订与优化 对于器官移植患者，目前还没有适用于所有移植受者的标准免疫抑制方案。评价免疫抑制方案优劣的标准除了患者和移植物的长期存活外，还应包括患者生活质量的最优化和药物毒副作用的最小化。因此，在制订免疫抑制方案时应综合考虑患者的病理生理状况，根据受者的年龄、肝肾功能、原发病、术后并发症等情况，结合药物特性进行个体化给药。

目前，临床上肝移植使用的绝大多数免疫抑制方案均为联合用药方案。联合用药可以增强免疫抑制效果，减少单一药物的使用剂量，从而降低不良反应的发生率。基于 CNI 包括环孢素 A 和他克莫司的免疫抑制治疗，是肝移植患者移植术后免疫抑制治疗的主要药物。同时联合使用糖皮质激素、抗代谢药（硫唑嘌呤或吗替考酚酯）等其他类型药物。联合用药有二联、三联、四联方案，其中以他克莫司+吗替考酚酯+糖皮质激素三联方案为最常用。当受者和移植物情况稳定后可逐渐改为二联用药，最后改为他克莫司单药维持。

对肝癌肝移植受者而言，强免疫抑制状态可造成免疫力低下，削弱对肿瘤的监视和抑制作用，易导致肿瘤复发，而免疫抑制不足又会诱发急慢性排斥反应，如何达到疗效又能避免不良事件的发生是临床治疗的困难所在。因此，对于肝癌肝移植受者，在不发生急性排斥反应的前提下，可考虑减少使用免疫抑制剂的种类和剂量，同时尽早撤除激素。此外，西罗莫司的抗肿瘤作用有望在控制排斥反应的同时抑制肿瘤生长，对肝癌肝移植受者可能有重要的意义。有研究显示以西罗莫司为基础的免疫抑制方案能延缓肿瘤的复发，改善总体生存状况，且副作用在可接受范围内。

2. 剂量及疗程的调整　必须根据肝移植受者的病理生理状况、不良反应、治疗效果调整免疫抑制药物剂量。

以三联免疫抑制方案为例，他克莫司术后 48 h 开始给药，初始剂量 2 mg，每 12 h 一次。由于他克莫司的治疗窗狭窄，而且口服给药的生物利用度个体差异很大，因此需对他克莫司的血药浓度进行监测，以达到避免毒性作用和优化疗效的目的。术后第 1 周内每日检测他克莫司全血谷浓度。术后 3 个月内维持其浓度在 10～15 mg/L，3～6 个月维持在 5～10 mg/L。肝癌肝移植术后第 1 个月 8～10 μg/L，术后 2～3 个月 6～8 μg/L，3 个月以后 5～6 μg/L。

吗替麦考酚酯分散片术后第 1 天开始给药，每次 0.75 g，每日 2 次。糖皮质激素术中给予 1 g 甲泼尼龙静脉注射，术后第 1 天静脉给药 240 mg，每日递减 40 mg 至术后第 6 天静脉给药 40 mg，术后第 7 天开始口服甲泼尼龙 16 mg，每日 1 次或口服泼尼松 20 mg，每日 1 次，并在 3 个月内逐渐减量至停药。

3. 药物相互作用的评估　由于他克莫司、西罗莫司、环孢素等免疫抑制剂都经细胞色素 CYP4503A4 酶代谢，因此 CYP3A4 酶诱导剂和抑制剂均可能影响免疫抑制剂在体内的代谢，造成其血药浓度下降或升高。很多肝移植患者因各种感染而需要使用的抗菌药物都可能与免疫抑制剂产生药物相互作用。例如，案例二中患者使用的抗真菌药，氟康唑和伏立康唑可使他克莫司的 $C_{\max}$

和血药浓度时间曲线下面积分别增高 117% 和 221%，因此建议他克莫司的剂量减至原来的 1/3，并严密监测血药浓度。氟康唑同样可以增加他克莫司的血药浓度，联合用药时需根据他克莫司的血药浓度降低给药剂量。

4. 药物疗效与不良反应监护　对于肝移植受者，疗效监护主要围绕肝功能的恢复，包括胆红素、转氨酶、凝血指标及患者的一般症状、体征等。

药物不良反应监护应注意，①肾功能：尿量、尿素氮、肌酐；②血常规：红细胞、白细胞、血小板、血色素；③胃肠道反应、有无皮疹、幻觉等。

（二）针对肝移植术及免疫抑制方案的支持治疗

肝移植患者本身存在的基础疾病及移植术后多种免疫抑制剂的联合使用，大大增加了药物的治疗风险，为提高临床疗效，减少药物不良反应的发生率，术后常进行一些对症支持治疗。

1. 心肌保护　由于免疫抑制剂对心脏的影响、心肌 β 肾上腺素受体功能下降及心肌抑制因子的释放（多见于严重的肝硬化患者）、术中缺血再灌注损伤、围术期血流动力学的剧烈波动等，术后可能出现心肌的损害，临床常使用：①β 受体阻滞剂，降低心率减少心肌氧耗；②乌司他丁，通过抑制多种水解酶的活性，从而抑制炎症反应保护心肌。

2. 肾脏保护　大多免疫抑制剂具有肾损害，急性肾衰竭是肝移植术后常见的并发症之一，维持有效血容量和内环境的稳定有助于保护肾功能改善预后。可使用的药物：①小剂量多巴胺，选择性扩张肾血管，增加肾小球滤过；②去甲肾上腺素，增加肾脏出球小动脉阻力，显著增加尿量及肌酐清除率，保护肾功能；③利尿剂，根据液体管理和容量控制调整给药剂量。

3. 预防出血和抗凝　免疫抑制剂对血液系统的影响，包括凝血性疾病、血小板减少、全血细胞减少等，肝移植术后出血也是常见的并发症,部分患者可能还存在高凝血状态,常需要根据引流液的情况、实验室检查指标、血栓弹力图等综合评估患者的出凝血状况。为预防出血常用药物包括维生素 K、重组人血小板生成素、凝血酶原复合物、纤维蛋白原等,为预防血栓形成常使用低分子肝素钙。

4. 预防胃黏膜损伤 移植术后由于应激反应,合并糖皮质激素的使用,增加了胃肠道发生溃疡的危险,一般术后首选质子泵抑制剂,尽量选用受细胞色素 P-450 酶影响较小的泮托拉唑、雷贝拉唑,也可选择 H_2 受体拮抗剂。

(三) 并发症的治疗

1. 感染 如肝移植受者出现发热等感染征象,应积极处置,包括根据各医院细菌流行病学和耐药状况选择抗菌药物,经验性降阶梯治疗,加强全身支持治疗,注意受者的免疫状态并及时调整免疫抑制剂的使用。

2. 高血压 几乎每个移植患者在手术早期发生高血压。原因是多因素的,免疫抑制药物作用、高血压病史、疼痛、血容量过高、通气不足等,都可能造成术后血压偏高。通常给予钙通道阻滞剂或 β 受体阻滞剂,当患者不能口服或血压很高又不存在禁忌证时可静脉微泵给予艾司洛尔、乌拉地尔等药物。

3. 高血糖 肝可将葡萄糖转为肝糖原,又可通过糖异生产生新的葡萄糖,维持血糖的稳定。肝移植早期如果不补充葡萄糖,储备的糖原很快耗竭,但过多输注葡萄糖,由于应激和肝功能尚未恢复又容易发生高血糖,并且糖皮质激素、他克莫司等药物也可引起高血糖,因此输注葡萄糖的同时还需要使用胰岛素控制血糖。

4. 脂质紊乱 发生率为 40%~66%。CsA 较他克莫司更易导致高脂血症。治疗可用他汀类药物,但需注意大部分他汀类药物也是通过细胞色素 P-450 酶代谢,可能与免疫抑制剂产生相互作用,可以选择对细胞色素 P-450 酶影响小的,如普伐他汀、氟伐他汀、瑞舒伐他汀。

二、常见用药错误归纳与要点

肝移植术后药物治疗方案通常包括免疫抑制治疗和保肝降黄、营养支持、预防感染、改善微循环，以及抑酸、抗凝、降压、控制血糖等对症支持治疗，由于常规医嘱包的使用，相对标准化的医嘱开具流程在绝大程度上降低了用药错误。临床偶尔碰到的用药错误（主要指医嘱开具）可归为以下几个方面：

1. 重复给药　通常发生在交接班时未能仔细确认已存在的医嘱导致药品重复开具；或者是调整治疗方案时没有及时停止前医嘱，又开具了新的医嘱，如肾功能正常的患者使用更昔洛韦治疗CMV感染，诱导剂量5 mg/kg，1 d给药2次，维持剂量5 mg/kg，1 d给药1次，如果未停止旧医嘱，可能发生更昔洛韦当日给药3次的情况。

2. 给药剂量不合适　肾脏是许多药物及其代谢物排泄的器官，肝移植术后急性肾衰竭是常见并发症之一，当肾功能不全时，经肾排泄的药物消除减慢，影响疗效增加毒性，需要根据肌酐清除率及时调整给药剂量。肝移植术后可能使用的、当肾功能不全时需要调整剂量的药物：头孢吡肟、美罗培南、亚胺培南西司他丁、替考拉宁、达托霉素、更昔洛韦、氟康唑、恩替卡韦、替诺福韦等。药师在进行药学监护时需格外关注。

3. 给药频次不合适　具备应激源同时具有多个高危因素的应激性溃疡高风险人群，质子泵抑制剂（如泮托拉唑）的给药频次一般是2次/日，无须每日给药3次。

4. 药物相互作用　由于肝移植术后患者需要同时联用多种药物，药物间相互作用引起的不良反应尤其值得关注。例如，术后为控制患者的精神异常，有时使用5-羟色胺再摄取抑制剂（舍曲林），如果患者同时还在使用利奈唑胺（单胺氧化酶抑制剂）治疗革兰阳性菌感染，此时可能发生严重的危及生命的5-羟色胺综合征，表现包括高热、肌肉僵直、自主神经功能紊乱、精神状态的改变等。

第五节 规范化药学监护路径

肝移植患者正确使用免疫抑制治疗及相关并发症的监护和处理是改善预后的关键。激素及免疫抑制剂可能增加感染等风险，导致血压、血糖升高等不良反应。因此，为确保患者用药安全，临床药师要按照个体化治疗的要求，依据规范化药学监护路径，开展具体的药学监护工作。为此，我们建立肝移植的药学监护路径（表 7-3）。意义在于规范临床药师对肝移植患者开展有序的、适当的临床药学服务工作，并以其为导向为患者提供个体化的药学服务。

表 7-3　肝移植药学监护路径

适用对象：肝移植

患者姓名：_____　性别：_____　年龄：_____

住院号：_____

住院日期：____年____月____日

出院日期：____年____月____日

时间	住院第 1 天	住院第 2 天	诊断明确后	免疫抑制治疗期间	出院当日
主要诊疗工作	□药学问诊 □用药重整（附录 1）	□药学评估 □药历书写（附录 2）	□免疫抑制方案分析 □完善药学评估（附录 3） □制订监护计划 □用药宣教	□医嘱审核 □疗效评价 □不良反应监测 □相互作用评估 □用药注意事项	□药学查房 □完成药历书写 □出院用药教育
重点监护内容	□一般患者信息 □药物相互作用审查 □其他药物治疗相关问题	□体力状况评估 □既往病史评估 □用药依从性评估 治疗风险和矛盾 □感染风险评估 □肝肾功能 □凝血状况 □血糖 □血压 □过敏体质 □胃肠功能 □其他	免疫抑制方案 □二联方案 □三联方案 免疫抑制方案的支持治疗 □抑酸护胃 □保肝 □其他 并发症治疗 □抗感染 □降血压 □降血糖 □其他	病情观察 □参加医生查房，注意病情变化 □药学独立查房，观察患者药物反应、检查药物治疗相关问题 □查看检查、检验报告指标变化 □检查患者服药情况 □药师记录 监测指标 □有无咳嗽、腹泻、水肿 □尿量、体温、血压等 □血常规、肝肾功能、血糖	出院教育 □正确用药 □患者自我管理 □定期门诊随访 □监测血常规、肝肾功能、血糖、电解质、血压等

（续表）

时间	住院第 1 天	住院第 2 天	诊断明确后	免疫抑制治疗期间	出院当日
病情变异记录	□无 □有，原因： （1） （2）	□无 □有，原因： （1） （2）	□无 □有，原因： （1） （2）	□无 □有，原因： （1） （2）	□无 □有，原因： （1） （2）
药师签名					许青

第八章

肾　移　植

第一节　疾病基础知识

肾移植（renal transplantation）是指将某一个体的肾脏用外科手术移植到另一个体体内，以代替无功能病肾工作，发挥其正常的肾功能。肾移植因其供肾来源不同分为自体肾移植、同种异体肾移植和异种肾移植，习惯把同种异体肾移植简称为肾移植。肾移植一旦获得成功，患者可完全恢复健康，长期生存。肾移植是目前治疗各种病因所致的急、慢性肾衰竭和终末期肾病的标准方案之一。选择合适的肾移植受者和移植的时机，是肾移植成功的必要条件。同时，对于肾移植术后并发症的防治是提高患者生存率的重要保证。

【肾移植受者的选择】

1. 年龄　肾移植受者的年龄范围较以往有所扩大，目前对受者年龄无绝对限制，但以 8～70 岁较为合适，高龄受者的移植效果亦较以前明显提高。超过 60 岁的受者影响其存活率的因素主要是心血管疾病、肺部感染及胃肠道疾病等。

2. 原发病种类　常见适合做肾移植受者的原发病 70% 以上是慢性肾小球肾炎，其次是慢性间质性肾炎及多囊肾等疾病。对于一些移植后有复发倾向的肾脏疾病，如抗肾小球基底膜病变，应在抗体转阴 6～12 个月后再考虑移植。局灶性肾小球硬化、IgA 肾病、膜增殖性肾小球肾炎等，应在病情稳定的非活动期做肾移植。

3. 健康状况　一般情况能耐受手术者，均可接受肾移植。但病情比较严重的患者，可加重手术危险性，故不宜勉强进行，应先行必要的治疗，使病情稳定后再考虑肾移植手术。

（1）水钠潴留明显：高血压、心脏扩大，有心力衰竭表现，虽经透析治疗，病情未见改善者，应暂不移植。

（2）消化性溃疡：消化性溃疡治疗期伴有胃痛、出血者暂不宜行移植手术。因移植后要用大剂量激素可能会增加溃疡病出血，甚至发生穿孔。

（3）活动性感染：有活动性感染者不宜接受肾移植。如结核病变未钙化和稳定及非特异性感染病情尚未控制者。

（4）肝功能异常：长期透析患者，特别是血液透析患者，病毒性肝炎（乙肝、丙肝）病毒携带者较多。活动性肝炎导致肝功能异常者不宜接受移植术。

（5）肿瘤患者：通常主张肿瘤术后 2 年可考虑肾移植术，术后应用西罗莫可免疫抑制治疗方案，可减少肿瘤复发机会。

【禁忌证】

有下列疾病之一者不宜做肾移植：精神分裂症、转移性肿瘤、慢性活动性肝炎、肝硬化、慢性阻塞性肺疾病、支气管扩张、有过播散性结核病、顽固性心力衰竭、凝血功能缺陷病、结节性多动脉炎、获得性免疫缺陷病、原发性高草酸尿症。

【肾移植术后并发症及处理】

1. 移植感染　感染是肾移植术后的重要并发症之一，肺部感染占首位，是导致移植患者早期死亡的主要原因。肾移植术后 1 年内约有 70%的患者至少发生一次不同程度和类型的感染。因此，感染已成为肾移植术后尤其需要注意的问题。

感染的微生物来源于三个方面：受体自身菌丛和自身存在的潜在性或隐性感染病灶；供肾的感染或污染；医院内的交叉感染。

（1）细菌感染：肾移植患者早期以细菌性感染为主。感染的常见部位是肺部、尿路和伤口。感染的常见病原菌为克雷伯菌、大肠埃希菌、铜绿假单胞菌和金黄色葡萄球菌，也有李斯特菌和嗜肺军团菌，常合并混合感染。以肺部感染死亡率最高。预防和治疗：①供、受者全面检查，寻查潜在感染因素和感染灶，肾移植后定期常规进行细菌学监测；②预防性应用抗生素能有效防止术后感染的发生；③根据细菌培养和药敏试验结果选择适当的抗生素，未确定病原前根据感染部位、易感菌种选择抗菌药物治疗；④合理调整免疫抑制治疗方案。

（2）病毒感染：病毒感染正常人群引起的临床症状很轻微，而且大都有自愈倾向，但在肾移植人群，病毒感染可引起严重的损害。发生病毒感染有两种情况，一类是健康人群中潜伏的病毒在移植后被激活而导致的严重感染；另一类是一些自限性病毒引起的感染。预防和治疗：主要为针对不同的病毒感染应用抗病毒药物，同时，根据病情调整免疫抑制治疗方案。

（3）真菌感染：肾移植后真菌感染是较常见的并发症，常发生于移植术后 6 个月内。真菌的来源有两个方面：一是播散性原发性感染或复活性感染，常导致严重的深部真菌感染；二是体内正常菌群，如白念珠菌，在应用免疫抑制的情况下可成为条件致病菌。常见的真菌感染种类：白念珠菌、曲霉菌、新型隐球菌、毛霉菌等。预防和治疗：主要包括去除易感因素，合理使用免疫抑制剂和抗生素，适当预防性应用抗真菌药物。药物治疗选择有氟康唑、伏立康唑、两性霉素 B 脂质体、米卡芬净、卡泊芬净等。

2. 肾移植远期并发症　远期移植物丢失是影响长期存活的主要原因之一。影响移植肾长期效果的因素众多且复杂，既有免疫因素，也有非免疫因素；既有来自于供者的因素，也有来自于受者的因素。免疫因素既包括细胞免疫反应，也包括体液免疫反应，人类白细胞抗原（HLA）相符程度和免疫抑制方案合理性等也都与移植物的长期存活密切相关。非免疫因素包括边缘性供者器官、缺血再灌注损伤、细胞衰老、CMV 感染、免疫抑制药物的慢性损害、原有疾病的复发等。一些并发症如糖尿病、高血压和高血脂与长期使用免疫抑制剂相关，再则，激素的长期应用和 CsA 等对脂类代谢的影响，使移植后心脑血管并发症也明显高于普通人群，长期免疫的抑制状态导致的恶性肿瘤高发也成为远期肾移植受者死亡的主要原因之一。

第二节 经典案例

案例一

（一）案例回顾

【主诉】

发现肾功能异常 16 年，腹膜透析 7 年，血液透析 2 年。

【现病史】

患者于 7 年前因双下肢水肿、乏力伴胸闷不适，BP 260/170 mmHg，Cr 987 μmol/L，口服药控制不佳，遂予以腹膜透析，之后尿量减少，现无尿。2 年前患者下肢水肿加重，开始血液透析，3 次/周至今。现以"慢性肾衰竭"拟行肾移植术，收入院。

【既往史】

患者高血压史 22 年，最高血压达 260/180 mmHg。7 年前行腹膜透析管置入术，2 年前行左前臂动静脉内瘘成形术。

【个人史、家族史、过敏史】

无特殊。

【体格检查】

T 36.5℃，P 78 次/分，R 18 次/分，BP 140/110 mmHg。慢性肾病面容，眼睑无水肿，一般情况良好。下肢无水肿。

【实验室及其他辅助检查】

1. 生化常规　TP 58 g/L，ALB 36 g/L，BUN 11.4 mmol/L，Cr 575 μmol/L，UA 302 μmol/L，AMY 126 U/L。

2. 抗原抗体　CMV-IgG（＋）。

3. 血常规　WBC 11.5×10^9/L，NEUT% 81.5%，RBC 3.61×10^{12}/L，Hb 117 g/L。

4. 他克莫司浓度 13.8 ng/mL，CD4 绝对值计数 311。

【诊断】

（1）慢性肾功能不全尿毒症期，慢性肾炎综合征。

（2）高血压Ⅲ级。

（3）肾透析。

【主要用药记录】

1. 诱导治疗　注射用抗人T细胞猪免疫球蛋白 0.5 g iv.gtt q.d.（术后 d1-7）；注射用甲泼尼龙 500 mg（术后 d1-3）。

2. 免疫抑制　他克莫司胶囊 2 mg p.o. b.i.d.（术后 d4 开始，根据浓度调整剂量）；吗替麦考酚酯分散片 0.5 g p.o. b.i.d.（术后 d3-11）；醋酸泼尼松片 10 mg p.o. q.d.（术后 d7-37）。

3. 对症治疗

（1）预防感染：注射用比阿培南 0.3 g iv.gtt b.i.d.（术后 d1-7）；注射用米卡芬净钠 100 mg iv.gtt q.d.（术后 d1-11）；注射用替加环素 50 mg iv.gtt b.i.d.（术后 d1-7）。

（2）改善贫血：琥珀酸亚铁片 100 mg p.o. b.i.d.（术后 d3-5）；叶酸片 5 mg p.o. t.i.d.（术后 d3-5）。

（3）保肝：注射用还原型谷胱甘肽 4 g iv.gtt q.d.（术后 d1-26）。

（4）补充白蛋白：人血白蛋白注射液 10 mg iv.gtt q.d.（术后 d1-6）。

（5）护胃：注射用兰索拉唑 60 mg iv.gtt q.d.（术后 d1-6）。

【药师记录】

术后第 1 天：患者神志清醒，精神正常，诉切口轻微疼痛，体温 36.5℃，血压 140/82 mmHg，术后 13 h 尿量 1325 mL。该患者实验室检查：WBC 11.5×10^9/L，NEUT% 81.5%，RBC 3.61×10^{12}/L，Hb 117 g/L，Cr 575 μmol/L，UA 302 μmol/L。

术后第 2 天：今日回报血常规示 RBC $2.72×10^{12}$/L，Hb 86 g/L，予琥珀酸亚铁片 100 mg p.o. q12h.、叶酸 5 mg p.o. q8h.改善贫血。免疫诱导治疗继续，Cr 361 μmol/L，今晚开始口服他克莫司胶囊 2 mg p.o. b.i.d.、吗替麦考酚酯分散片 0.5 g p.o. b.i.d.维持免疫抑制治疗。

术后第 4 天：Scr 172 μmol/L，停用注射用甲泼尼龙。加用 20% 人血白蛋白、脂溶性维生素等药物改善全身状态。

术后第 6 天：患者无明显不适，负压引流约 45 mL，淡血性。T 36.8℃，BP 140/95 mmHg，24 h 尿量 3750 mL。他克莫司浓度 5.6 ng/mL，CR152 μmol/L，停用围术期抗菌药物。他克莫司浓度偏低，将剂量从 2 mg p.o. b.i.d.增加到 3 mg p.o. b.i.d.。

术后第 7 天：停用抗人 T 细胞猪免疫球蛋白，开始使用醋酸泼尼松片 10 mg p.o. q.d.。

术后第 12 天：T 36.8℃，BP 135/90 mmHg，WBC $11.7×10^9$/L，NEUT% 78%，RBC $3.31×10^{12}$/L，Hb 102 g/L，PLT $400×10^9$/L，Cr 124 μmol/L，他克莫司浓度 15.8 ng/mL，他克莫司浓度较高，将他克莫司减量至 2 mg p.o. q12h.。

术后第 16 天：患者 Cr 144 μmol/L，考虑与前期他克莫司浓度升高致肾毒性有关，将他克莫司胶囊减量为 1.5 mg p.o. q12h.。

术后第 18 天：患者他克莫司浓度 9.7 ng/mL，加用五酯胶囊 22.5 mg p.o. t.i.d. 保肝及升高血药浓度，百令胶囊 1.0 g p.o. t.i.d. 调节免疫。

术后第 20 天：患者目前恢复较好，他克莫司浓度 10.2 ng/mL，Scr 121 μmol/L，尿量 2750 mL，明日转至肾移植康复病房继续观察治疗。

出院带药：他克莫司胶囊 1.5 mg p.o. b.i.d.；吗替麦考酚酯分散片 0.5 g p.o. b.i.d.；醋酸泼尼松片 10 mg p.o. q.d.；百令胶囊 1.0 g p.o. t.i.d.；五酯胶囊 22.5 mg p.o. t.i.d. 。

（二）案例分析

根据《KDIGO 临床实践指南：肾移植受者的诊治》及中华医学会器官移植学分会《中国肾移植受者免疫抑制治疗指南》，建议除受者和供者是同卵双生姐妹或兄弟之外，所有的肾移植受者都需要接受诱导治疗以预防排斥反应。并推荐在维持方案中联合使用免疫抑制剂（包括 CNI 和抗增殖类药物），包括或不包括糖皮质激素。

【免疫诱导治疗】

诱导治疗通常是指在肾移植术前或术后短期之内应用生物制剂加强对患者免疫系统的抑制，以阻断或减轻排斥反应的发生。抗体诱导治疗主要用于预防器官移植术后 AR，包括亚临床型的 AR 和被移植物功能延迟恢复掩盖的 AR，并可对移植术后发生移植肾功能延迟恢复（DGF）的患者提供早期的免疫抑制覆盖治疗，以延缓或减少具有肾毒性的钙调磷酸酶抑制剂的使用。

1. 抗人 T 细胞猪免疫球蛋白　用于器官移植时，为预防免疫排斥反应发生，可在手术前 3 d 开始注射。在发生排斥危象时，及时注射本品。注射次数视病情需要而定。两次注射抗人 T 细胞猪免疫球蛋白间隔尽可能不超过 4～5 d，以降低变态反应发生的可能性。

临床药师观点：输注期间需对患者进行密切的临床症状观察及血液学检查，如红细胞、白细胞、血小板等，治疗 1～2 周后需进行肾功能检查。

2. 注射用甲泼尼龙　该药抗炎强度最强，而水钠潴留最弱，为急性排斥反应冲击治疗的首选药物。早期大剂量冲击治疗预防急性排斥，后期使用口服泼尼松来免疫维持治疗。

临床药师观点：糖皮质激素不良反应较多，其严重程度与用药剂量及用药时间成正比。主要表现为医源性库欣综合征，如向心性肥胖、满月脸、皮肤紫纹瘀斑、类固醇性糖尿病、骨质疏松、自发性骨折甚或骨坏死等。还可能诱发或加重各种感染、溃疡、高血压、高血脂、精神症状等。患者在用药期间，药师应做好药教育，并密切监测。

【免疫抑制维持治疗】

免疫抑制维持治疗是一个长期的治疗，在移植术前或术中即开始启动。初始治疗用药可与诱导治疗用药合并或不合并使用。起始方案普遍使用联合药物治疗以达到充分的免疫抑制，同时减少单个药物的毒性。

1. 他克莫司 《中国肾移植受者免疫抑制治疗指南》建议用于监测他克莫司血药浓度的指标：服药后 12 h 谷浓度。在他克莫司+麦考酚酸（MPA）类药物+激素的三联方案中，他克莫司的目标谷浓度参考值：术后 1 个月内 10～15 ng/mL；1～3 个月 8～15 ng/mL；3～12 个月 5～12 ng/mL；1 年以上 5～10 ng/mL。

临床药师观点：①他克莫司需一天 2 次，间隔 12 h；与其他药物分开服用，需间隔 15～30 min。一般在餐前 1 h 或餐后 2 h 服用，以免影响吸收。②某些食物会影响免疫抑制剂的吸收，影响血药浓度。他克莫司与脂肪含量高的食物同服，其吸收速率及程度会降低。同时服用他克莫司期间饮酒会增加视觉和神经系统的不良反应。服药期间不能服用柚子汁、西柚等食物，会升高其血药浓度，用药期间应注意。

2. 吗替麦考酚酯 应于肾移植术前 12 h 或移植术后 24 h 内开始口服，常规剂量每次 0.5～1.0 g，每日 2 次，维持治疗根据临床表现或血药浓度调整剂量。DGF 的患者无须调整剂量。

临床药师观点：该药物剂型为分散片，原有的不良反应腹泻明显减少，但仍要密切观察。另外，该药物易引起骨髓抑制，应定期监测白细胞、红细胞、血小板等相关实验室指标。

3. 提高血药浓度 联合使用五酯胶囊，该药可以抑制 CYP3A 代谢酶的活性及抑制 P 糖蛋白的转运，来抑制他克莫司在肝脏及小肠的代谢，提高他克莫司的血药浓度。

临床药师观点：利用五酯胶囊来提升他克莫司的血药浓度已经成为肾移植术后的常规治疗方案，该方案突出了合理用药过程中的经济性，用药合理。虽然他克莫司剂量可以减少，但仍要关注他克莫司的药物不良反应，定期监测肝肾功能、血糖等。

【预防感染治疗】

（1）替加环素为甘氨酰环素类抗菌药，具有广谱抗菌活性。对需氧和兼性需氧革兰阳性菌，包括粪肠球菌（万古霉素耐药菌株）、屎肠球菌（万古霉素敏感和耐药菌株），需氧和兼性需氧革兰阴性菌，厌氧菌均有抗菌活性。推荐的给药方案为首剂 100 mg，然后 50 mg/12 h，预防用药建议不要超过 10 d，防止淀粉酶升高等不良反应的发生。

临床药师观点：替加环素不建议作为常规肾移植术后预防用药。正确的围术期用药应考虑肾脏来源。与医生沟通，医生考虑心脏死亡器官捐献（DCD）供肾可能带来的耐药菌感染，一旦在术后早期发作，后果难以预估，故坚持使用该方案。

（2）比阿培南为碳青霉烯类抗生素，对革兰阳性球菌、革兰阴性杆菌（包括铜绿假单胞菌、不动杆菌属）和多数厌氧菌具有强大的抗菌活性，推荐剂量 0.3 g iv.gtt q12h.。之后因药敏试验结果为亚胺培南西司他丁钠及美罗培南敏感而改为亚胺培南西司他丁。

临床药师观点：比阿培南与美罗培南、亚胺培南抗菌谱相似，主要特点是抗铜绿假单胞菌作用较强，此处不建议换药。另外，亚胺培南西司他丁中的西司他丁有一定肾毒性，但医生坚持换药且因医院无美罗培南供应，故选择亚胺培南西司他丁治疗。

（3）肾移植术后常见侵袭性真菌感染，多发生在移植后 1～6 个月，主要致病菌为念珠菌和曲霉菌，其次为新型隐球菌、卡氏肺孢子菌。米卡芬净对曲霉菌属和念珠菌属引起的深部真菌感染有广谱抗真菌活性，在体外试验中，对耐氟康唑或伊曲康唑的念珠菌属也有效，推荐剂量 100 mg iv.gtt q.d.。

临床药师观点：该患者为 DCD 供肾，DCD 供体由于在 ICU 住院治疗时间长，通常合并不同病原体感染，而且感染多为混合感染，故选用副作用相对较少的棘白菌素类抗真菌药米卡芬净预防真菌感染，选药合理。

在围术期预防感染方案中，应尽量获取供者体液的阳性培养结果。在没有获得培养结果前，采用经验性用药方案。供者来源的细菌预防主要针对 DCD 供肾，具体方案可分为以下两种。

（1）术前无感染依据，初始预防感染方案需覆盖阴性菌、阳性菌及真菌，疗程 1 周，如亚胺培南 0.5 g iv.gtt q8h.+万古霉素 0.5 mg iv.gtt q.d.+卡泊芬净 50 mg iv.gtt q.d.。

（2）若供者术前有感染依据，且痰培养、血培养或肾保养液有培养阳性结果，则根据药敏试验结果选择敏感的药物进行感染预防。

【改善贫血治疗】

患者移植术后血红蛋白下降，总胆红素升高，以间接胆红素为主，考虑 ALG 引起药物性骨髓抑制和溶血所致，输血后贫血改善，予以口服琥珀酸亚铁片、叶酸片改善贫血。

临床药师建议：注意胃肠道不良反应，如恶心、呕吐、上腹疼痛、便秘等，并定期监测铁元素含量及血红蛋白。

（三）药学监护要点

1. 免疫诱导　注射用抗人 T 细胞猪免疫球蛋白+注射用甲泼尼龙。

（1）输注期间严密监测患者的临床症状，定期进行血液学检查，如红细胞、白细胞、血小板等，治疗 1～2 周后需进行肾功能检查。

（2）糖皮质激素不良反应较多，如食欲增大、兴奋、失眠、高血压、高血糖、骨质疏松等，应密切观察。

2. 免疫抑制方案　他克莫司胶囊+吗替麦考酚酯分散片+醋酸泼尼松片。

（1）关注患者一般情况，体温、血压、体重、尿量、肌酐、药物浓度及其他实验室指标，包括血清白蛋白、血脂、血红蛋白、凝血指标等。

（2）观察消化道反应：询问患者有无腹泻、稀便、恶心、呕吐等，他克莫司、吗替麦考酚酯分散片等较为常见，并注意辨别有无肠道感染或抗生素相关二重感染的出现。

（3）告知患者食物特别是脂肪含量高的食物，会降低他克莫司的吸收，因此他克莫司一般在餐前 1 h 或餐后 2 h 服用；与其他药物分开服用，需间隔 15～30 min。服药期间不能食用柚子汁、西柚等食物，会导致其血药浓度升高。

（4）吗替麦考酚酯分散片应于清晨空腹口服，服药后至少间隔半小时服用早饭，晚上饭后隔 1～2 h（约 19 时）再服用一次本药。服用期间，询问患者有无腹泻、稀便、恶心、呕吐等胃肠道反应，并与抗生素引起的肠道二重感染相鉴别。另外，该药可能会导致白细胞减少、血小板减少及贫血，密切监测血常规。

（5）他克莫司可引起肝损伤、白细胞减少、血糖升高等不良反应，注意监测肝肾功能、血常规、生化检查。

（6）嘱患者注意饮食，不要食用冷食，以免发生腹泻，影响免疫抑制剂药物浓度。

3. 抗感染　替加环素注射液+注射用比阿培南+注射用米卡芬净钠

替加环素最常见不良反应为恶心和呕吐，其发生时间通常在治疗的前两天内，程度多为轻中度，应密切观察患者情况，另外，长期使用有淀粉酶升高的情况，使用 10 d 以上应监测淀粉酶指标。

案例二

（一）案例回顾

【主诉】

肾移植术后 10 年，血肌酐进行性上升 1 月余。

【现病史】

患者 10 年前因"局灶节段硬化性肾小球病尿毒症"行尸肾移植术，手术顺利，术后血肌酐尿量恢复至正常，免疫抑制方案为环孢素 A+吗替麦考酚酯+泼尼松。患者 1 个月前无明显诱因下出现肌酐升高，最高达 170 μmol/L，无发热、咳嗽、咳痰，无腹痛腹泻，无尿频尿急尿痛，当时医院调整免疫抑制方案为他克莫司＋吗替麦考酚酯＋泼尼松，治疗效果不佳，患者为进一步诊治，门诊拟"肾移植术后移植肾功能减退"收入院。入院以来精神状态一般，体重无明显变化，否认结核、糖尿病史。

【既往史】

有高血压史，服用硝苯地平控释片和厄贝沙坦，血压控制在130/80 mmHg。否认其他疾病史及过敏史。

【个人史、家族史、过敏史】

有局灶节段硬化性肾小球病家族史。

【体格检查】

T 36.7℃，P 82 次/分，R 18 次/分，BP 130/70 mmHg。腹部可见手术瘢痕，长约 5 cm。

【实验室及其他辅助检查】

1. 生化常规　TP 57 g/L，ALB 37 g/L，BUN 8.9 mmol/L，Cr 165 μmol/L。

2. 血常规　WBC $6.2×10^9$/L，NEUT% 62.8%，RBC $4.83×10^{12}$/L，Hb 129 g/L，PLT $181×10^9$/L。

3. 免疫相关检查　CD3 绝对值计数 186，CD4 绝对值计数 146，他克莫司浓度 8.6 ng/mL。

【诊断】

（1）肾移植术后移植肾功能不全。

（2）高血压Ⅰ级。

【主要用药记录】

1. 免疫抑制　他克莫司胶囊 1.0 mg p.o. b.i.d.（d1－4）；他克莫司胶囊 0.5 mg p.o. b.i.d.（d5－出院）；吗替麦考酚酯分散片 0.5 g p.o. b.i.d.（d1－出院）；醋酸泼尼松片 10 mg p.o. q.d.（d1－8）；甲泼尼龙片 12 mg p.o. q.d.（d9－出院）。

2. 降压　厄贝沙坦片 300 mg p.o. q.d.（d1－5）；厄贝沙坦片 150 mg p.o. q.d.（d6－出院）。

【药师记录】

入院第 1 天：患者精神状态尚可，无不适主诉，T 36.8℃，BP 130/70 mmHg。实验室检查：TP 57 g/L，ALB 37 g/L，BUN 8.9 mmol/L，Cr 165 μmol/L，TG 2.5 mmol/L；血常规：WBC 6.2×10^9/L，NEUT% 62.8%，RBC 4.83×10^{12}/L，Hb 129 g/L，PLT 181×10^9/L；免疫相关检查：CD3 绝对值计数 186，CD4 绝对值计数 146，他克莫司浓度 8.6 ng/mL。予他克莫司胶囊 1.0 mg p.o. b.i.d.+吗替麦考酚酯分散片 0.5 g p.o. b.i.d.+泼尼松片 10 mg p.o. q.d.常规三联口服免疫抑制治疗、厄贝沙坦片 300 mg p.o. q.d.降血压。

入院第 3 天：患者无主诉不适，T 36.5℃，BP 120/70 mmHg，明日拟行移植肾活检。

入院第 5 天：患者无特殊不适，穿刺病理结果显示移植肾局灶节段硬化性肾小球病，考虑肌酐升高主要因为原有肾病复发，昨日经验性降低了他克莫司胶囊的剂量，从 1.0 mg p.o. b.i.d.改为 0.5 mg p.o. b.i.d.（因为考虑到该药有肾毒性）。为防治免疫抑制不足引发排斥，今日增加泼尼松片用量至 15 mg p.o. q.d.。患者穿刺后无不适主诉，有些许血尿，嘱患者多饮水并密切观察。

入院第 6 天：患者穿刺后血尿已消失，无任何其他不适主诉。患者今日 BP 110/70 mmHg 左右，血压较低，故适当将厄贝沙坦片减量至 500 mg p.o. b.i.d.。检查结果显示尿常规（-），血常规示 WBC 6×10^9/L，NEUT% 59.2%，Hb 129 g/L，PLT 172×10^9/L，BUN 9.6 mmol/L，Cr 151 μmol/L，免疫抑制剂调整剂量后肌酐较为稳定，继续观察。

入院第 9 天：考虑到患者 TG 略高，为减轻肝脏负担，今日将泼尼松改为甲泼尼龙 12 mg p.o. q.d.。

入院第 11 天：患者 BP 115/75 mmHg，神清，气平，精神可，Cr 131 μmol/L，肾功能较之前有所好转，他克莫司浓度 6.1 ng/mL，尿常规（-），患者病情稳定，明日予以出院并继续预防排斥治疗。

出院带药：他克莫司胶囊 0.5 mg p.o. b.i.d.；吗替麦考酚酯胶囊 0.75 g p.o. q.d.；甲泼尼龙片 12 mg p.o. q.d.；厄贝沙坦片 150 mg p.o. q.d.。

（二）案例分析

【免疫抑制治疗】

1. 他克莫司胶囊　患者早期使用环孢素联合吗替麦考酚酯胶囊及醋酸泼尼松片预防肾移植术后的排斥，之后出现高血压、高血脂及肌酐升高的情况，考虑可能与环孢素药物不良反应相关，故更换为他克莫司胶囊。更换后肌酐没有明显好转，考虑他克莫司也有肾毒性，故减少其用量，为防治免疫抑制不足引发排斥，适量增加无肾毒性的免疫抑制剂如吗替麦考酚酯或激素的剂量。

临床药师观点：①他克莫司需一天 2 次，间隔 12 h；与其他药物分开服用，需间隔 15～30 min。一般在餐前 1 h 或餐后 2 h 服用，以免影响吸收。②某些食物会影响免疫抑制剂的吸收，影响血药浓度。他克莫司与脂肪含量高的食物同服，其吸收速率及程度会降低。同时服用他克莫司期间饮酒会增加视觉和神经系统的不良反应。服药期间不能服用柚子汁、西柚等食物，会升高其血药浓度，用药期间应注意。

2. 吗替麦考酚酯胶囊　0.5 g p.o. b.i.d.。

临床药师观点：该药为三联口服免疫抑制治疗中的主要药物之一，主要不良反应为腹泻及骨髓抑制。应密切观察患者情况及定期监测白细胞、红细胞、血小板等相关实验室指标。

3. 甲泼尼龙片　12 mg p.o. q.d.。

临床药师观点：该药在激素类药物中抗炎强度最强，水钠潴留作用最弱，4 mg 的抗炎活性相当于 5 mg 的泼尼松龙，两者抗炎强度比 5:4。泼尼松本身没有作用，需要在肝脏代谢以后才发挥作用，而甲泼尼龙不需经肝脏代谢就可发挥作用。考虑到患者 TG 略高，为减轻肝脏负担，将醋酸泼尼松片改为甲泼尼龙片。

【降压治疗】

厄贝沙坦片：150 mg p.o. q.d.。

临床药师观点：厄贝沙坦片是一种选择性血管紧张素受体拮抗剂，除本身具有降压作用外，对肾脏具有一定的保护作用，选药合理。

（三）药学监护要点

1. **高血压用药教育**　抗高血压药物治疗应遵循长期、系统、个体化的原则，以期稳定、安全地控制血压。同时应重视对靶器官的保护和生活质量的提高。除服降压药外，应限制食物中食盐的用量，同时防止情绪激动、精神兴奋紧张，以免发生脑血管、心血管意外。嘱患者定时监测血压，合理用药，观察血压变化。

厄贝沙坦片为血管紧张素Ⅱ受体抑制剂，口服后能迅速吸收，生物利用度为 60%～80%，不受食物的影响。肾功能不全的患者要注意血尿素氮、血肌酐和血钾的变化。

2. **皮质类固醇的不良反应**　甲泼尼龙和泼尼松属于皮质类固醇类药物，具有增加食欲的作用。建议患者适当控制食欲，体重增加会加重移植肾负担，同时增加心脑血管疾病的发生率，易引起髋骨负重过大，加之长期应用激素，易产生骨折及骨质疏松、骨股头坏死等。

3. **用药时间的安排**　他克莫司口服生物利用度差，易受到食物和药物的影响，安排其在早晨 8 时单独空腹服用。

4. **用药依从性教育**　器官移植后需要长期坚持服用免疫抑制剂，盲目自行减少药物剂量会引起排斥反应的发生。教育患者一定要坚持按医嘱服药，不要自行减少服药剂量和方案。

5. **肾移植术后血药浓度监测**　注意监测免疫抑制剂的血药浓度，并根据监测情况进行剂量调整。同时与患者说明监测血药浓度的重要意义，教会患者以后随访时掌握采血时间及安排服药。

6. **高血脂的监护**　患者目前 TG 略高，饮食疗法是治疗高血脂的首要方法，建议患者配合饮食疗法和适当锻炼控制高三酰甘油血症。

案例三

（一）案例回顾

【主诉】

肾移植术后 5 月余，发热 1 d 余。

【现病史】

患者因"尿毒症"于 2 年前行同种异体肾移植术，术后血肌酐稳定在 110 μmol/L。昨日患者出现发热，最高体温 38.3℃，门诊以"肾移植术后发热"收入院。

【既往史】

高血压史 7 年余，口服硝苯地平控释片 30 mg 2 次/日，氯沙坦钾片 100 mg 1 次/日降压治疗，血压控制在 150/80 mmHg 左右。

【个人史、家族史、过敏史】

父亲有高血压。自诉曾使用头孢类抗生素出现宿醉感、跌倒。

【体格检查】

T 38.1℃，P 80 次/分，R 16 次/分，BP 150/90 mmHg。神清、精神可，心肺阴性。腹软，双下肢不肿。

【实验室及其他辅助检查】

（1）生化常规：TP 58 g/L，ALB 32 g/L，BUN 15.4 mmol/L，UA 514 μmol/L，Cr 123 μmol/L。

（2）血液常规：WBC 3.7×10^9/L，RBC 3.07×10^{12}/L，Hb 83 g/L，PLT 230×10^9/L。

（3）CD4 绝对值计数 158；他克莫司浓度 10.6 ng/mL。

（4）PCT 0.168 ng/mL；CMV-DNA 阳性。

（5）胸部 CT：双肺炎症，右侧少量胸腔积液。

（6）痰培养结果：嗜麦芽窄食单胞菌；药敏试验：米诺环素（敏感）；左氧氟沙星（敏感）；哌拉西林他唑巴坦（耐药）；复方新诺明（敏感）。

【诊断】

（1）肾移植术后发热。

（2）高血压 II 级。

【主要用药记录】

1. 调整免疫抑制剂治疗　他克莫司胶囊 1.5 mg p.o. b.i.d.（d1—3，d7—25）；麦考酚钠肠溶片 360 mg p.o. b.i.d.（d1—3，d7—25）；

醋酸泼尼松片 5 mg p.o. q.d.（d1－3，d7－25）；注射用甲泼尼龙 20 mg i.v.（d4－6）；40 mg i.v. q.d.（d7－11）。

2. 抗细菌　莫西沙星注射液 0.4 g iv.gtt q.d.（d1－3）；注射用美罗培南 0.5 g iv.gtt q8h.（d4－7），0.5 g iv.gtt b.i.d.（d8－12）；注射用盐酸万古霉素 0.5 g iv.gtt q12h.（d4－12）。

3. 抗病毒　注射用更昔洛韦 0.125 g iv.gtt q.d.（d1－3）；注射用缬更昔洛韦 900 mg p.o. q.d.（d19），450 mg p.o. q.d.（d20－25）；缬更昔洛韦片 900 mg p.o. q.d.（d13）；450 mg p.o. q.d.（d14－25）。

4. 抗真菌　伏立康唑片 400 mg p.o. q.d.（d4），200 mg p.o. b.i.d.（d5－7）；注射用米卡芬净钠 50 mg iv.gtt q.d.（d1－3），150 mg iv.gtt q.d.（d4－20）。

5. 抗肺孢子虫　复方磺胺甲噁唑片 0.96 g b.i.d.，p.o.

6. 抗排斥治疗　兔抗人胸腺细胞免疫球蛋白（ATG）50 mg iv.gtt（d9－11）。

【药师记录】

入院第 2 天：患者 T 38.3℃，入院时给予用药方案为莫西沙星注射液 0.4 g iv.gtt q.d.抗细菌，注射用米卡芬净钠 50 mg iv.gtt q.d.抗真菌，留取标本进行痰培养、咽拭子培养、巨细胞病毒定量、β-1, 3-葡聚糖检查，积极寻找病原学证据。

入院第 4 天：患者持续发热，最高体温 38.7℃，PCT 和真菌 D 葡聚糖均升高，停用莫西沙星注射液，改为美罗培南注射液 0.5 g iv.gtt q8h.联合注射用盐酸万古霉素 0.5 g iv.gtt q12h.覆盖革兰阳性和革兰阴性菌。抗真菌治疗选用米卡芬净钠 150 mg iv.gtt q.d.联合伏立康唑片 200 mg（首剂加倍 400 mg）p.o. q.d.。考虑到目前患者状态一般，肌酐逐渐上升，一旦感染得不到控制，极有可能进展迅速危及生命，故停用免疫抑制剂，仅以甲泼尼龙琥珀酸钠 20 mg 静脉注射小剂量激素维持。

入院第 7 天：患者一般情况可，体温较前下降，最高 36.9℃，评价抗生素治疗有效。今日咽拭子培养少量革兰阴性杆菌，抗感染方案已覆盖，继续予以该方案治疗，同时减少美罗培南剂量至 0.5 g b.i.d.。患者感染较前控制，但血肌酐逐渐上升至 248 μmol/L，24 h 尿量减少至 1500 mL，考虑可能为停用免疫抑制剂后发生的急性排斥反应，今日开始重新他克莫司胶囊 0.5 mg p.o. q12h.和麦考酚钠肠溶片 180 mg p.o. q12h.，甲泼尼龙 40 mg i.v.抗排异。考虑他克莫司与伏立康唑存在药物相互作用，停用伏立康唑片。

入院第 9 天：今日患者 T 37.2℃，Cr 267 μmol/L，考虑急性排斥可能大，加用 ATG 50 mg iv.gtt。

入院第 11 天：目前患者体温恢复正常，血肌酐已下降至 156 μmol/L，尿量增加，提示急性排斥反应逆转，患者双肺呼吸音清，考虑感染可能得到控制，予复查胸部 CT，明日停用万古霉素及美罗培南。

入院第 13 天：实验室检查 CMV 核酸检测阳性，加用缬更昔洛韦片 900 mg p.o. q.d.（d13）；450 mg p.o. q.d.（d14－25）抗 CMV 治疗。加用复方磺胺甲噁唑片 0.96 g p.o. b.i.d.覆盖卡氏肺孢子虫感染。

入院第 17 天：痰培养结果示嗜麦芽窄食单胞菌；药敏试验：米诺环素（敏感）；左氧氟沙星（敏感）；哌拉西林他唑巴坦（耐药）；复方新诺明（敏感）；改用米诺环素 200 mg iv.gtt q.d.（d17）；米诺环素 100 mg iv.gtt b.i.d.（d18－25）。

入院第 25 天：患者感染控制，T 36.7℃，Cr 137 μmol/L，尿量 2500 mL。停用所有静脉药物，转康复病房继续观察治疗。

出院带药：他克莫司胶囊 0.5 mg p.o. b.i.d.；麦考酚钠钠肠溶片 360 mg p.o. b.i.d.；醋酸泼尼松片 7.5 mg p.o. q.d.；五酯胶囊 22.5 mg p.o. b.i.d.；盐酸缬更昔洛韦片 450 mg p.o. q.d.。

（二）案例分析

【免疫抑制治疗】

肾移植术后并发各种肺部感染多由免疫抑制剂的使用导致机体免疫功能低下所致。患者此时处于免疫损伤状态，可适当减少免疫抑制剂的用量，以不出现排异反应而损害移植肾功能为限。该患者入院早期停用免疫抑制剂后出现急性排斥，之后及时恢复使用口服免疫抑制剂并且加用兔抗人胸腺细胞免疫球蛋白后情况好转。

临床药师观点：在兔抗人胸腺细胞免疫球蛋白的使用过程中，容易发生输液反应，故建议使用前加用地塞米松注射液。另外，该类药物血液系统不良反应较多，如淋巴细胞减少、中性粒细胞减少、血小板减少等，使用该药时应密切注意检查相关实验室指标。

【抗感染治疗】

1. 抗细菌治疗

（1）莫西沙星：本例患者肾移植术后近 5 月余，根据文献报道发生的感染以 CMV 最常见，但细菌、非典型病原体、病毒、真菌感染等均不能排除。该患者自诉对头孢类药物过敏，因此选用莫西沙星注射液钠经验性抗感染治疗。莫西沙星对革兰阳性菌、革兰阴性菌、厌氧菌、抗酸菌和非典型微生物如支原体、衣原体和军团菌具有广谱抗菌活性。莫西沙星在肺部具有较高的浓度，对肾脏影响较小，肝肾功能不全患者无须调整用药剂量。因此初始抗感染方案合理。

临床药师观点：莫西沙星氯化钠注射液建议缓慢静脉给药，每 0.4 g 的时间应为 90 min。

（2）万古霉素：在免疫损伤的患者中，各种微生物均能引起肺部感染，因此阳性菌感染不能排除，故予万古霉素，同时建议继续留取标本进行痰培养、咽拭子培养、巨细胞病毒定量、β-1, 3-葡聚糖检查，积极寻找病原学证据。

临床药师观点：肾功能不全时需调整剂量。该患者肌酐清除率为 49.28 mL/min，万古霉素的给药剂量推荐为 0.5 g iv.gtt q12～24h.，本例患者给予 0.5 g iv.gtt q12h.，给药较合理，建议在第 4 次给药后查血药浓度，目标值在 10～20 mg/L。

常见疾病临床药学监护案例分析——免疫相关疾病与器官移植分册

2. 抗病毒治疗 缬更昔洛韦片。

患者检查 HCMV-DNA 弱阳性，抗巨细胞病毒 IgG 阳性，故使用盐酸缬更昔洛韦片 900 mg p.o. q.d.（首剂），维持 450 mg p.o. q.d.抗病毒治疗。

临床药师观点：抗病毒治疗一般疗程较长，患者难以坚持，药师应认真用药教育，并且密切观察患者有无腹泻、中性粒细胞减少和发热等不良反应。

3. 预防卡氏肺孢子 卡氏肺孢子虫是肾移植术后严重的感染并发症之一，经呼吸道传播，长期寄生在肺泡内，机体免疫能力低下时可激活而大量繁殖，引起宿主广泛的 I 型肺泡损伤。复方磺胺甲噁唑是目前治疗卡氏肺孢子虫的首选药物。

临床药师观点：磺胺类药物有一定肾毒性，应注意密切观察肾功能。

（三）药学监护要点

1. 免疫抑制方案 他克莫司胶囊+麦考酚钠肠溶片+醋酸泼尼松片+注射用甲泼尼龙。

（1）关注患者一般情况：体温、血压、大便次数、体重、尿量等。

（2）关注实验室指标，包括药物浓度、肌酐、尿素氮、尿酸、血糖、白细胞、红细胞、血红蛋白、凝血指标等。

（3）告知患者食物特别是脂肪含量高的食物，会降低他克莫司的吸收，因此他克莫司一般在餐前 1 h 或餐后 2 h 服用；与其他药物分开服用，需间隔 15～30 min。服药期间不能食用柚子汁、西柚等食物，会导致其血药浓度升高。

（4）吗替麦考酚酯肠溶片清晨空腹口服，服药后至少间隔半小时服用早饭，晚上饭后隔 1～2 h（约 19 时）再服用一次本药。服用期间，询问患者有无腹泻、稀便、恶心、呕吐等胃肠道反应，并与抗生素引起的肠道二重感染相鉴别；另外，该药可能会导致白细胞减少、血小板减少及贫血，密切监测血常规。

（5）他克莫司可引起肝损伤、白细胞减少、血糖升高等不良

271

反应，注意监测肝肾功能、血常规、生化检查。

（6）嘱患者注意饮食，不要食用冷食，以免发生腹泻，影响免疫抑制剂药物浓度。

2. 抗菌治疗　莫西沙星注射液+米卡芬净+伏立康唑片+万古霉素。

（1）疗效监护：体温、体重、尿量、肌酐、白细胞、CRP、PCT、内毒素、G试验、肺部CT变化等。

（2）不良反应监护：

1）莫西沙星使用过程中监护要点：如过敏反应、胃肠道反应、中枢神经系统作用、心律失常及额外的钠负荷。

过敏反应：美罗培南有可能引起皮疹、皮肤瘙痒等过敏反应，应密切观察。

肝功能监测：米卡芬净、伏立康唑可导致转氨酶等升高，建议动态监测肝功能，根据肝功能受损程度调整给药剂量。

2）万古霉素使用过程中监护要点：其肾毒性与谷浓度相关，该患者给药为0.5 g q12h.，应在第4次给药前半小时抽血进行血药浓度检测，根据检测结果及患者的临床症状调整药物剂量。谷浓度建议维持在10～20 μg/mL，重症感染应维持在15～20 μg/mL。为了减少红人综合征、血栓性静脉炎的发生率，嘱护士静脉滴注速度不宜过快，每次滴注时间至少1 h。

3. 抗病毒治疗　缬更昔洛韦。

骨髓抑制是较为常见的不良反应，包括中性粒细胞减少、血小板减少、贫血，此外还有全血的减少。应严密监测血常规，及时纠正贫血状态。

4. 预防卡氏肺孢子　SMZ-Co片。

复方磺胺甲噁唑发生结晶尿、血尿和管型尿等肾脏损害，建议加用碳酸氢钠片，以碱化尿液，防止尿结晶的形成。另外，该药与缬更昔洛韦均有骨髓抑制的不良反应，两药合用可增强骨髓抑制作用，需严密关注。

第三节 主要治疗药物

肾移植常用免疫抑制方案见表 8-1。

表 8-1 肾移植术后常用免疫抑制剂联合应用方案

分类	方案与疗程	使用药物	用法用量
1	CsA+MPA+Pred	环孢素（CsA）	CsA 在肾功能恢复正常或接近正常后应用，初始剂量：6～8 mg/(kg·d)，DGF 时 CsA 用量减半
		霉酚酸（MPA）	MMF 或 EC-MPS 术后开始应用，用量为 1.0～2.0 g/d 或 0.72～1.44 g/d
		泼尼松（Pred）	Pred 在冲击治疗停止后应用，起始量为 40～60 mg/d，每日递减 5～10 mg，维持量 20 mg/d

（续表）

分类	方案与疗程	使用药物	用法用量
2	FK506+MPA+Pred	他克莫司（FK506）	FK506 起始量 0.1～0.2 mg/(kg·d)。根据血药浓度调整剂量，维持血药浓度在治疗窗范围
		霉酚酸	MMF 或 EC-MPS 术后开始应用，用量为 1.0～1.5 g 或 0.72～1.08 g/d。
		泼尼松	Pred 用量减低，起始量 10 mg/d 维持
3	Rapa+MPA+Pred	西罗莫司（Rapa）	Rapa 首次剂量 3.0～6.0 mg/d，维持量 0.5～2.0 mg/d。根据血药浓度调整剂量，维持血药浓度 5～12 ng/mL
		霉酚酸	MMF 或 EC-MPS 术后开始应用，用量为 1.0～1.5 g 或 0.72～1.08 g/d
		泼尼松	Pred 起始量 10～20 mg/d

第四节 案例评述

一、临床药学监护要点

（一）免疫抑制治疗

1. 免疫抑制方案的制订与优化

目前有多种免疫抑制剂供临床使用，各器官移植中心常有自己的经验方案。医生对不同的患者及根据不同的情况制订个体化给药方案（表 8-2、表 8-3）。

表 8-2　常规免疫抑制方案的组成

药剂的种类	治疗选择
钙神经蛋白抑制剂	环孢素、他克莫司
皮质类固醇	甲泼尼龙和泼尼松
辅助药物	硫唑嘌呤、吗替麦考酚酯、西罗莫司
抗体诱导	淋巴细胞消耗性或非消耗性抗体

表 8-3　常规免疫抑制方案可以获得 90%～95% 的移植物一年存活率，并且急性排斥反应的发生率仅为 10%～20%

1. 环孢素、吗替麦考酚酯、激素（泼尼松）
2. 他克莫司、吗替麦考酚酯、激素

（续表）

| 3. 环孢素、西罗莫司、激素 |
| 4. 他克莫司、西罗莫司、激素 |

注：若加用抗体诱导，则会进一步降低急性排斥反应的发生率。

钙神经蛋白抑制剂仍是免疫抑制的支柱药物，有很强的免疫抑制作用。我们针对不同患者选择不同的药物。部分患者术后应用他克莫司出现糖耐量异常，血糖异常升高，控制不佳，则可考虑更换为环孢素；对青春期或一些特别注重容貌的患者应首选他克莫司，因为环孢素对美容的影响较为严重；在胰肾联合移植术后常选用他克莫司，因为其免疫抑制作用更强。在中国，近10年来均更多地应用了他克莫司。

辅助用药是指一些与钙神经蛋白抑制剂配伍应用的其他类型的免疫抑制剂。多数方案在术后立即预防性应用辅助药物，它们的联合应用可增强免疫抑制作用并降低急性排斥反应的发生率。硫唑嘌呤在很多中心已被吗替麦考酚酯取代，因为与硫唑嘌呤相比，吗替麦考酚酯具有更强的减少排斥反应的能力。吗替麦考酚酯与他克莫司联用可发挥更强的免疫抑制作用，目前这个方案已得到广泛应用。目前，在我国有80%的患者术后第一年采用钙神经蛋白抑制剂、吗替麦考酚酯、皮质类固醇联合用药方案。

2. 剂量及疗程的调整　不同患者发生排斥反应和丧失移植器官的危险性不同，因此设计免疫抑制方案时应分别对待。胰肾联合移植、术前体内抗体含量过高及多次接受器官移植的患者需加强免疫抑制治疗。出现移植物功能延迟恢复的患者更容易发生急性排斥反应。配型良好的普通移植患者、活体肾移植受者，特别是2个单倍体相同时，所需免疫抑制剂的用量较小。

（1）环孢素：每日8～12 mg/kg p.o.，分2次用药。到移植后3个月，大多数患者的环孢素剂量为每日3～5 mg/kg。该药用药后个体差异大，需要监测血药浓度来调整用药。

（2）他克莫司：推荐口服剂量初始剂量为每日 0.15～0.30 mg/kg，分 2 次口服，间隔 12 h。在肾移植术中很少应用静脉滴注他克莫司。在术后的最初几个月内，可调节该药的剂量，以维持其血药浓度在 10～15 ng/dL，此后逐渐降至 5～10 ng/dL。不同患者达到上述血药浓度所需的他克莫司剂量差异较大，需要血药浓度监测。

（3）硫唑嘌呤：剂量为 1～3 mg/kg，无须监测此药的血药浓度。药物剂量一般固定，仅根据血液毒性对剂量进行调整。

（4）吗替麦考酚酯：标准剂量为每次 1 g，每日 2 次。服用足量他克莫司的患者可考虑减少吗替麦考酚酯的用量。

（5）西罗莫司：标准剂量为 2～5 mg/d，其目标血药浓度与他克莫司相似。需常规监测血药浓度。目前推荐的治疗浓度的谷值为 5～15 ng/mL。

（6）甲泼尼龙：在术中应用时最大剂量为 1 g，术后第 1 天为 500 mg，然后很快地降低剂量，到第 14 天时为 20～30 mg。泼尼松的最大口服剂量在第一个月时为 20 mg，逐渐递减至每日 5～7.5 mg/d 维持。

3. 药物相互作用的评估　他克莫司与含有中等脂肪含量的食物一起服用会显著降低其生物利用度和口服吸收率。因此，为达到最大口服吸收率，需空腹服用或至少在餐前 1 h 或餐后 2～3 h 服用。

联合应用硝苯地平和环孢素可导致牙龈增生的发生率增加。同时使用环孢素和乐卡地平后，两药血药浓度时间曲线下面积均会增加。联合应用环孢素和双氯芬酸时，双氯芬酸的生物利用度会显著增加，可能并发可逆性的肾衰竭。同时摄取柚子汁可增加环孢素的生物利用度。

皮质类固醇由肝微粒体酶系统代谢。苯妥英钠、巴比妥酸盐、利福平等肝微粒体酶诱导剂可降低血浆中泼尼松龙水平，而口服避孕药、酮康唑则可增加其血药浓度。

4. 药物疗效与不良反应监护　监护尿量、Cr、ESR、CRP、ANCA、抗肾小球基底膜抗体，评估疗效。

不良反应监护：监护血压、血糖、血常规、肝功能等。关注有无失眠、消化道出血等。

（二）针对免疫抑制方案的支持治疗

为减少免疫抑制方案带来的治疗风险和毒副作用，应该重视针对免疫抑制方案的支持治疗。

（1）可以选用质子泵抑制剂抑酸护胃。

（2）给予钙剂补钙，活化维生素 D 促进钙质吸收，预防骨质疏松。

（3）注意糖皮质激素所致的水钠潴留不良反应，监测患者液体出入量及体重增加，及时采取限液、利尿等对症处理。

（4）嘱患者注意饮食，不要食用冷食，以免发生腹泻，影响免疫抑制剂药物浓度。

（三）并发症的治疗

（1）控制血压肾脏病多合并高血压，而高血压往往加重肾脏及心脑血管等病变，应注意控制血压。

（2）纠正贫血通常需要使用促红细胞生成素纠正贫血，但是使用促红细胞生成素治疗时，应重视补充铁剂，否则疗效不显著。

（3）抗感染如合并感染，必须积极抗感染治疗。

（4）控制血糖许多肾脏病患者合并糖尿病，大剂量糖皮质激素的使用可能进一步升高血糖，应该积极控制血糖。

二、常见用药错误归纳与要点

（1）抗细菌药物选择不适宜。

（2）抗真菌药物剂量调整的不合理。

（3）控制血糖治疗不适宜。

（4）未重视药物相互作用。

（5）未重视药物不良反应。

第五节　规范化药学监护路径

　　由于移植的肾脏是异种来源，而机体有识别自我和非自我的能力，因此每个患者终身都存在着发生排斥反应的可能性。为控制排斥反应的发生，保证移植肾的存活，患者就需要终身服用免疫抑制药物。但激素及免疫抑制剂可能明显增加感染等风险，导致血压、血糖升高等不良反应。因此，为了使免疫抑制治疗达到最佳效果，并确保患者用药安全，临床药师要按照个体化治疗的要求，依据规范化药学监护路径，开展具体的药学监护工作。

　　为此，我们建立肾移植治疗的药学监护路径（表8-4）。意义在于规范临床药师对肾移植患者开展有序的、适当的临床药学服务工作，并以其为导向为患者提供个体化的药学服务。

表8-4　肾移植药学监护路径

适用对象：肾移植

患者姓名：_____　　性别：_____　　年龄：_____

住院号：_____

住院日期：____年____月____日

出院日期：____年____月____日

标准住院日：____内

时间	住院第 1 天	住院第 2 天	诊断明确后	免疫抑制治疗期间	出院当日
主要诊疗工作	□药学同诊 □用药重整（附录 1）	□药学评估 □药历书写（附录 2）	□免疫抑制方案分析 □完善药学评估（附录 3） □制订监护计划 □用药宣教	□医嘱审核 □疗效评价 □不良反应监测 □相互作用评估 □用药注意事项	□药学查房 □完成药历书写 □出院用药教育
重点监护内容	□一般患者信息 □药物相互作用审查 □其他药物治疗相关问题	□体力状况评估 □既往病史评估 □用药依从性评估 □感染风险评估 □肝肾功能 □凝血状况 □血糖 □血压 □过敏体质 □胃肠功能 □其他	免疫抑制方案 □二联方案 □三联方案 免疫抑制方案的支持治疗 □抑酸护胃 □保肝 □其他 并发症治疗 □抗感染 □降血压 □降血糖 □其他	病情观察 □参加医生查房，注意病情变化 □药学独立查房，观察患者药物反应，检查药物治疗相关问题 □查看查房、检验报告告 标变化 监测指标 □检查患者服药情况 □药师记录 □有无咳嗽、腹泻、水肿 □尿量、体温、血压等 □血常规、肝肾功能、血糖	出院教育 □正确用药 □患者自我管理 □定期门诊随访 □监测血常规、肝肾功能、电解质、血糖、血压等

（续表）

时间	住院第 1 天	住院第 2 天	诊断明确后	免疫抑制治疗期间	出院当日
病情变异记录	□无 □有，原因： （1） （2）	□无 □有，原因： （1） （2）	□无 □有，原因： （1） （2）	□无 □有，原因： （1） （2）	□无 □有，原因： （1） （2）
药师签名				温	燕

第九章

移植排斥反应

第一节　疾病基础知识

移植排斥反应（transplant rejection）是指受者进行同种异体组织或器官移植后，外来的组织或器官等移植物作为一种"异己成分"被受者免疫系统识别，后者发起针对移植物的攻击、破坏和清除的免疫学反应。

移植排斥反应类型多样，临床上根据排斥反应发生的时间分为4种类型：超急性排斥反应（hyperacute rejection，HAR）、加速性排斥反应（accelerated rejection，AAR）、急性排斥反应（acute rejection，AR）和慢性排斥反应（chronic rejection，CR）。近年来，随着排斥反应机制研究的日益深入，也可依据其发病机制分为细胞介导的（细胞性）排斥反应（cell mediated reaction，CMR）及抗体介导的（体液性）排斥反应（antibody mediated reaction，AMR）两种类型。

【病因和发病机制】

1. 病因　受者进行同种异体组织或器官移植后，外来的组织或器官等移植物作为一种"异己成分"被受者免疫系统识别，后者发起针对移植物的攻击、破坏和清除的免疫学反应。

2. 发病机制　不同类型移植排斥反应的发生机制不同。①超急性排斥反应，多为体内预存的供体特异性抗体所致，未经特殊处理接受 ABO 血型不相容的供肾也是超急性排斥反应发生的重要原因。其他重要的致敏因素包括多胎妊娠、反复输血、长期血液透析、再次移植、某次细菌或病毒感染致敏等。②加速性排斥反应，与超急性排斥反应类似，多由体内预存或新产生的抗体所致。③急性排斥反应，各种因素导致的免疫抑制剂剂量不足是急性排斥反应的常见原因，如免疫抑制剂突然减量或撤除，频繁呕吐、腹泻，短期内体重明显增加等，早期发生的急性排斥反应多数与钙神经蛋白抑制剂类等免疫抑制剂未达到目标浓度有关；此外，CMV感染等也会诱发急性排斥反应。④慢性排斥反应，多发生在术后数月或数年内，也可发生在急性排斥反应后。其进展缓慢，往往呈隐匿性，移植物功能逐渐减退或丧失。

【诊断要点】

1. 临床表现

（1）超急性排斥反应：多发生在移植后数分钟至数小时内，一般发生在24 h内，也有个别延迟至48 h。当供肾重新恢复血供时，移植肾饱满，呈深红色，数分钟后，移植肾变为花斑色，体积增大，肾由色泽鲜红出现紫纹，进而呈暗红，乃至呈紫褐色并失去光泽，移植肾由饱胀变柔软，体积缩小；肾动脉搏动有力，而肾静脉塌陷，肾脏搏动消失，泌尿停止；少数可出现寒战、高热、高血压、无尿、精神差等危重症的表现。

（2）加速性排斥反应：主要为术后移植肾功能恢复过程中突然出现少尿或无尿，体温上升，血压升高，移植肾肿胀、疼痛，并出现明显的血尿，原已下降的血肌酐（Scr）水平又迅速升高，病情严重，进展迅速。

（3）急性排斥反应：典型的急性排斥反应在临床上为局部表现加上全身反应。局部表现为移植肾的肿胀、疼痛，或伴发血尿，全身反应为无特殊原因的尿量减少和体重增加，突发的不可解释的血压升高，发热（低热为主）、乏力、关节疼痛等。查体可发现移植肾肿大、质地变硬，可有压痛。移植后远期（如5年、10年或以上）受者也会发生急性排斥反应，症状多不典型，如不能及时发现和处理可导致移植肾严重损害甚至失去功能。

（4）慢性排斥反应：一般在器官移植后数月至数年后发生，表现为进行性移植器官的功能减退直至丧失。

2. 病理

（1）超急性排斥反应：多见于肾移植，在肝移植非常罕见。病理表现为肾内大量中性粒细胞弥漫浸润，肾小球毛细血管和微小动脉血栓形成，随后发生广泛肾皮质坏死，最终供肾动脉、静脉内均有血栓形成。

（2）加速性排斥反应：组织病理学主要呈血管性排斥反应，以小血管炎症和纤维素样坏死为特征。表现为血管壁内淋巴细胞浸润，血管内有纤维蛋白和血小板沉积，管腔内不同程度的血栓形成，小动脉中层纤维蛋白样坏死，肾实质不均匀梗死、出血。间质可有水肿及不同数量的淋巴细胞浸润。免疫荧光检查动脉壁和毛细血管壁有IgM、IgG及C3和纤维粘连蛋白沉积，因为有体液性因素的参与，肾小管周毛细血管基底膜C4d沉积，且多提示预后不良。

（3）急性排斥反应：病理穿刺提示间质和肾小管单核细胞浸润（小管炎），亦可见单核细胞在血管内膜浸润（血管内膜炎），伴有间质水肿等。

（4）慢性排斥反应：病例表现为间质广泛纤维化、肾小管萎缩、肾小球基底膜增厚、硬化病逐渐透明样变，最终肾小球硬化，同时伴有小动脉内膜增厚、狭窄直至闭塞。

3. 实验室及其他辅助检查

（1）一般实验室检查：血尿、蛋白尿，血肌酐升高。

（2）肾活检：不同类型排斥反应肾活检病理类型不同。

【治疗原则与方法】

1. 治疗原则　积极寻找引起移植排斥反应的原因，弄清移植排斥反应的类型及临床病理特点，采取相应的个体化免疫治疗方案，减轻或延缓其对移植肾功能的损害。

2. 治疗方法

（1）超急性排斥反应：迄今为止超急性排斥反应尚无有效治疗

方法，确诊后应尽早切除移植肾，防止其危及患者生命。

（2）加速性排斥反应：

1）对于在术后早期正在进行激素冲击过程中发生的加速性排斥反应，说明对激素抵抗或不敏感，可不必进行甲泼尼龙冲击治疗，可直接进行抗体如抗胸腺细胞球蛋白（ATG）、抗人 T 细胞免疫球蛋白（ALG）冲击治疗。抗体治疗可以使部分耐糖皮质激素的加速性排斥反应逆转，根据排斥反应的程度，使用疗程为 5～7 d。

2）预存供体特异性抗体阳性者应尽早检测群体反应性抗体（PRA）。应尽早使用血浆置换，以清除循环中的抗体、免疫复合物，或行持续性肾脏替代治疗清除炎性因子，减轻对移植肾的损害。

（3）急性排斥反应：

1）细胞介导的排斥反应：①糖皮质激素冲击疗法作为一线治疗方案。轻中度 CMR 如对激素冲击疗法有效，静脉滴注后，可口服激素维持；②激素难治性 CMR 应尽早给予 ATG 治疗；③重度 CMR 常需要 ATG 治疗；④根据血药浓度，优化口服免疫抑制剂治疗方案。

2）抗体介导的排斥反应：AMR 受者对单纯激素冲击疗法或单纯 ATG 疗效不佳。应基于不同 AMR 受者的临床病理特点，采取相应的个体化免疫治疗方案，减轻或延缓其对移植肾功能的损害，提高急性排斥反应救治成功率。具体治疗方法：①清除受者体内已有的抗体，包括血浆置换和免疫吸附等；②阻断或延迟抗体介导的初级和次级组织损伤，包括静脉用免疫球蛋白等；③抑制或清除体内抗体的继续产生，如应用抗 B 细胞药物（如利妥昔单抗）、抗浆细胞活性制剂（硼替佐米）；④调整或优化免疫抑制剂治疗方案。

（4）慢性排斥反应：治疗目标是尽可能防止肾功能进行性恶化。在移植肾穿刺活检病理组织学结果的基础上，结合临床表现，积极寻找引起慢性排斥反应的原因，制订有效治疗方案，部分病例的病情可能会得到缓解和稳定，甚至好转，包括血压、血糖、血脂的管理；调整或优化免疫抑制剂治疗方案；抗凝抗栓治疗。

第二节　经典案例

案例一

（一）案例回顾

【主诉】

肾移植术后 3 年余，肌酐进行性升高 3 年，胸闷乏力 2 月余。

【现病史】

患者，男性，43 岁。3 年前因肾功能恶化行同种肾移植术，术后泼尼松联合吗替麦考酚酯及他克莫司抗排异治疗，移植术后 2 个月因肌酐升高（由 127 μmol/L 上升至 150 μmol/L）行肾穿刺术，病理显示：急性血管性排斥反应。考虑抗体介导的排斥反应可能性大，急性细胞性排斥反应。给予积极抗排斥治疗后肌酐缓慢下降，移植后 3 个月后，患者尿白蛋白进行性升高，2 年前肾穿刺活检病理示：肾移植术后，以急性体液性排斥反应为主，轻-中度 IF/TA。行 7 次血浆置换及丙种球蛋白 10 g iv.gtt q.d.×14 d，患者血肌酐由 184 μmol/L 降至 137 μmol/L。随访中患者肌酐再次升高至最高 172 μmol/L，于入院前一年行第 3 次肾穿刺，病理提示：急性活动性体液排斥反应，间质较多炎症细胞浸润，考虑可能合并细胞排斥，本次标本中 IF/TA 较轻微。考虑患者血浆置换后血肌酐无明显下降，不排除细胞排异可能，故给予甲泼尼龙 400 mg 静脉冲击治疗 3 d，并给予 ATG 50 mg×110 d 抗排异治疗，治疗后患者肌酐从 202 μmol/L 降至 160 μmol/L。患者出院后回当地定期复查，肌酐波动在 190~200 μmol/L。入院前 3 个月再次行肾穿刺术，病理示以活动性体液介导的排斥反应为主，后共行 10 次双膜法血浆置换，静脉注射人免疫球蛋白治疗 14 d 后肌酐稳定 215~225 μmol/L。自上次出院后自觉乏力，活动耐力较前下降，爬楼梯后可出现心悸气喘、黑矇大汗、咳嗽咳痰、端坐呼吸、体温升高等症状，无胸痛，且双下肢水肿较前加重，现为进一步诊治收治入院。

【既往史】

患者 T-SPOT 曾阳性，使用异烟肼 0.3 g q.d.预防性抗结核治疗。

3 年前曾受"同种异体肾移植手术"。

4 年前曾受"腹腔镜胆囊切除术"，术后恢复情况良好。

【个人史、家族史、过敏史】

无特殊。

【体格检查】

T 36.9℃，P 78 次/分，R 18 次/分，BP 131/67 mmHg。

两肺呼吸音清，未闻及干、湿啰音，心率 78 次/分，律齐，各瓣膜区未闻及干、湿啰音，腹软无压痛，双下肢凹陷性水肿。

【实验室及其他辅助检查】

1. 实验室检查

（1）入院前一天：他克莫司浓度 7.8 ng/mL。

血常规：WBC $7.05×10^9$/L，NEUT% 73%，Hb 97 g/L，PLT $280×10^9$/L。

肝肾功能：TP 56 g/L，ALB 35 g/L，Scr 295 μmol/L，UA 0.446 mmol/L。

（2）入院前 3 个月：他克莫司浓度 6.8 ng/mL。

血常规：WBC $7.8×10^9$/L，NEUT% 81%，Hb 101 g/L，PLT $269×10^9$/L。

肝功能：总蛋白 52 g/L，ALB 33 g/L，Cr 301 μmol/L，UA 0.437 mmol/L。

2. 其他辅助检查　肾穿病理示：大部分肾小球节段均有轻度系膜细胞增生，毛细血管壁显著分层（TG），较多小球有明显的小球炎（G3），偶见个别节段毛细血管壁有明显空泡变性。未见明显祥坏死或新月体或微血栓。肾小管上皮细胞变性坏死不明显，少数小管有轻度小管炎（T1），少数小管稍萎缩，间质少量炎性细胞浸润（T1），但较多管周毛细血管中有明显的炎细胞滞留，个别考虑超过10个炎细胞（Ptc3），小动脉未见明显坏死，未见明显动脉内膜炎，但可见动脉内膜增生，并有较多细胞成分，C3 d(＋)阳性面积为60%～70%。诊断肾移植术后，以活动性体液介导的排斥反应为主。

【诊断】

（1）肾移植术后混合排异以体液排异为主。

（2）移植肾功能不全。

【主要用药记录】

1. 免疫抑制治疗

（1）糖皮质激素：醋酸泼尼松片 5 mg p.o. q.d.（d1－出院）。

（2）免疫抑制剂：他克莫司胶囊 2 mg p.o. q12h.（d1－2）；他克莫司胶囊早 2 mg、晚 1.5 mg p.o. q.d.（d2－4）；他克莫司胶囊 2 mg p.o. b.i.d.（d5－出院）；利妥昔单抗注射液 300 mg iv.gtt（d6）。

2. 对症支持治疗

（1）抑酸护胃：奥美拉唑肠溶胶囊 20 mg p.o. q.d.（d1－出院）。

（2）抗高血压药物：硝苯地平控释片 30 mg p.o. b.i.d.（d1－出院）；美托洛尔缓释片 23.75 mg p.o. q.d.（d1－出院）；可乐定片 75 μg p.o. t.i.d.（d1－出院）；多沙唑嗪缓释片 4 mg p.o. q.d.（d8－出院）。

（3）纠正酸中毒：碳酸氢钠片 1 g p.o. t.i.d.（d1－出院）。

（4）利尿：托拉塞米片 5 mg p.o. t.i.d.（d1－出院）；托拉塞米注射液 20 mg iv.gtt（d8）。

（5）调节免疫：静脉注射人免疫球蛋白 10 g iv.gtt q.d.（d6－12）。

（6）纠正贫血：重组人促红细胞生成素注射液（益比奥）10 000 U i.h. q.w.（d8－出院）。

【药师记录】

入院第 1 天：继续予患者他克莫司胶囊 2 mg p.o. b.i.d.，麦考酚钠肠溶片 0.72 g b.i.d.，醋酸泼尼松片 5 mg p.o. q.d.抗排异；硝苯地平控释片 30 mg b.i.d.，可乐定片 75 μg t.i.d.，美托洛尔缓释片 23.75 mg p.o. q.d.降压；奥美拉唑肠溶胶囊 20 mg p.o. q.d.护胃治疗。

入院第 2 天：患者他克莫司血药浓度为 7.8 ng/mL，浓度略高，调整他克莫司胶囊剂量为早 2 mg、晚 1.5 mg p.o. q.d.。

入院第 5 天：患者 Cr 310 μmol/L 较入院前 295 μmol/L 升高，他克莫司血药浓度 5.09 ng/mL，浓度降低，再次调整他克莫司剂量为早 2 mg、晚 2 mg p.o. b.i.d.。

入院第 6 天：输注利妥昔单抗 300 mg，静脉注射人免疫球蛋白 10 g。

入院第 8 天：患者双下肢水肿明显，给予托拉塞米注射液 20 mg iv.gtt；查血常规 Hb 90 g/L 予以重组人促红细胞生成素 10 000 U i.h. 纠正贫血；患者血压一直控制不理想，今日测血压 150/100 mmHg，给予多沙唑嗪缓释片 4 mg p.o. q.d.降压。

入院第 12 天，患者他克莫司血药浓度 6.05 ng/mL，静脉注射人免疫球蛋白 10 g，静脉滴注第 7 天，测得 Cr 321 μmol/L，一般情况可，予以出院。

出院用药：醋酸泼尼松片 5 mg p.o. q.d.；奥美拉唑肠溶胶囊 20 mg p.o. q.d.；托拉塞米片 5 mg p.o. t.i.d.；他克莫司胶囊 2 mg p.o. b.i.d.；硝苯地平控释片 30 mg p.o. b.i.d.；美托洛尔缓释片 23.75 mg p.o. q.d.；可乐定片 75 μg p.o. t.i.d.；多沙唑嗪缓释片 4 mg p.o. q.d.。

（二）案例分析

【免疫抑制治疗】

患者肾移植术后 3 年，术后给予糖皮质激素联合 CNI 及 MMF 抗排斥治疗。治疗期间患者的肾功能进行性下降，肌酐从 127 μmol/L 上升至此次入院前 295 μmol/L，肾移植术后不明原因的肌酐升高应行肾穿刺术检查明确原因，从 3 年前开始患者共接受 4 次肾穿刺术，上次肾穿病理表现为以抗体介导的体液排异为主。之后共行 10 次双膜法血浆置换，并使用人免疫球蛋白每天 10 g，共 14 d，肌酐稳定于 215～225 μmol/L。此次入院后患者肌酐再次上升至

310 μmol/L，考虑抗体液排斥一线治疗方案即血浆置换失败。因此考虑使用利妥昔单抗二线治疗方案。

（1）免疫抑制剂：钙调磷酸酶抑制剂和吗替麦考酚酯类药物联合使用是目前肾移植术后抗排斥治疗一线方案。钙调磷酸酶抑制剂主要有他克莫司和环孢素，此类药物均需要根据血药浓度调整剂量；抗增殖类一线药物主要为吗替麦考酚酯和麦考酚钠肠溶片。该患者现使用的维持方案为吗替麦考酚酯胶囊和他克莫司胶囊。

临床药师观点：患者此次入院后查他克莫司浓度 7.8 ng/mL，医师认为患者浓度偏高将他克莫司剂量调整为早 2 mg、晚 1.5 mg p.o. q.d.。根据 2016 版《中国肾移植受者免疫抑制治疗指南》，肾移植术后 1 年以上患者，他克莫司的浓度应维持在 5～10 ng/mL，认为对于该患者他克莫司的浓度适宜，可不作调整。

（2）利妥昔单抗：直接作用于细胞毒淋巴细胞，能迅速逆转排斥反应，应用利妥昔单抗能使 95%的急性排斥反应逆转。对于反复出现排斥反应且对所有抗排斥治疗效果不佳的患者可选用利妥昔单抗治疗，临床使用剂量一般为 375 mg/m^2，根据患者 CD20 细胞计数考虑是否继续使用。

临床药师观点：该药属于超说明书用药，目前指南中无明确剂量及疗程推荐，临床医生需根据患者临床症状谨慎使用。

【对症支持治疗】

（1）抗高血压治疗：24 h 持续有效的控制血压，对于保护靶器官具有重要作用，也是延缓肾功能进展的主要因素之一。肾病患者降血压首选 ACEI/ARB 类药物，除可降低血压之外，还可通过降低肾小球内压和直接影响肾小球基底膜对大分子的通透性，有不依赖于降低全身血压来减少尿蛋白的作用，并能通过非血流动力学（抑制细胞因子、减少尿蛋白和细胞外基质的蓄积）起到延缓肾小球硬化发展和肾脏保护的作用。但是肾移植排斥患者往往伴随有肌酐的升高，因此该类患者不宜使用 ACEI/ARB 类药物。

长效钙拮抗剂由于其降压作用稳定持久，对血脂、血糖、尿酸代谢无影响，且有一定的心肾保护作用，因此该类药物在肾移植后出现高血压的患者中广泛使用。对于多数难以控制的肾性高血压患者可在单药治疗的基础上联合 β 受体阻滞剂、α 受体阻滞剂、中枢降压药或 α/β 受体阻滞剂，直至患者目标血压（135/75 mmHg）为止。

临床药师观点：患者在使用钙离子拮抗剂、β 受体阻滞剂、中枢降压药联合降压的情况下，血压一直控制不佳，因此在入院第 8 天加用 α 受体阻滞剂多沙唑嗪，治疗方案合理。

（2）纠正酸中毒：肾衰竭时，磷酸、硫酸等酸性代谢产物难以排除，代谢性酸中毒非常常见。治疗主要也为口服碳酸氢钠，轻者每日 1.5～3 g 即可，重者应静脉滴注碳酸氢钠。

临床药师观点：此患者入院时查 Scr 295 μmol/L，计算的 eGFR 为 23 mL/min，属慢性肾功能不全 4 期，易存在代谢性酸中毒，给予患者碳酸氢钠片，每日 1 g p.o. t.i.d.，剂量合理。

（3）纠正贫血：肾功能不全患者由于红细胞生成素缺乏，多存在肾性贫血。根据肾性贫血的治疗原则，如 Hb＜100～110 g/L，即可开始应用 EPO 治疗，目标 Hb 值为 11～120 g/L。治疗肾性贫血推荐皮下注射，因为相比静脉注射即可达到较好疗效，又可节约用量 1/4～1/3。皮下给药初始推荐剂量为每周 100～120 U/kg。影响 EPO 疗效的主要原因是功能性缺铁。因此，在应用 EPO 治疗时，应重视补充铁剂，否则疗效不显著。入院后应进一步评估患者血清铁、铁蛋白等指标，评价患者缺铁情况，根据患者缺铁情况调整铁剂品种及用量。

临床药师观点：此患者 Hb 90 g/L，存在贫血，体重 65 kg，补充 EPO，每周 10 000 U，剂量合理，并注意观察患者血压波动，有无血管通路阻塞等不良反应发生。

（4）抑酸护胃：糖皮质激素可刺激胃酸、胃蛋白酶的分泌并抑制胃黏液分泌，降低胃肠黏膜的抵抗力，容易诱发并加重溃疡，激素的致溃疡作用与剂量密切相关，每日激素用量大于 20 mg 者更应关注。故有必要给予护胃药物。

临床药师观点：患者住院期间存在胃部不适主诉，给予奥美拉唑口服，通常成年人为 20 mg p.o. p.d.，剂量合理。

（三）药学监护要点

1. 免疫抑制方案　利妥昔单抗+泼尼松+他克莫司。

（1）监护尿量、肌酐、他克莫司血药浓度及 ESR、CRP 指标，关注患者肾功能进展。

（2）输注反应：首次利妥昔单抗输注时可以引起输注反应，在临床上曾有致命性的严重输注反应发生。因此，首次输注时应减慢输注速度，并严密监控患者生命体征，最好在心电监护下使用。

（3）预防感染：利妥昔单抗、免疫抑制剂的使用可使患者免疫迅速下降，可能增加感染的风险，因此使用过程中应注意感染的发生。

2. 抗高血压治疗　硝苯地平控释片、美托洛尔缓释片、多沙唑嗪缓释片、可乐定片。

（1）由于糖皮质激素，促红细胞生成素、碳酸氢钠都能导致血压升高，应每日监护血压，目标值不高于 150/90 mmHg。

（2）不良反应监护：监测有无踝部水肿、牙龈增生、心率减慢、直立性低血压、头晕嗜睡等。

3. 纠正酸中毒　碳酸氢钠。

（1）密切监护血气、血电解质，目标：正常值范围。

（2）碳酸氢钠可能导致水钠潴留，因此，应密切监测体重、血压变化。

4. 纠正贫血　促红细胞生成素。

（1）目标：Hb 值为 110～120 g/L。初始治疗 Hb 增长速度应控制在 10～20 g/L。

（2）关注促红细胞生成素不良反应，每日坚测血压、预防血栓栓塞形成，定期复查 D-dimer 等。根据缺铁情况加用铁剂。

案例二

（一）案例回顾

【主诉】

肾移植术后 11 年，双下肢水肿伴肌酐升高 1 周余。

【现病史】

患者，男性，54 岁，75 kg，因肾移植术后 11 年，双下肢水肿，伴肌酐升高 1 周余入院。11 年前患者行"同种异体肾移植术"，术后肌酐值维持在 100～110 μmol/L，术后予以他克莫司胶囊+吗替麦考酚酯胶囊+泼尼松三联抗排异治疗，规律服药，定期肾内科门诊随访，病情基本稳定。目前药物减量至他克莫司胶囊 1 mg p.o. q12h.+吗替麦考酚酯胶囊 500 mg p.o. b.i.d.+醋酸泼尼松片 5 mg p.o. q.d.三联抗排异治疗。1 周前患者自诉进食银鱼后次日自觉双下肢明显凹陷性水肿，泡沫尿增多，无腹痛、腹泻，无恶心、呕吐，遂于当地医院就诊，查尿常规示 Pro（+++），Cr 180 μmol/L 左右（具体报告未见），遂予以利尿等对症处理，目前患者水肿较前好转，为行进一步诊治收治入院。

患病以来患者精神好，胃纳可，睡眠好，大便正常，小便如前所述，泡沫增多，有体重增加，1 周内增加 2 kg。

【既往史】

11 年前曾受"同种异体肾移植术"，术后 Cr 100 μmol/L 左右。

【个人史、家族史、过敏史】

别嘌呤醇过敏。

【体格检查】

T 36.6℃，P 72 次/分，R 16 次/分，BP 155/95 mmHg。

腹部可见既往肾移植手术瘢痕，愈合良好。患者入院血压 155/95 mmHg，无头晕头痛，无胸闷气促，双下肢轻度凹陷性水肿。无肾区叩痛。

【实验室及其他辅助检查】

1. 实验室检查

（1）入院前一周：

1）尿常规：Pro（++）。

2）肾功能：Scr 180 μmol/L。

（2）入院前一天：

1）乙型肝炎病毒表面抗原阳性。

2）乙型肝炎病毒 e 抗体阳性。

3）乙型肝炎病毒核心抗体阳性。

2. 其他辅助检查　无。

【诊断】

（1）肾移植术后。

（2）高血压。

【主要用药记录】

1. 免疫抑制治疗

（1）糖皮质激素：醋酸泼尼松片 5 mg p.o. q.d.（d1－21）；0.9% 氯化钠溶液 500 mL+注射用甲泼尼龙 500 mg iv.gtt q.d.（d22－24）；醋酸泼尼松片 5 mg p.o. q.d.（d25－出院）。

（2）免疫抑制剂：他克莫司胶囊 1 mg p.o. b.i.d.（d1－17）；他克莫司胶囊 1.5 mg p.o. b.i.d.（d18－25）；他克莫司胶囊 2 mg p.o. b.i.d.（d26－出院）；吗替麦考酚酯胶囊 500 mg p.o. b.i.d.（d1－16）；吗替麦考酚酯胶囊 750 mg p.o. b.i.d.（d17－出院）。

2. 对症支持治疗

（1）降压：氨氯地平片 5 mg p.o. q.d.（d1－出院）；美托洛尔缓释片 25 mg p.o. b.i.d.（d1－出院）。

（2）调节免疫：静脉注射人免疫球蛋白 10 g iv.gtt q.d.（d4－22）；人血白蛋白 20 g iv.gtt（d6，d9，d11，d13，d16，d18，d20）。

（3）护胃：注射用奥美拉唑 40 mg i.v. b.i.d.（d22－25）；奥美拉唑肠溶胶囊 20 mg p.o. q.d.（d25－出院）。

（4）利尿：托拉塞米片 5 mg p.o. b.i.d.（d2－4），5 mg p.o. q.d.（d10－出院）。

（5）抗乙型肝炎病毒药：恩替卡韦片 0.5 mg p.o. q.o.d.（d2－出院）。

【药师记录】

入院第 1 天：继续醋酸泼尼松片 5 mg p.o. q.d.，他克莫司胶囊 1 mg p.o. q12h.，吗替麦考酚酯胶囊 500 mg p.o. b.i.d.抗排斥，氨氯地平片 5 mg p.o. q.d.，美托洛尔缓释片 25 mg p.o. b.i.d.降压。

入院第 2 天：患者查乙型肝炎病毒表面抗原阳性，Cr 154 μmol/L，计算得 eGFR 为 56.2 mL/min，给予恩替卡韦片 0.5 mg p.o. q.o.d.抗乙型肝炎病毒，他克莫司血药浓度 0.98 ng/mL，偏低。患者今日双下肢呈凹陷性水肿，予托拉塞米片 5 mg p.o. b.i.d.利尿。患者今日行肾穿刺术。

入院第 6 天：患者肾穿刺病理回报，肾小管上皮细胞变性坏死不明显，部分小管萎缩，少数小管中有蛋白管型。小管炎轻微（T1），间质较明显纤维化（约 40%）伴少部分单个核细胞浸润，部分管周毛细血管内有少量炎细胞滞留（Ptc2），部分细动脉有明显的透明样变。诊断：肾移植术后，考虑为活动性体液介导的排斥反应。今起予血浆置换，每周 3 次，并于血浆置换后静脉滴注白蛋白改善蛋白丢失。测血压 138/76 mmHg，今日第 1 次血浆置换。

入院第 9 天：测血压 117/70 mmHg，今日行第 2 次血浆置换。

入院第 11 天：今日行第 3 次血浆置换。

入院第 13 天：今日行第 4 次血浆置换，查 Scr 184 μmol/L。

入院第 16 天：今日行第 5 次血浆置换。

入院第 18 天：患者他克莫司血药浓度 2.79 ng/mL，Scr 189 μmol/L，考虑患者免疫抑制治疗剂量偏低，他克莫司胶囊调整为 1.5 mg p.o. b.i.d.，吗替麦考酚酯胶囊调整为 750 mg p.o. b.i.d.。今日行第 6 次血浆置换。

入院第 20 天：今日行第 7 次血浆置换。

入院第 22 天：7 次血浆置换后患者 Scr 186 μmol/L，考虑患者存在混合性排异可能，今日起给予甲泼尼龙 500 mg 冲击治疗，疗程 3 d。

入院第 26 天：患者一般情况可，他克莫司血药浓度 2.92 ng/mL，Cr 190 μmol/L，患者甲泼尼龙冲击治疗后肌酐又有所上升，考虑免疫抑制剂量偏低，调整他克莫司胶囊剂量为 2 mg p.o. b.i.d.，嘱出院后随访肾功能。

出院用药：他克莫司胶囊 2 mg p.o. b.i.d.；吗替麦考酚酯胶囊 750 mg p.o. b.i.d.；奥美拉唑肠溶胶囊 20 mg p.o. q.d.；醋酸泼尼松片 5 mg p.o. q.d.；托拉塞米片 5 mg p.o. q.d.；恩替卡韦片 0.5 mg p.o. q.o.d.；氨氯地平片 5 mg p.o. q.d.；美托洛尔缓释片 12.5 mg p.o. q.d.。

（二）案例分析

【免疫抑制治疗】

患者肾移植术后 11 年，术后予以他克莫司胶囊+吗替麦考酚酯胶囊+醋酸泼尼松片三联抗排异治疗，病情平稳。此次患者因进食银鱼后肌酐升高，肾穿刺病理示急性体液排斥，不排除混合性排斥可能，根据 2016 版《中国肾移植排斥反应临床诊疗指南》，急性体液排异即抗体介导的排斥反应首选血浆置换或免疫吸附；细胞排斥首选的是大剂量糖皮质激素冲击治疗。因此，该患者选用血浆置换及大剂量糖皮质激素冲击治疗。

1. 糖皮质激素　目前糖皮质激素冲击治疗为急性细胞排斥反应的首选治疗方案，75%～80% 的患者有效，剂量一般为 0.5～1 g/d，连续 3 d，继以口服泼尼松（龙）治疗。应注意感染、血糖升高和水钠潴留等副作用。

临床药师观点：在明确诊断后，该患者治疗及时，考虑到大剂量激素可能明显增大感染风险，应叮嘱患者治疗期间注意预防感染，并注意护胃、补钙。

2. 免疫抑制剂　肾移植术后患者均应给予免疫抑制剂抗排斥治疗。钙调磷酸酶抑制剂和吗替麦考酚酯类药物联合使用是目前肾移植术后抗排斥治疗一线方案。钙调磷酸酶抑制剂主要有他克莫司和环孢素，此类药物均需要根据血药浓度调整剂量；抗增殖类一线药物主要为吗替麦考酚酯和麦考酚钠肠溶片。该患者先使用的维持方案为吗替麦考酚酯胶囊和他克莫司胶囊。

临床药师观点：患者入院后多次查他克莫司浓度均偏低，根据 2016 版《中国肾移植受者免疫抑制治疗指南》，肾移植术后 1 年以上患者他克莫司的浓度宜维持在 5～10 ng/mL，患者多次查他克莫司浓度为 0.98～2.92 ng/mL，浓度偏低，因此医师多次调整患者他克莫司的剂量，并将吗替麦考酚酯的剂量调整为 750 mg p.o. b.i.d.。

3. 血浆置换　对于有体液因素参与的排斥反应，可使用血浆置换去除抗体，并联合丙种球蛋白中和抗体。每次置换血浆 2～4 L，一周 3 次，连续 5 次以上，观察肌酐变化。

临床药师观点：血浆置换尽管不属于药物治疗，但是对于清除体内抗体及过多的毒素，控制移植肾的进展是必不可少的。

【对症支持治疗】

（1）抗高血压治疗：24 h 持续有效的控制血压，对于保护靶器官具有重要作用，也是延缓肾功能进展的主要因素之一。肾病患者降血压首选 ACEI/ARB 类药物，除可降低血压之外，还可通过降低肾小球内压和直接影响肾小球基底膜对大分子的通透性，有不依赖于降低全身血压来减少尿蛋白的作用，并能通过非血流动力学（抑制细胞因子、减少尿蛋白和细胞外基质的蓄积）起到延缓肾小球硬化发展和肾脏保护的作用。但是肾移植排斥患者往往伴随有肌酐的升高，因此该类患者不宜使用 ACEI/ARB 类药物。长效钙拮抗剂由于其降压作用稳定持久，对血脂、血糖、尿酸代谢无影响，且有一定的心肾保护作用，因此该类药物在肾移植后出现高血压的患者中广泛使用。β受体阻滞剂一般不用于单药起始治疗肾性高血压，可与其他降压药物联合用于单药无法控制的肾性高血压。

临床药师观点：患者住院期间血压控制良好，无须调整剂量，应继续监测患者血压，若出现血压升高，可加用 α 受体阻滞剂、

中枢降压药或 α/β 受体阻滞剂联合降压，直至血压达标（135/75 mmHg）为止。

（2）抑酸护胃：糖皮质激素可刺激胃酸、胃蛋白酶的分泌并抑制胃黏液分泌，降低胃肠黏膜的抵抗力，容易诱发并加重溃疡，激素的致溃疡作用与剂量密切相关，每日激素用量大于 20 mg 者更应关注。故有必要给予护胃药物。

临床药师观点：患者肾穿刺诊断为混合性排斥反应，给予血浆置换联合大剂量糖皮质激素冲击治疗，糖皮质激素的使用可诱发胃溃疡的发生，应给予质子泵抑制剂保护胃黏膜。奥美拉唑针可用于预防大剂量激素冲击治疗时抑制胃酸分泌，保护胃黏膜。通常成年人每次 40 mg，一日 2 次，静脉注射；激素冲击治疗后改为口服给药，每日 1 次，每次 20 mg。

（3）抗乙型肝炎病毒治疗：根据《慢性乙型肝炎特殊患者抗病毒治疗专家共识》，接受免疫抑制剂或细胞毒药物治疗的患者当 HBsAg 阳性无论 HBV-DNA 载量如何，均应预防性给予核苷类抗病毒药治疗。患者入院后查乙肝表面抗原阳性，乙肝核心抗体阳性，乙肝 e 抗体阳性，因此给予恩替卡韦口服抗病毒治疗。

临床药师观点：患者查乙肝表面抗原、核心抗体、e 抗体均呈阳性，应进行抗乙型肝炎病毒治疗。恩替卡韦为核苷类抗乙型肝炎病毒药，目前为抗乙型肝炎病毒治疗的一线用药。该药通过肾排泄，应根据肾功能调整用量，该患者现 Cr 180 μmol/L，年龄 54 岁，体重 75 kg，计算 eGFR 44 mL/min，根据恩替卡韦说明书，使用剂量应该为 0.5 mg 每 48 h 一次，使用剂量合理。

（三）药学监护要点

1. 免疫抑制方案　糖皮质激素+他克莫司+吗替麦考酚酯。

（1）监护尿量、肌酐、他克莫司血药浓度及 ESR、CRP 指标，关注患者肾功能进展。

（2）消化道不良反应：询问患者无消化道溃疡史，在预防性使用质子泵抑制剂的同时注意有无胃肠道不适、黑便等消化性溃瘀出血等反应。

（3）精神症状：注意患者无精神病、癫痫等病史。使用过程中仍需关注有无兴奋、失眠等不良反应，必要时对症处理。

（4）预防感染：大剂量糖皮质激素联合免疫抑制剂的使用极易诱发感染，因此，免疫抑制治疗时必须密切注意预防。注意关注患者体温变化，有无咳嗽、腹泻等感染征象。

（5）预防骨质疏松：注意补钙。

（6）由于糖皮质激素可能导致血压升高、血糖升高等，因此，近期应继续密切监测血压、血糖波动，必要时调整药物。

2. 抗高血压治疗　氨氯地平、美托洛尔。

（1）患者血压偏高，使用氨氯地平血压控制不佳，加用美托洛尔联合抗高血压治疗，血压控制良好。

（2）不良反应监护：氨氯地平可引起踝部水肿、牙龈增生；美托洛尔的使用可以引起心率减慢等，使用期间应监测心率。

3. 抗乙型肝炎病毒治疗　恩替卡韦。

患者最近查出乙型肝炎病毒表面抗原阳性，给予恩替卡韦治疗，并根据患者肾功能进行剂量调整，关注患者使用期间有无头痛、疲劳、眩晕、恶心等不良事件发生，并密切监测患者肾功能。

案例三

（一）案例回顾

【主诉】

肾移植术后8年，肌酐升高10月余。

【现病史】

患者，男性，54岁。因肾移植术后8年，肌酐升高10月余入院。患者9年前年体检发现肌酐升高（具体数值不详），诊断"慢性肾脏病5期"，行血液透析治疗1年。8年前排除禁忌后行"同种异体肾移植术"，术后一般情况好，予吗替麦考酚酯胶囊500 mg p.o. q.d.联合环孢素胶囊75 mg p.o. q.d.免疫抑制治疗，定期肾脏科门诊随访，肌酐控制在 80~90 μmol/L。移植后 8 年查肌酐 93 μmol/L，入院前半年肌酐升至 99 μmol/L，入院前 3 个月肌酐升至 102 μmol/L，入院前 4 天肌酐升至 110 μmol/L，尿潜血（-），Pro（-）。自患病以来患者无乏力、泡沫尿、血尿、腰痛、恶心、呕吐等不适主诉，现为进一步诊治收入科。

患病以来患者精神好，胃纳可，睡眠好，大小便正常，无体重明显下降。

【既往史】

9 年前年曾因"心脏停搏"行"起搏器植入术"，术后情况好。2 年前年曾因"二尖瓣反流"行"二尖瓣机械瓣置换术"（二尖瓣置换+三尖瓣成形），术后情况好。

高血压病史 8 年，血压最高达 150/100 mmHg，平日服用硝苯地平控释片降压，血压控制良好。

【个人史、家族史、过敏史】

无特殊。

【体格检查】

T 37.4℃，P 64 次/分，R 20 次/分，BP 140/78 mmHg。

腹部可见既往肾移植手术瘢痕，愈合良好。患者入院血压 140/78 mmHg，无头晕头痛，无胸闷气促，双下肢无水肿。无肾区叩痛。

【实验室及其他辅助检查】

1. 实验室检查　入院前 4 天，环孢素浓度 0 h：<20 ng/mL；2 h：91.8 ng/mL。

肾功能：Scr 110 μmol/L。

尿常规：潜血（-），Pro（-）。

血常规：WBC 4.3×10^9/L，RBC 3.36×10^9/L，Hb 100 g/L，NEUT% 57.4%，PLT 143×10^9/L。

2. 其他辅助检查　无。

【诊断】

（1）肾移植术后。

（2）慢性肾脏病 2 期。

（3）高血压。

【主要用药记录】

1. 免疫抑制治疗　环孢素软胶囊 75 mg p.o. q.d.（d1—2）；环孢素软胶囊早 50 mg q.d.、晚 25 mg p.o.（d3—10）；环孢素软胶囊 50 mg p.o. b.i.d.（d11—出院），吗替麦考酚酯胶囊 500 mg p.o. q.d.（d1—2）；吗替麦考酚酯胶囊 250 mg p.o. b.i.d.（d3—8）；麦考酚钠肠溶片（米芙）180 mg p.o. b.i.d.（d9—10）；麦考酚钠肠溶片（米芙）早 360 mg、晚 180 mg p.o.（d11—出院）。

2. 对症支持治疗

（1）降压：硝苯地平控释片 30 mg p.o. q.d.（d1—8）；氨氯地平片 5 mg p.o. q.d.（d8—出院）。

（2）抗凝：华法林钠片 1.67 mg p.o. q.d.（d8—10）；华法林钠片 2.5 mg p.o. q.d.（d11—14，d17—出院）；华法林钠片 3.125 mg p.o. q.d.（d15—16）。

（3）调节免疫：静脉注射人免疫球蛋白 10 g p.o. q.d.（d11—22）；人血白蛋白 20 g iv.gtt stat.（d10，d12，d15，d17，d19）。

【药师记录】

入院第 1 天：继续吗替麦考酚酯胶囊 500 mg p.o. q.d.，环孢素胶囊 75 mg p.o. q.d.免疫抑制治疗；硝苯地平控释片 30 mg p.o. q.d.降压治疗。

入院第 2 天：患者今日查 Cr 112 μmol/L，环孢素剂量改为早 50 mg，晚 25 mg p.o.；吗替麦考酚酯胶囊改为 250 mg p.o. b.i.d.。

入院第 4 天：今日行肾穿刺手术，术前暂停使用华法林钠抗凝。

入院第 8 天：患者肾活检检查已满 3 d，重新开始使用华法林钠；因患者血压 117/59 mmHg 偏低，将硝苯地平控释片换为氨氯地平片。

入院第 9 天：患者测血压 137/76 mmHg，昨日腹泻 3～4 次，已排除感染性腹泻的可能，考虑为吗替麦考酚酯胶囊引起的胃肠道不适反应，因此暂停吗替麦考酚酯胶囊，予麦考酚钠肠溶片 180 mg p.o. b.i.d.治疗。

入院第 10 天：患者血压 127/69 mmHg，肾穿刺病理回报：未见明显肾小球玻璃样变或节段硬化，肾小球固有细胞增生不明显，毛细血管壁未见明显增厚，分层。未见袢坏死或新月体或微血栓。部分肾小球有明显的肾小球炎（G2）。肾小管上皮细胞变性坏死不明显，偶见轻度肾小管炎（T1），肾小管萎缩轻微，间质部分单个核细胞浸润（I2），间质纤维化轻微，管周毛细血管腔内较多炎性细胞浸润（Ptc2～3），见多条小动脉，个别动脉内膜增厚，内弹力板轻度分层。管壁中有个别单个核细胞浸润，但未见典型的动脉内膜炎。C4d 在约 70%的管周毛细血管壁明显沉积。诊断：肾移植术后，急性体液排斥反应改变。将环孢素胶囊剂量改为 50 mg p.o. b.i.d.，麦考酚钠肠溶片剂量调整为早 360 mg+晚 180 mg p.o.，并从今日开始行血浆置换后予人血白蛋白补充蛋白，丙种球蛋白 10 g 静脉滴注改善免疫。

入院第 11 天：患者换用麦考酚钠肠溶片后腹泻症状明显好转；查 INR 1.16，将华法林钠片剂量调整为 2.5 mg p.o. q.d.。

入院第 12 天：今日测血压 139/60 mmHg，行第 2 次血浆置换。

入院第 15 天：查 INR 1.36 将华法林钠片剂量调整为 3.125 mg p.o. q.d.，继续监测 INR；今日行第 3 次血浆置换。

入院第 17 天：今日查 INR 2.03，调整华法林钠片剂量 2.5 mg p.o. q.d.；今日行第 4 次血浆置换。

入院第 19 天：今日行第 5 次血浆置换。

入院第 21 天：患者今日查 Cr 100 μmol/L 恢复正常，此疗程血浆置换结束。

出院用药：华法林钠片 2.5 mg p.o. q.n.；氨氯地平片 5 mg p.o. q.d.；麦考酚钠肠溶片早 360 mg、晚 180 mg p.o.；环孢素胶囊 50 mg p.o. b.i.d.。

（二）案例分析

【免疫抑制治疗】

患者为肾移植术后 8 年的患者，术后给予吗替麦考酚酯胶囊联合环孢素胶囊抗排斥治疗，病情稳定。从 9 个月前开始患者肾功能逐渐下降，此次入院行肾活检术，病理报告急性体液排斥反应改变，根据 2016 版《中国肾移植排斥反应临床诊疗指南》，急性体液排异即抗体介导的排斥反应首选血浆置换或免疫吸附。

1. 免疫抑制剂　钙调磷酸酶抑制剂和吗替麦考酚酯类药物联合使用是目前肾移植术后抗排斥治疗首选方案。钙调磷酸酶抑制剂主要有他克莫司和环孢素，此类药物均需要根据血药浓度调整剂量；抗增殖类一线药物主要为吗替麦考酚酯和麦考酚钠肠溶片。该患者现使用的维持治疗方案为吗替麦考酚酯胶囊和环孢素胶囊。

临床药师观点：环孢素胶囊和吗替麦考酚酯胶囊均应每日 2 次给药，该患者将两药的每日总量一次服用会导致药物的免疫抑制疗效降低，应告知患者正确的服药方法。吗替麦考酚酯胶囊最常见的不良反应是腹泻，患者吗替麦考酚酯胶囊加量后即出现每日腹泻 3～4 次，可更改为腹泻不良反应较少的麦考酚钠肠溶片，患者换药后腹泻症状明显好转。

2. 血浆置换　根据 2016 版《中国肾移植排斥反应临床诊疗指南》，抗体介导的排斥反应治疗方法首选血浆置换或免疫吸附去除抗体，并联合丙种球蛋白中和抗体。每次置换血浆 2～4 L，一周 3 次，连续 5 次以上，观察肌酐变化。

临床药师观点：血浆置换尽管不属于药物治疗，但是对于清除体内抗体及过多的毒素，控制移植肾的进展，是必不可少的。

【对症支持治疗】

（1）抗高血压治疗：24 h 持续有效的控制血压，对于保护靶器官具有重要作用，也是延缓肾功能进展的主要因素之一。肾病患者降血压首选 ACEI/ARB 类药物，除可降低血压之外，还可通过降低肾小球内压和直接影响肾小球基底膜对大分子的通透性，达到不依赖于降低全身血压来减少尿蛋白的作用，并能通过非血流动力学（抑制细胞因子、减少尿蛋白和细胞外基质的蓄积）起到延缓肾小球硬化发展和肾脏保护的作用。但是此类药有升高肌酐的不良反应，近期患者肌酐有所上升，应慎用。长效钙拮抗剂由于其降压作用稳定持久，对血脂、血糖、尿酸代谢无影响，因此该类药物在肾移植后出现高血压的患者中广泛使用。硝苯地平控释片及氨氯地平均是长效钙拮抗剂，可 24 h 平稳降压，作用和缓、安全性高。并且此药可使肾血流量增加而不影响肾小球滤过率，肾病患者使用安全。

临床药师观点：患者高血压病史 8 年，血压一直控制良好。住院期间患者使用硝苯地平控释片出现血压 117/59 mmHg，为防止血压过低，将降压药更改为药效更加温和的氨氯地平后血压保持在 135/75 mmHg 左右，换药合理。

（2）抗凝治疗：患者为二尖瓣换瓣术后，应长期使用华法林钠片治疗，并根据 INR 值调整华法林钠片用量。

临床药师观点：华法林钠片的剂量应根据 INR 值进行调整，在进行手术或外科操作前应告知医师自己服用华法林钠片，避免出血的发生，且应嘱咐患者注意规律服用华法林钠片，每日固定时间服用，若当日漏服，第 2 天服用时不应补服，服用当日剂量即可，并告知患者服药期间应保持饮食均衡。

（三）药学监护要点

1. 免疫抑制方案　环孢素+吗替麦考酚酯/麦考酚钠肠溶片。

（1）监护尿量、肌酐、环孢素浓度及 ESR、CRP 指标，关注患者肾功能进展。

（2）消化道不良反应：询问患者使用吗替麦考酚酯胶囊时是否出现腹泻等症状，必要时对症处理。

（3）预防感染：长期使用免疫抑制剂易诱发感染，注意关注患者体温变化，有无咳嗽、腹泻等感染征象。

2. 抗高血压治疗　硝苯地平控释片/氨氯地平片。

患者有高血压病史 8 年，服用硝苯地平控释片血压控制良好。此次入院后出现血压为 117/59 mmHg，为防止血压过低，将该药调整为氨氯地平片，用药期间应监护患者的血压水平，使其保持在 135/80 mmHg 左右为宜。注意监测患者有无踝部水肿、牙龈增生等。

3. 抗凝治疗　华法林。

（1）监测患者有无皮肤黏膜出血、牙龈出血、消化道出血及黑便等症状。

（2）食物及药物均可影响华法林的疗效，因此要常规检测 INR 值，使 INR 值维持在 2～3，并根据 INR 值调整华法林的剂量。

案例四

（一）案例回顾

【主诉】

肾移植术后 2 年，肌酐升高 1 月余。

【现病史】

患者，女性，37 岁，2 年前患者因尿毒症于外院行"同种异体肾移植术"，术后予以他克莫司胶囊+麦考酚钠肠溶片+泼尼松免疫抑制治疗，肌酐维持在 100 μmol/L 左右。患者规律每月门诊随访，近 1 个月来肌酐进行性升高，入院前 2 个月查血肌酐为 147 μmol/L，他克莫司血药浓度为 6.39 ng/mL，为进一步诊断入院。

【既往史】

2015.08.23 行"同种异体肾移植术"。

12 年前及 8 年前行剖宫产手术。

【个人史、家族史、过敏史】

无特殊。

【体格检查】

T 36.7℃，P 85 次/分，R 16 次/分，BP 122/83 mmHg。

全身浅表淋巴结未触及肿大。双肺呼吸音清，未闻及干、湿啰音。心率 85 次/分，律齐。腹平软，无压痛及反跳痛。双下肢无水肿。

【实验室及辅助检查】

入院前 2 个月：

（1）血常规：WBC 6×10^9/L，Hb 93 g/L，PLT 221×10^9/L。

（2）尿常规：潜血（+），蛋白微量，白细胞酯酶（+），细菌 658.9/μL。

（3）肾功能：UN 8.7 mmol/L，Scr 147 μmol/L，UA 0.487 mmol/L。

（4）他克莫司血药浓度：6.39 ng/mL。

【诊断】

（1）异体肾移植状态。

（2）血肌酐升高待查。

【主要用药记录】

1. 免疫抑制治疗

（1）糖皮质激素：醋酸泼尼松片 5 mg p.o. q.d.（d1－7）；0.9% 氯化钠溶液 250 mL+注射用甲泼尼龙 360 mg iv.gtt q.d.（d8－10）；醋酸泼尼松片 5 mg p.o. q.d.（d11－出院）。

（2）免疫抑制剂：麦考酚钠肠溶片 540 mg p.o. q12h.(d1－出院)；他克莫司胶囊早 2 mg、晚 2.5 mg p.o.（d1－出院）。

2. 对症支持治疗

（1）纠正酸中毒：碳酸氢钠片 1.0 g p.o. t.i.d.（d1－出院）。

（2）抗感染：0.9%氯化钠溶液 250 mL+头孢曲松钠 2 g iv.gtt q.d.（d5－8）。

（3）护胃、补钙：注射用奥美拉唑 40 mg i.v. b.i.d.（d8－出院）；碳酸钙 D$_3$ 片 1 粒 p.o. q.d.（d8－出院）。

【药师记录】

入院第 1 天：继续他克莫司胶囊（早 2 mg、晚 2.5 mg p.o.），麦考酚钠肠溶片 540 mg p.o. q12h.，醋酸泼尼松片 5 mg p.o. q.d.，碳酸氢钠片 1.0 g p.o. t.i.d. 治疗。

入院第 2 天：今日查房，患者体温正常，血压 130/80 mmHg，他克莫司血药浓度 4.52 ng/mL，无不适主诉。

入院第 8 天：患者肾穿刺病理回报，肾小管上皮细胞变性坏死不明显，少数肾小管中有轻度肾小管炎，个别肾小管可达 6 个炎细胞/小管，个别肾小管上皮细胞有明显的大小不等的空泡变性。未见明显畸大的肾小管上皮细胞核。较多肾小管中有蛋白管型。间质较多炎细胞。部分管周毛细血管腔轻度管周毛细血管炎。诊断：肾移植术后，小样本，但仍考虑存在急性细胞性排斥反应可能，并注意除外有无梗阻/反流性肾病等。予甲泼尼龙 360 mg 冲击治疗，疗程 3 d，同时予注射用奥美拉唑 40 mg i.v. b.i.d.、碳酸钙 D₃ 片 1 粒 p.o. q.d.对症支持治疗。

入院第 11 天：患者一般情况可，查 Scr 140 μmol/L，他克莫司血药浓度 5.62 ng/mL。患者要求出院，医师告知患者 2 d 后复查肾功能，如血肌酐改善不明显，可考虑 5 d 后行 ATG 治疗。

出院用药：碳酸氢钠片 1.0 g p.o. t.i.d.；奥美拉唑肠溶胶囊 20 mg p.o. q.d.；醋酸泼尼松片 5 mg p.o. q.d.；麦考酚钠肠溶片 540 mg p.o. q12h.；他克莫司胶囊早 2 mg、晚 2.5 mg p.o.。

（二）案例分析

【免疫抑制治疗】

患者为肾移植术后 2 年的患者，术后予他克莫司胶囊+麦考酚钠肠溶片+泼尼松免疫抑制治疗，定期随访，肌酐维持在 100 μmol/L 左右。此次患者因肌酐升高 1 个月入院，肾穿刺病理示急性细胞排斥，根据 2016 版《中国肾移植排斥反应临床诊疗指南》，急性细胞排斥的一线治疗方案为大剂量糖皮质激素冲击疗法。

（1）糖皮质激素：大剂量糖皮质激素冲击治疗是目前治疗急性细胞性排斥的首选方案，剂量一般为 0.5～1 g/d，连续 3 d，继以口服泼尼松（龙）治疗。应注意感染、血糖升高和水钠潴留等副作用。

临床药师观点：在明确诊断后，该患者治疗及时，考虑到该患者长期使用免疫抑制剂，大剂量激素可能明显增大感染风险。故选用甲泼尼龙 360 mg，用法用量略低于推荐剂量，并注意护胃、补钙、预防感染。

（2）免疫抑制剂：钙调磷酸酶抑制剂和吗替麦考酚酯类药物联合使用是目前肾移植术后抗排斥治疗一线方案。钙调磷酸酶抑制剂主要有他克莫司和环孢素，此类药物均需要根据血药浓度调整剂量；抗增殖类一线药物主要为吗替麦考酚酯和麦考酚钠肠溶片。该患者现使用的维持治疗方案为麦考酚钠肠溶片和他克莫司胶囊。

临床药师观点：钙调磷酸酶抑制剂应定期监测血药浓度，浓度过高或过低均会影响疗效。浓度过低可能会使患者发生排斥反应；而浓度过高会导致肾毒性。患者入院期间他克莫司血药浓度一直维持在 5 ng/mL 以上，无须调整剂量。

【对症支持治疗】

（1）纠正酸中毒：由于肾功能减退，磷酸、硫酸等酸性物质代谢产物难以排除，代谢性酸中毒非常常见。治疗主要也为口服碳酸氢钠，轻者每日 1.5～3 g 即可，重者应静脉滴注碳酸氢钠。

临床药师观点：患者入院时查 Scr 147 μmol/L，计算得 eGFR 为 49.6 mL/min，属慢性肾功能 3 期，易出现代谢性酸中毒，因此，给予纠酸药物治疗。此患者入院初期给予碳酸氢钠 1.0 g p.o. t.i.d.，剂量合理。

（2）抑酸护胃：大剂量糖皮质激素冲击可刺激胃酸、胃蛋白酶的分泌并抑制胃黏液分泌，降低胃肠黏膜的抵抗力，容易诱发并加重溃疡，激素的致溃疡作用与剂量密切相关，每日激素用量大于 20 mg 者更应关注。故有必要给予护胃药物。

临床药师观点：患者肾穿刺诊断为急性细胞性排斥反应，应给予大剂量糖皮质激素冲击治疗。大剂量的糖皮质激素可诱发或加重胃溃疡的发生，因此应给予质子泵抑制剂保护胃黏膜。奥美拉唑针剂可用于大剂量激素冲击治疗时抑制胃酸分泌，保护胃黏膜。通常成年人每次 40 mg i.v. q12h.。

（3）预防骨质疏松：长期大剂量使用激素还会导致骨质疏松等，预防性使用钙剂可有效防止骨质疏松的发生。

临床药师观点：患者长期肾移植术后长期使用糖皮质激素，应给予钙剂预防骨质疏松发生。该患者给予碳酸钙口服治疗合理。

（三）药学监护要点

1. 免疫抑制方案　糖皮质激素+他克莫司+麦考酚钠。

（1）监护尿量、肌酐、他克莫司浓度及 ESR、CRP 指标，关注患者肾功能进展。

（2）消化道不良反应：询问患者无消化道溃疡史，在预防性使用质子泵抑制剂的同时注意有无胃肠道不适、黑便等消化性溃疡出血等反应。

（3）精神症状：注意患者无精神病、癫痫等病史。使用过程中仍需关注有无兴奋、失眠等不良反应，必要时对症处理。

（4）预防感染：大剂量糖皮质激素及免疫抑制剂的使用极易诱发感染，因此，免疫抑制治疗时必须密切注意预防。注意关注患者体温变化，有无咳嗽、腹泻等感染征象。

（5）预防骨质疏松：注意补钙。

（6）由于糖皮质激素可能导致血压升高、血糖升高等，因此，近期应继续密切监测血压、血糖波动，必要时调整药物。

2. 纠正酸中毒　碳酸氢钠。

（1）密切监护血气、血电解质，目标：正常值范围。

（2）碳酸氢钠可能导致水钠潴留，因此，应密切监测体重、血压变化。

第三节　主要治疗药物

移植排斥反应常用免疫抑制方案见表 9-1。

表 9-1　移植排斥反应常用免疫抑制方案

分类	方案与疗程	使用药物	用法用量
细胞排斥	糖皮质激素	甲泼尼龙 泼尼松 泼尼松龙	甲泼尼龙 500～1000 mg iv.gtt q.d.，3 d 后
	抗胸腺细胞球蛋白	ATG	抗胸腺细胞球蛋白 5 mg/(kg·d) iv.gtt q.d.，使用 7～10 d
抗体介导的排斥	血浆置换+丙种球蛋白	静脉注射人免疫球蛋白	血浆置换每周 3 次，共 5～10 次 静脉注射人免疫球蛋白 10 g iv.gtt q.d.，5 d 一疗程
		利妥昔单抗	375 mg/m² iv.gtt q.w.，共 4 次

第四节 案 例 评 述

一、临床药学监护要点

在抗排斥治疗方案确定过程中，药学监护的主要工作包括抗排斥方案的制订与优化、剂量及疗程的调整、药物相互作用的评估、药物疗效与不良反应的监护等。

（一）抗排斥治疗

1. 抗排斥方案的制订与优化 急性细胞性排异的一线治疗方案为糖皮质激素冲击疗法，对于激素难以执行的 CMR 者尽早给予 ATG 治疗。急性体液排斥反应的治疗方案为血浆置换或血浆吸附联合 IVIG 治疗，效果不佳者可选用抗 B 细胞药物，如利妥昔单抗。

适应证和禁忌证的审核：排斥反应是导致慢性移植肾功能丧失的一个主要原因，影响移植患者预后。对移植肾功能恶化怀疑为排斥反应引起时，应尽快行肾活检术明确排斥类型，根据排斥类型积极给予相应的治疗方案。然而，大剂量激素可能诱发加重溃疡，导致精神症状等；长期免疫抑制剂的使用可以诱发加重感染，因此，严重感染、溃疡出血、精神病史患者必须慎重使用，必要时减少剂量及疗程。

2. 剂量及疗程的调整 必须根据患者的病情、病理生理状况、不良反应、治疗效果调整抗排斥治疗的药物剂量及疗程。

对于细胞性排斥反应患者推荐初期使用甲泼尼龙 500～1000 mg

冲击治疗，连用 3 d，必要时可以重复一个疗程，若患者为易感染体质应酌情减量。

对于体液性排斥反应患者，推荐使用血浆置换联合丙种球蛋白，必要时给予利妥昔单抗治疗，利妥昔单抗的使用应根据患者的临床表现给予适合的剂量及疗程。

3. 药物疗效与不良反应监护

（1）监测尿量、肌酐、他克莫司或环孢素血药浓度、ESR、CRP，评估治疗疗效。

（2）不良反应监护：监护血压、血糖、血常规、肾功能等。关注有无失眠、消化道出血、腹泻等征象。

（二）针对抗排斥方案的支持治疗

为减少抗排斥治疗带来的治疗风险和毒副作用，应该重视针对抗排斥药物的支持治疗。

（1）可以选用质子泵抑制剂抑酸护胃。

（2）给予钙剂补钙，活化维生素 D 促进钙质吸收，预防骨质疏松。

（3）注意糖皮质激素所致的水钠潴留不良反应，监测患者液体出入量及体重增加，及时采取限液、利尿等对症处理。

（4）利妥昔单抗使用时应注意严重的输注反应，应在严密监护下使用。

（三）并发症的治疗

1. 控制血压　肾脏病多合并高血压，而高血压往往加重肾脏及心脑血管等病变，应注意控制血压，ACEI/ARB 是肾病患者最为常用的一类降血压药，但是此类药物可能导致肌酐及血钾升高，肾移植排斥反应的患者不宜使用。

2. 纠正贫血　通常需要使用促红细胞生成素纠正贫血，但是使用促红细胞生成素治疗时，应重视补充铁剂，否则疗效不显著。

并注意观察患者血压波动，有无血管通路阻塞等不良反应发生。

3. 抗感染　如合并感染，必须积极抗感染治疗。

4. 控制血糖　许多肾脏病患者合并糖尿病，大剂量糖皮质激素的使用可能进一步升高血糖，应该积极控制血糖。由于肾功能不全患者许多药物不能使用，因此，必须关注降糖药的选择。

二、常见用药错误归纳与要点

移植肾排斥反应的患者通常表现为肌酐的上升，而激素、免疫抑制剂及抗贫血药物的使用使大部分患者存在高血压等慢性疾病。ACEI/ARB 作为一类具有延缓肾脏损害的抗高血压药物，常被用于肾脏病伴高血压患者，但是对于肾移植排斥患者为了预防肌酐进一步上升，不宜使用 ACEI/ARB 类药物，可选择作用平稳、药效持久、安全性高的长效钙通道阻滞剂。

第五节　规范化药学监护路径

移植肾排斥反应是目前导致移植肾功能丧失的主要原因。移植排斥反应的类型不同，采用的治疗方法不同，主要为大剂量的激素冲击、血浆置换、免疫抑制剂的调整等。然而，大剂量的激素及免疫抑制剂可能明显增加感染等风险，导致血压、血糖升高等不良反应。因此，为了使免疫抑制治疗达到最佳效果，并确保患者用药安全，临床药师要按照个体化治疗的要求，依据规范化药学监护路径，开展具体的药学监护工作。

为此，我们建立了移植肾排斥反应药学监护路径（表 9-2）。其意义在于规范临床药师对肾移植排斥反应患者开展有序的、适当的临床药学服务工作，并以其为导向为患者提供个体化的药学服务。

表 9-2　移植肾排斥反应药学监护路径

适用对象：肾移植排斥患者

患者姓名：＿＿＿＿＿＿　性别：＿＿＿＿＿＿　年龄：＿＿＿

门诊号：＿＿＿＿＿＿　　住院号：＿＿＿＿＿＿

住院日期：＿＿＿年＿＿＿月＿＿＿日

出院日期：＿＿＿年＿＿＿月＿＿＿日

标准住院日：＿＿＿日内

时间	住院第 1 天	住院第 2 天	诊断明确后	免疫抑制治疗期间	出院当日
主要诊疗工作	□药学问诊 □用药重整 （附录 1）	□药学评估 □药历书写 （附录 2）	□免疫抑制方案分析 □完整药学评估（附录 3） □制订监护计划 □用药宣教	□医嘱审核 □疗效评价 □不良反应监测 □相互作用评估 □用药注意事项	□药学查房 □完成药历书写 □出院用药教育
重点监护内容	□一般患者信息 □药物相互作用审查 □其他药物治疗相关问题	□体力状况评估 □肾病诊疗评估 □既往病史评估 □用药依从性评估 □感染风险评估 □骨髓造血功能 □肝肾功能 □血糖 □血压 □过敏体质 □胃肠功能 □其他	免疫抑制方案 □糖皮质激素 □利妥昔单抗 □H+CNI+MMF 免疫抑制方案的支持治疗 □抑酸护胃 □补钙 □其他 并发症治疗 □降血压 □降血糖 □纠正酸中毒 □纠正贫血 □其他	病情观察 □参加医生查房，注意病情变化 □药学独立查房，观察患者药物反应、检查药物治疗相关问题 □查看检查、检验报告指标变化 □检查患者服药情况 □药师记录 监测指标 □有无咳嗽、腹泻、水肿 □尿量、体温、血压等 □血常规、肝肾功能、血糖	出院教育 □正确用药 □患者自我管理 □定期门诊随访 □监测血常规、肝肾功能、电解质、血糖、血压等

（续表）

时间	住院第1天	住院第2天	诊断明确后	免疫抑制治疗期间	出院当日
病情变异记录	□无 □有，原因： （1） （2）	□无 □有，原因： （1） （2）	□无 □有，原因： （1） （2）	□无 □有，原因： （1） （2）	□无 □有，原因： （1） （2）
药师签名					

林厚文　陈　芳

参 考 文 献

陈灏珠, 林果为. 实用内科学. 13 版. 北京: 人民卫生出版社, 2009.

陈香美. 肾脏病学高级教程. 北京: 人民军医出版社, 2014, 53-59.

葛均波, 徐永健. 内科学. 8 版. 北京: 人民卫生出版社, 2013.

刘湘源, 张学武. 糖皮质激素诱导的骨质疏松诊治的专家共识. 中华风湿病学杂志, 2013, 17(6): 363-368.

路敏, 崔一民, 白文佩. 慢病管理的药学服务模式探讨. 中国新药杂志, 2014, 23(2): 244-246.

石伟, 杨敏. 临床药物治疗学·肾脏疾病. 北京: 人民卫生出版社, 2017.

王海燕. 肾脏病学. 3 版. 北京: 人民卫生出版社, 2009.

中国系统性红斑狼疮研究协作组专家组. 糖皮质激素在系统性红斑狼疮患者合理应用的专家共识. 中华内科杂志, 2014, 53(6): 502-504.

中国医师协会肾脏内科医师分会, 中国中西医结合学会肾脏疾病专业委员会. 中国肾性高血压管理指南 2016(简版). 中华医学杂志, 2017, 97(20): 1547-1555.

中华医学会老年医学分会. 内科住院患者静脉血栓栓塞症预防中国专家建议(2015). 中华结核和呼吸杂志, 2015, 38(7): 484-491.

中华医学会器官移植学分会. 中国实体器官移植受者巨细胞

病毒感染诊疗指南(2016 版). 中华器官移植杂志, 2016: 37(9).

中华医学会器官移植学分会. 中国医师协会器官移植医师分会, 解放军第 309 医院器官移植研究所. 中国肾移植排斥反应临床诊疗指南(2016 版). 实用器官移植电子杂志, 2017, 5(2): 81-87.

中华医学会器官移植学分会. 中国医师协会器官移植医师分会. 中国肾移植受者免疫抑制治疗指南(2016 版). 器官移植, 2016: 7(5): 1-5.

中华医学会肾脏病学分会. 临床诊疗指南——肾脏病学分册. 北京: 人民卫生出版社, 2016.

American College of Rheumatology Guideline for the Prevention and Treatment of Glucocorticoid induced Ostat.eop.o. rosis. Arthritis Rheumatol, 2017, 69(8): 1521-1537.

DURU N, van der GOES M C, JACOBS J W, et a1. EULAR evidence-based and consensus-based recommendations on the management of medium to high-dose glucoeonicoid therapy in rheumaticdiseases. Ann Rheum Dis, 2013, 19.

HAHN B H, MCMAHON M A, WILKINSON A, et al. American College of Rheumatology guidelines for screening, treatment, and management of lupus nephritis. Arthritis Care & Research, 2012, 64(6): 797.

Kidney Disease: Improving Global Outcomes (KDIGO) Glomerulonephritis Work Group. KDIGO Clinical Practice Guideline for Glomerulonephritis. Kidney Int Suppl, 2012, 2: 240-242.

MCINNES I B, SCHETT G.The pathogenesis of rheumatoid arthritis. N Engl J Med, 2011, 365(23): 2205-2219.

SINGH J A , SAAG K G, BRIDGES S L Jr. 2015 American College of Rheumatology Guideline for the Treatment of Rheumatoid Arthritis. Arthritis Care Res, 2016, 68(1): 1-25.

van den HOUT W B, TIJHUIS G J, HAZES J M, et al. Cost

effectiveness and cost utility analysis of multidisciplinary care in patients with rheumatoid arthritis: a randomized comparison of clinical nurse specialist care, inpatient team care, and day patient team care. Ann Rheum Dis, 2003, 62(4): 308-315.

ZHANG L, LU G H, YE S, et al. Treatment adherence and disease burden of individuals with rheumatic diseases admitted as outpatients to a large rheumatology center in Shanghai, China . Patient Prefer Arefer, 2017, 11: 1591-1601.

附　　录

附录 1　入院问诊及用药重整（免疫抑制药物）

姓名		性别		年龄		电话	
住院号		床号		职业		入院时间	
体重（kg）		体表面积（m^2）			知情□ 不知情□		
身高（m）		入院诊断					
主诉							
过敏史				ADR 史			

实验室检查结果

T:		P:		R:		BP:		尿量:	
血常规	WBC:		Hb:		NEUT%:		PLT:		
肝功能	ALT:		AST:		TB:		DB:		ALB:
肾功能	Scr:		BUN:		UA:		血糖		
电解质	钾:		钠:		氯:		磷:		钙:
CRP			ESR						
ANCA			Anti-GBM						

常见疾病临床药学监护案例分析——免疫相关疾病与器官移植分册

患者用药列表

免疫抑制治疗 □初治 □经治	药物名称	用法用量	疗效/不良反应评估
其他药物			

药物相关问题

附录2 药 历

建立日期：＿＿＿年＿＿＿月＿＿＿日　建立人：＿＿＿＿＿＿＿

姓名		性别		出生日期		住院号	
住院时间：				出院时间：			
籍贯		民族		工作单位：			
联系电话		联系地址			邮编		
身高（cm）		体重（kg）			体重指数		
血型		血压（mmHg）			体表面积（m^2）		
不良嗜好（烟酒药物依赖）							

主诉和现病史：

主诉：

现病史：

查体：

辅助检查：

既往病史：

既往用药史：

家族史：

伴发疾病与用药情况：

过敏史：

药物不良反应及处置史：

入院诊断：

出院诊断：

初始治疗方案分析：
方案：

分析：

初始药物治疗监护计划：
1. 疗效监测：
2. 不良反应监测：
用药教育：

药物治疗日志

日期

患者情况：

查体：

辅助检查：

治疗用药：

用药分析：

药物治疗监护计划：

记录人：

以下按治疗日程每天进行撰写。

出院带药：

出院用药宣教：

记录人：

药物治疗总结

治疗原则和治疗方案：

药学监护和用药指导：

　　药学监护：

　　用药指导：

临床药师在本次治疗中的作用：

出院带药和用药指导：

　　出院带药：

　　用药指导：

注意事项和随访要求：

记录人：

临床带教老师评语

药学带教老师评语

附录 3 药学评估及监护表
（免疫抑制药物）

科室_____   患者_____
病案号_____   入院时间_____

免疫抑制方案	
免疫抑制方案评估	
适应证评估	有　　　　无
禁忌证评估	感染　　　骨髓抑制　　　肝损 其他
用法用量评估	合理 不合理　　原因：
药物相互作用评估	无　　　　有
药物治疗方案执行情况评估	
药物配制	溶媒选择　　　　　浓度
给药速度	
给药方法	
特殊注意事项	

患者药学监护

		d1	d2	d3	d4	d5
重要体征	体温					
	血压（mmHg）					
	体重（kg）					
	尿量（mL/d）					
	有无恶心呕吐、失眠等					
血常规	WBC（$\times 10^9$/L）					
	RBC（$\times 10^{12}$/L）					
	NEUT%					
	PLT（$\times 10^9$/L）					
	Hb（g/L）					
肝功能	ALT（M/L）					
	AST（M/L）					
	TB（μmol/L）					
	DB（mmol/L）					
	ALB（mmol/L）					
肾功能	Cr（μmol/L）					
	BUN（mmol/L）					
	UA（mmol/L）					

患者药学监护

电解质	钾（mmol/L）				
	钠（mmol/L）				
	氯（mmol/L）				
	磷（mmol/L）				
	钙（mmol/L）				
血糖	GLU（mmol/L）				
	HbA1c				
其他					

附录 4 主要免疫抑制药物

名称	适应证	用法用量	禁忌证	注意事项
甲泼尼龙	(1) 抗炎 (2) 免疫抑制 (3) 血液疾病及肿瘤 (4) 治疗休克 (5) 内分泌失调等	冲击治疗: 500~1000 mg/d iv gtt 大剂量: 24~80 mg/d p.o. 中剂量: 12~24 mg/d p.o. 小剂量: <12 mg/d p.o.	(1) 全身性霉菌感染的患者 (2) 禁止对正在接受皮质类固醇类免疫抑制剂治疗的患者使用活疫苗或减毒活疫苗	(1) 预防感染 (2) 注意护胃补钙、预防骨质疏松 (3) 控制饮食,关注血压、血糖、血脂 (4) 注意有无兴奋、失眠及精神症状 (5) 长期服药后,停药时应逐渐减量

（续表）

名称	适应证	用法用量	禁忌证	注意事项
泼尼松	过敏与自身免疫炎性疾病	大剂量：30～100 mg/d p.o. 中剂量：15～30 mg/d p.o. 小剂量：<15 mg/d p.o.	（1）高血压、血栓症、胃与十二指肠溃疡、精神病、电解质代谢异常、心肌梗死、内脏手术、青光眼等患者不宜使用 （2）真菌和病毒感染者禁用	（1）预防感染 （2）注意护胃补钙、预防骨质疏松 （3）控制饮食关注血压、血糖、血脂 （4）注意有无兴奋、失眠及精神症状 （5）长期服药后，停药时应逐渐减量
环磷酰胺	（1）各种肿瘤的化疗 （2）自身免疫性疾病	0.5～1 g iv.gtt 每1～3个月1次或2 mg/kg p.o. q.d.	（1）严重骨髓抑制、感染患者 （2）妊娠及哺乳期妇女	（1）大剂量应用时应水化、利尿，同时给予尿路保护剂美司钠 （2）低白蛋白血症、肝肾功能不全、骨髓抑制及育龄期妇女慎用 （3）本品须现配现用
他克莫司	（1）自身免疫性疾病 （2）防止器官移植患者发生的排斥反应	初始剂量：0.1～0.15 mg/(kg·d)，分2次 p.o. q12h. 维持剂量：0.05～0.075 mg/(kg·d)分2次 p.o. q12h.	妊娠期妇女	（1）服药期间应持续监测谷浓度；根据血药浓度调整剂量，Scr升高>基础值25%或升高>132 μmol/L，需调整剂量 （2）需要定期检测血糖、血压及肾功能

名称	适应证	用法用量	禁忌证	注意事项
环孢素A	（1）预防器官移植和骨髓移植的排斥反应 （2）内源性葡萄膜炎 （3）银屑病 （4）异位性皮炎 （5）类风湿关节炎 （6）肾病综合征	预防器官移植和骨髓移植的排斥反应 3~5 mg/kg，1次/h	（1）肾功能不全（肾病综合征除外） （2）未控制的高血压 （3）未控制的感染 （4）已知或确诊的任何类型的恶性肿瘤史	（1）服药期间应持续监测峰、谷浓度 （2）常见不良反应为胃肠道反应、多毛、肝肾功能损伤、高血压、高尿酸血症、高血钾等
西罗莫司	适用于13岁或以上的接受肾移植的患者，预防器官排斥	对于肾移植患者建议负荷剂量为6 mg/d p.o. q.d.，维持剂量2 mg/d p.o. q.d.	禁用于对西罗莫司、西罗莫司的衍生物或对本品中任何成分过敏的患者	（1）增加感染的机会和可能引发淋巴瘤 （2）超敏反应：过敏性过敏样反应、血管性水肿、剥脱性皮炎和过敏性血管炎 （3）肺移植-气管吻合处开裂 （4）可能引起血清胆固醇和三酰甘油升高

（续表）

名称	适应证	用法用量	禁忌证	注意事项
硫唑嘌呤	（1）防止器官移植患者发生的排斥反应 （2）用于免疫相关疾病治疗	（1）器官移植：一般为每日每千克体重1~4 mg p.o. （2）其他疾病的治疗剂量：一般为每日每千克体重1~3 mg p.o.	对硫唑嘌呤或其他任何成分有过敏史者禁用	（1）在治疗的前8周内，应至少每周进行一次包括血小板在内的全血细胞计数检查；此后，建议每1~3个月检查一次 （2）遗传性硫嘌呤甲基转移酶（TPMT）缺乏症的患者，可能对硫唑嘌呤的骨髓抑制作用异常敏感 （3）当与别嘌醇合用时，硫唑嘌呤的剂量应减至原剂量的1/4
吗替麦考酚酯	适用于肾脏或肝脏移植患者急性排斥反应的预防	0.5~1 g p.o. bid.	育龄妇女必须采用避孕措施。在妊娠期间使用本品可能增加流产、先天性畸形等风险	在治疗的第一个月，应每周完成一次全血细胞计数，在治疗的第2个月和第3个月内，应每月完成两次检验，然后至一年时每月完成一次检验
麦考酚钠	对接受同种异体肾移植成年患者急性排斥反应的预防	每次720 mg，每日2次，口服	对麦考酚钠、麦考酚酯、麦考酚酸，以及对本品所含任何赋形剂成分过敏者禁用	麦考酚酯代谢产物即为本品活性成分麦考酚酸（MPA），因此注意事项同吗替麦考酚酯

名称	适应证	用法用量	禁忌证	注意事项
咪唑立宾	抑制肾移植中的排斥反应	初始量为2~3 mg/kg，维持量为1~3 mg/kg	(1) 对本剂有严重过敏史患者 (2) 白细胞数3000/mm³以下的患者 (3) 孕妇或可能妊娠的妇女	(1) 骨髓功能抑制的患者慎用 (2) 合并细菌、病毒、真菌等感染症患者慎用 (3) 有出血因素的患者肾损者的患者慎用 (4) 小儿及育龄患者用药时，应考虑对性腺的影响
巴利昔单抗	预防肾移植术后的早期急性器官排斥	标准总剂量40 mg，术前2 h内给于20 mg，术后第4日给于20 mg。静脉注射或20~30 min内静脉滴注	对巴利昔单抗或处方中其他任何成分过敏者禁用	(1) 注射蛋白质可能出现过敏反应，如果出现严重的过敏反应，必须立即停用本药并于不能再次使用 (2) 妊娠妇女不应使用，除非对母亲的预期益处超过对胎儿的潜在危险 (3) 育龄妇女采用足够的避孕措施直至最后使用本品4个月后 (4) 避免进行母乳喂养直至最后使用本品4个月后
抗Tac单抗（赛尼哌）	预防肾移植后急性排斥反应	术前1 mg/kg静脉注射，术后第4日重复给药1次，以后每隔2周给药1次，直至肾功能正常	已知对Tac单抗或此产品的任何成分具有高敏感性的患者禁用	(1) 育龄妇女用药期间和最后一次给药后4个月内必须避孕 (2) 哺乳妇女应根据药物对其重要性来确定停止哺乳还是停止用药

（续表）

名称	适应证	用法用量	禁忌证	注意事项
甲氨蝶呤	广谱抗肿瘤药物，可单独使用或与其他化疗药物联合使用	10～15 mg p.o. q.w.	(1) 妊娠或哺乳期禁用 (2) 严重肝肾功能不全者禁用	常见不良反应为包括胃肠道反应、口腔黏膜溃疡、肝功能损害，偶见肺纤维化、骨髓抑制
来氟米特	(1) 成人类风湿关节炎，有改善病情作用 (2) 狼疮性肾炎	20 mg p.o. q.d.	对本品及其代谢产物过敏者及严重肝脏损害患者禁用	(1) 服药初期应定期检查 ALT 和白细胞 (2) 常见的不良反应包括腹泻、肝功能损害、皮疹、白细胞下降、脱发、致畸等
雷公藤总苷	可用于类风湿关节炎、原发性肾小球疾病、肾病综合征、紫癜性及狼疮性肾炎、红斑狼疮、亚急性及慢性重症肝炎、慢性活动性肝炎等	按体重每千克每日 1～1.5 mg，分 3 次饭后服用	有严重心血管病和老年患者慎用；孕妇忌用	(1) 可引起月经紊乱、精子活力减少、停药后可恢复 (2) 常见的不良反应为生殖系统异常、胃肠道反应、骨髓抑制、肝功能损害、皮肤异常等
柳氮磺吡啶	减轻关节局部炎症和晨僵	有效剂量为 2～3 g/d，可从 250～500 mg/d 开始逐渐增加剂量	磺胺药物过敏者禁用	部分患者可出现胃肠不适、转氨酶增高等不良反应，偶有血象异常

注：免疫抑制剂如环孢素 A、他克莫司等的用法用量仅做一般参考，应基于患者反应和耐受性的临床评价及血药浓度监测制订个体化给药方案。

附录 5 缩略词对照表

附录 5-1 常见给药途径和频次的拉丁文及其简写

分类	缩写	拉丁文	中文
给药途径	s.c.	injectio hypodermaticus	皮下注射
	i.m.	injectio intramuscularis	肌内注射
	i.p.	injectio intraperitoneal	腹腔注射
	i.v.	injectio venosa	静脉注射
	iv.gtt	injectio venosa gutt	静脉滴注
	c.i.	continui injectio venosa	持续静脉滴注
	p.o.	per os	口服
给药频次	q.d.	quapua die	每日 1 次
	b.i.d.	bis in die	每日 2 次
	t.i.d.	ter in die	每日 3 次
	q.i.d.	quartus in die	每日 4 次
	q.o.d.	quaque omni die	隔日 1 次
	q6h.	quaque sexta hora	每 6 h 1 次
	q8h.	quaque octava hora	每 8 h 1 次
	stat.	statim	立即
	q.n.	quaqua nocto	每晚

附录 5-2　常用检查指标简写

中文	英文	中文	英文
血常规		**血脂**	
红细胞记数	RBC	三酰甘油	TG
血红蛋白	Hb	总胆固醇	TC
血细胞比容	HCT	高密度脂蛋白	HDL-C
白细胞记数	WBC	低密度脂蛋白	LDL-C
血小板记数	PLT	**血气分析**	
中性粒细胞比例	GRAN	碱剩余	BE
凝血功能		氧分压	PO_2
凝血酶原时间	PT	二氧化碳分压	PCO_2
活化部分凝血酶时间	APTT	标准碳酸氢根离子	SB
国际标准化比值	INR	**心肌损伤标志物**	
凝血酶时间	TT	肌酸激酶	CK
纤维蛋白原	FIB	肌酸激酶同工酶	CK-MB
肝功能		肌钙蛋白	TnT
谷丙转氨酶	ALT	**粪常规**	
谷草转氨酶	AST	便隐血	OB
γ-谷氨酰转肽酶	γ-GT	**肿瘤指标**	
碱性磷酸酶	AKP	糖链抗原 199	CA199
总胆红素	TBIL	糖链抗原 125	CA125
直接胆红素	DBIL	癌胚抗原	CEA
游离胆红素	IBIL	甲胎蛋白	AFP
胆汁酸	TBA	前列腺特异蛋白	PSA

中文	英文	中文	英文
总蛋白	TP	电解质	
白蛋白	ALB	钾	K^+
球蛋白	GLO	钠	Na^+
白/球值	A/G	氯	Cl^-
前白蛋白	PA	钙	Ca^{2+}
肾功能		磷	P
尿素氮	BUN	抗炎反应	
肌酐	CRE	血沉	ESR
尿酸	URIC	C 反应蛋白	CRP
尿酮体	U-Ket	其他	
尿糖	U-Glu	淀粉酶	AMY
尿蛋白	U-Pro	免疫球蛋白 G	IgG
血糖		免疫球蛋白 M	IgM
血糖	GLU	免疫球蛋白 A	IgA
糖化血红蛋白	HbA1c